U0208913

JINGSHUILIUSHEN

——ZHONG-XI YIXUE HUITONG ZHI SIWEI YU SHIJIAN

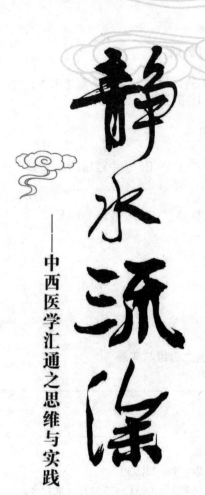

静水流深

——中西医学汇通之思维与实践

戴恩来 ◎ 著／王新斌 等 整理

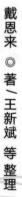

甘肃科学技术出版社

图书在版编目（ＣＩＰ）数据

静水流深：中西医学汇通之思维与实践 / 戴恩来著；
王新斌等整理. -- 兰州：甘肃科学技术出版社，
2019.11（2023.9重印）
ISBN 978-7-5424-2701-4

Ⅰ.①静… Ⅱ.①戴… ②王… Ⅲ.①中西医结合-
研究 Ⅳ.①R2-031

中国版本图书馆CIP数据核字(2019)第264379号

静水流深——中西医学汇通之思维与实践

戴恩来　著　王新斌　等整理

责任编辑　陈学祥
封面设计　麦朵设计

出　版	甘肃科学技术出版社			
社　址	兰州市城关区曹家巷1号　730030			
电　话	0931-2131572（编辑部）　0931-8773237（发行部）			
发　行	甘肃科学技术出版社	印　刷	三河市铭诚印务有限公司	
开　本	880毫米×1230毫米　1/32	印　张 12.625　插页 2　字　数 360千		
版　次	2019年12月第1版			
印　次	2023年9月第2次印刷			
印　数	1001~2050			
书　号	ISBN 978-7-5424-2701-4　定　价　148.00元			

本书整理小组

王新斌	薛国忠	孙红旭	王　宇	张　杰	黄　旭
李　一	窦志强	武俊斌	杨应兄	贾宝岗	王　蕾
张海香	陈　凤	张　禹	张琬婷	陶青玲	李　桢
苑浩彬	马　丽	赵　莉	赵　波	李佳秀	石艳霞
陈威辛	朱晓荣	杜腾飞	杨　燕	秦秀华	程　姣
马　敏	王　菲				

前　言

　　在那遥远的古代，人类彼此间的了解并不像现代化信息网络时代这么简单，但是人类文明的脚步，却是那么惊人的相似。譬如，古巴比伦、古埃及、古中国以及古印度等人类文明古国在地球的不同角落次第出现。到公元前 5 世纪，人类文明的进程终于到了厚积而薄发的时刻，地球上的智慧之星不约而同地相继诞生。孔子比释迦牟尼小 14 岁；孔子死后 10 年，古希腊的苏格拉底诞生；古希腊最聪明的哲学家亚里士多德比孟子大 12 岁，比庄子大 15 岁；阿基米德和韩非子只差了 7 岁。这就是史称为"智能大爆发"的轴星时代。然而这些人类的哲人们似乎亦有所分工：古希腊的哲学家在希腊海边思考的时候，印度的哲学家在恒河岸边打坐，中国的哲学家在黄河岸边散步；希腊哲学家主要是考虑人和物的关系，印度哲学家主要是考虑人和神的关系，中国哲学家主要是考虑人和人的关系。

　　无独有偶，在人类对自身健康的认知上，东西半球的医学圣人们也几乎是同时降临到地球人间。古希腊医学之父希波克拉底氏生活的公元前 460 年至前 370 年间，也是中国战国时期名医扁鹊（前 407—前 360 年）的活动年代。古希腊医学传至古罗马时的代表医家便是盖伦（129—199 年），而盖伦恰与中国的医圣张仲景（150—219 年）同时。

　　更值得我们注意的是，人类最早的三种医学，古印度医学、古希腊医学和中国的中医学，其理论体系也是那么惊人的一致。三种医学都是以凝练的物质元素为核心来阐述生命现象与功能活动的，譬如古印度医学将躯干、体液、胆汁和体腔，和自然界的地、水、火、风、空等五大元素相对应；古希腊医学也用血液、黏液、黄胆汁、黑胆汁等四种元素比例变化来解释人体的体质状态；天资聪慧的中国先祖，则将人体与大自然融为一体，用关联世间万物的"五行"学说，解释机体的脏腑功能关系，以及人体与自然、天体、宇宙间的整体关系。这种思维方法既宏伟博大，又细致入微，凡世间万物，一旦归属五行，其相互之间就有了千丝万缕的联系，或生我，或我生，或克我，或我克。五行包罗万象，而万象间相互关联，相互制约。《素问·六微旨大论》曰："亢则害，承乃制，制则生化。"就将五行之间的相关"一言以蔽之"矣！

在三大古医学中，古印度医学自生自灭，古希腊医学的脚步止于16世纪西方医学的产生，而中国的中医学却一直走到了今天，说明阴阳、五行学说是伟大的哲学，揭示了自然存在的规律，而以此为指导思想的中医学也就具有了顽强的生命力。

古希腊医学脱胎换骨而以西方医学的面目横空出世，是以解剖生理学、组织胚胎学、生物化学与分子生物学为基础所发展出来的一门全能的医学体系。指导西医的哲学思想就是"还原论"，就是主张将复杂事物逐步还原成为单一的、可复制的、可控制的最小结构，其优点是可控制、可复制，而缺点是复杂生命的特征也就随之丧失殆尽。最典型的例子就是当人类基因计划完成以后，世界并没有看到真正意义上的"人类生命"天书。这就无可辩驳印证了中医学中的一句老话：任何疾病的产生都不外乎"先天禀赋不足，后天调摄失养"两个方面，拘泥于其中的一方，都很难自圆其说。

正因为西医是以解剖生理学、组织胚胎学、分子生物学为基础的，所以它对疾病发生的原因、发展的机制就是比较清楚的，特别对感染性疾病认识尤为清楚。可见西医认识的对象是"病"。病是指机体在损伤因素的作用下，其自稳调节紊乱而发生的异常生命活动的过程，每个疾病都有其特殊的过程，如急性气管炎—慢性支气管炎—肺气肿—肺心病等，再如乙型肝炎—乙肝性肝硬化—原发性肝癌等等。西医对疾病的认识其实就是对疾病共性、普遍性的认识。不论天南海北,男女老幼,疾病的病因、机制、预后转归,对某种已经确定的疾病而言,是基本上固定不变的,这就是为什么西医大夫特别重视《疾病指南》的原因。一旦疾病的诊断(病名)确立,治疗方案即为相同,因此,西医对于那些诊断明确的、急性的、局部病变为主的感染性的、病情单纯的病人疗效就好,其原因就在于此。而"只见树木,不见森林"为其所短,对同一种疾病在不同机体中的特殊反应却重视不够,重视了病的作用,却忽略了机体的具体反映,故而有时会出现"病灶缩小了,甚至消失了,而人却没有了"的悲剧。

什么是中医学? 中医学是在中国古代哲学(主要是阴阳、五行学说)指导下所形成的有关生命、疾病、治疗、摄生等的观点,如生命观、疾病观、养生观等。譬如"生命观",中医学则认为"人以天地之气生,四时之法成"。天地之气、四时之法就是指阴阳五行。人若违背了阴阳五行就会得病,得了病就得用禀赋有天地之气、五行之质的药物,按"热者寒之""寒者热之""虚则补之""实则泻之"之法纠其偏而归其正。所谓中药,并不是现在有人所说的"天然药",而是在中医药理论(如四气、五味、归经理论)指导下运用的药物(西药也可按此理论运用)。

或问,中医只讲整体,不注重局部么? 当然不是。《灵枢·经水篇》就有"若夫八尺之士,皮肉在此,外可度量切循而得之,其死可解剖而视之。其藏之坚脆,腑之大小,谷之多才,脉之长短,血之清浊,气之多少……"说明我们的先祖至近在春秋或战国时已有了解剖人体的能力和实践。然而为什么后世没有延续呢? 身体受于父母,若将身体分裂将是对父母大不敬等儒家思想的桎梏,可能是其中的一种因素,而科学技术水平的限制则更为客观。所以千百年来,历代医家们便对疾病的临床表现进行了仔细地观察以及缜密的理论推衍,形成了极其复杂的辨证体系,如三阴三阳、八纲、三焦、卫气营血、脏腑、经络等等。的确,辨证所依据的就是临床表现,包括症状与体征,再就是发病时的时间和空间等因素,辨证的关键是"四诊合参"及"审病求因"等。所得之证,其实就是中医对发病机体有关正邪状况的评估,但无论如何变化,学派不同,其核心要素基本不外乎有"病位"与"病性"两个方面,这正是全国名中医刘宝厚教授的原创发现。

虽然如此,人们仍不能彻知辨证的实质到底是什么?如果引入哲学的思维,就能把辨证讲清楚了,其实辨证就是辨疾病在不同机体的表现方式,或者是疾病的个体差异。为什么疾病在不同机体中会有不同的表现?因为人的体质是千差万别的,此之谓"同病异治";反过来,不同的疾病在某一个节点也会有相同的表现,即"异病同治"。如慢性胃炎、胃肠神经官能症、消化道溃疡以及胃癌,早期皆可辨为"肝胃不和证"等等。那么,西医的诊断(即辨病)和中医之诊断(即辨证)之间有何联系呢?前已述及,西医诊断是对病因、病理、机制及其过程的解释,这是相对固定的因素,具有普遍性、共性,但对于具体的病人而言,又会有形形色色的临床表现,中医辨证所获得的"证"就是对疾病的个体差异的认识,犹如一颗子弹射在不同材质的靶子上所产生的不同声响一样。现代基因学研究已表明,疾病的发生发展受众多的基因控制,其中就有控制临床表现产生症状体征的所谓"表观基因"。而"表观基因"的表达活跃与否,就是临床症状与体征差异的根源,这也就弄清楚了临床症状为什么有些病人病重而无反应,有些病人病轻而症状重的原因。

毕竟临床症状和体征产生的基础是机体的病理损伤和机体的生理功能失常,所以通过辨证用药对机体的病理反应和功能失调肯定会有一定的干预作用,特别是在调节脏腑的功能失调方面尤为力捷。但对于那些有严重病理改变(如系统性红斑狼疮、癌症)的疾病,仅仅重用辨证治疗,症状和体征可能在短时间内有所改善,但对疾病的进程仍不会有有效的扼制,这就是胃病患者当辨证为肝胃不和证时,不同的疾病其治疗结果迥异的原因。对慢性胃炎、消化性溃疡虽不能尽快根治,但能达到有效控制,对胃肠神经官能症而言,则在症状体征消失的同时,病也就治愈了,但对早期胃癌来说,症状体征的短暂减轻,并不代表病情的好转。这也就间接说明了中医辨证治病对功能性疾病见长的原因所在。

如此说来,辨证本身也就存在着其先天的不足。单纯的一个疾病在某个机体或机体某一时刻的疾病表现,难以反应疾病的特征全貌。而且在中医学的发展史上,也不只是辨证论治一枝独秀,对病的探索也是由来已久了,早在《黄帝内经》中就有了专病的论述。如《素问·奇病论》曰:"黄帝曰:'有病口甘者,病名为何?何以得之?'岐伯曰:'此五气之溢也,名曰脾瘅。夫五味入口,藏于胃,脾为之行精气,津液在脾,故令人口甘也。此人必数食甘美而多肥也,肥者令人内热,甘者令人中满,故其气上溢,转为消渴。'"这不就是现代所谓的"胰岛素抵抗"和"糖尿病"吗?到了汉代,张仲景在其《伤寒杂病论》中,已经开启了病证结合认识疾病的先河,特别是《金匮要略》,当今的《中医内科学》,仍然在不折不扣地沿用其病证结合的论述方法。如果我们把《中医内科学》的"病"名与西医之"病"名相比较,不难看出,一些临床症状体征十分具有特征性的疾病,中西医的病名已经逐渐统一化了,如哮病、痢疾、消渴、胸痹等,至于许多的中医病名,则关联多种西医疾病,如头痛、头晕、心悸、水肿等。这是因为中医对病的认识仍然是以宏观为主,无法深入到微观。《中医内科学》中的辨证分型,就类似于西医上的某一病理类型,如"头痛""眩晕"病中的肝阳上亢、阴虚火旺,即常由于高血压病而致,痰湿中阻型则常与内耳眩晕有关,气血亏虚则多系低血压、贫血所致;再如"癃闭"之病,概有肺热伤津、膀胱湿热、瘀血阻络、肾气不足等证型,则分别代表了感染、梗阻、平滑肌收缩无力、腹压变化等病理因素。

所以说,要弥补中医辨证的先天不足,就必须是借鉴现代医学对疾病的认识,做到"病证结合",只要把疾病的普遍性与特殊性结合起来,把疾病的共性与个性结合起来,才能实现对疾病的全面认识,也才能在治疗方案实现优势互补。山东中医药大学的李克绍教授曾撰文回忆了他"只辨证不辨病"的深刻教训:

"余回原籍度暑假,邻人陈××求诊,40多岁,男性农民。低烧已数月,周身骨关节疼痛,多方治疗,未见痊愈。按其脉洪大有力,口中略觉干渴。给予白虎加桂枝汤,1剂,诸症完全消失。他高兴地逢人便说:我花了几十元钱没有治好的病,现在花不到几角钱就治好了。可是过了几日,他又来诊,主诉食欲不佳,什么饭也不想吃,诊其脉象,倒也平平。只是舌红苔少,口中发干,胃中觉热。从辨证来看,显然是肝阴不足不能疏土。因仿《伤寒论》厥阴病意,处方以乌梅为主,少佐党参、石斛、麦芽之类,1剂食欲增进。嘱其继服2~3剂即可停药。谁知不几日又来求诊,表现往来寒热,一日不定时发作。其脉也转为弦象。只要学过《伤寒论》的人,都会知道这是厥阴出少阳,予小柴胡汤原方1剂,寒热消失。3次都是辨证施治,3次都是运用经方,3次都效如桴鼓。但到寒假时又遇到此患者,他说:您回济南后,我的病又犯了,到文城医院检查是胃癌,切除后现已好了。其又过半年,患者终于死去。"(《北京中医学院学报》,1986,2:27)

对于这则惨痛教训,李克绍教授总结说,单纯辨证还是不足,必须与辨病相结合;辨病还要与现代医学相结合,不通过现代化医学检查,要诊断胃癌是困难的。时至今日,辨病还有新的内容,仅仅依靠张仲景时代那样的技术水平来辨病,是远远不够的。因为古人受到时代的限制,其所谓病,只能以直觉的、宏观的体态反应为基础,所以有不少称之为病的,实质上仍然是证的概念。譬如以疟疾来说,并非都是疟原虫,胸痹也并非都是心血管病。它不能像现代医学那样,以微观的细胞结构变化、代谢变化为基础。因此,提到辨病,最好是与现代医学相结合,而且这种结合是非常必要的。

这也就是刘宝厚教授所谓的"中西医双重诊断"。而"病证结合""双重诊断"的内涵,即著名中西医结合学家裴正学先生所谓的"宏观与微观结合、整体与局部结合、病原体的致病性与机体的反应性的结合"。在明确西医诊断的前提下,开展辨证论治,既解决了病因、病理,在改善患者症状体征的同时,对疾病的病理反应也能起到有力地干预作用,特别在调节功能失常、改善血液循环、提高机体的免疫功能、清除机体的代谢产物等方面,是西医鞭长莫及的,只有通过中医辨证才能得到精准的认识,即使西医能够检查确诊,但治疗却常常是顾此失彼、捉襟见肘。

病证结合,是临床诊病、治病的理念,而当在具体运用时,则非是中西医俱用,要坚持刘宝厚教授提倡的"中西药有机结合的原则"。有机结合,就是要达到相得益彰、减毒增效之效。因为中医辨证的依据是临床表现,故对于临床上缺乏明显症状体征的患者,一是借鉴西医化验治标,进行微观辨证;二是暂缓用中药,实行单纯的西药治疗。譬如高血压病,有的患者只是在体检时被发现,平时无任何头晕头痛等症状体征,这类患者在实施物理降压法之后仍须药物干预者,用西药治疗即可;对于临床症状如头痛、头晕、烦躁易怒、口苦咽干、大便秘结等明显,而血压数值却不甚高,甚至处于临界状态者,可暂缓西药降压,往往通过中医辨证治疗,在症状体征减轻的同时,血压就恢复正常了;而对于那些血压值高且症状重者,自然是病证同治了。还需说明的是,采用微观指标辨证,核心是将微观指标中医内涵化,也就是依据其生理病理意义,辨明其虚实寒热属性。《素问·通评虚实论》中说:"邪气盛则实,精气夺则虚。"这便是辨微观指标其虚实属性的金标准。此外,像《素问·至真要大论》所谓"诸转反戾,水液浑浊,皆属于热。诸病水液,澄澈清冷,皆属于寒"之类的病机,我们还应该深刻探讨其微观意义。

"病证结合,优势互补",是当下或今后很长一段时间内中西医结合的主要探讨领域或应用模式,它虽然比"中西药物的混合"深入了许多,但仍然不是中西医结合的最终目标,到裴正学先生提出的"中药为主，西药为辅"的时候，也许就渐入中西医结合的佳境了。既然中药能挑大梁了，那些次要的问题也许就不需要西药了。

中西医结合，临床上的结合模式无疑是一个最初的也是一个最基本切入点，要实现更高层次的融合，非得达到理论层面的汇通不可。到那时就是毛泽东同志所谓的"新医学"体系形成的时代了。有人说，中西医学是两种医学体系，不可能结合，而笔者的理解是，尽管中西医学的体系不同，但其研究的对象却是相同的，对同一种生理或病理现象的描述，虽措辞有异而实质可能一致。譬如，《素问·上古天真论》曰："肾受五脏六腑精气而藏之。"何谓五藏六腑之精气？其实质就是指后天之水谷精微物质。从现代医学之生理学中可知，肾小球的滤过作用，就是防止血液中营养物质外泄的第一道防线，而肾小管的重吸收又一次实现对水及原尿中电解质、离子的回收，则又是一道封藏线，完全能够解释肾对水谷之精的封藏机制。同样是肾小球与肾小管，用于解释其水液代谢的生理病理现象，则角度又会发生奇妙的变化而成"一开一阖"了。有关机体的水液代谢以及水肿的形成，西医认为是肾小球的滤过功能和肾小管的重吸收功能的协调统一来完成的，所以当肾小球的滤过功能受到影响时，肾小管的重吸收功能正常或生理反射性增强，而出现"球—管失衡"之病理反应，故而引起少尿和水肿。肾小球的滤过和肾小管的重吸收功能，正好与中医理论中的"开""阖"相似，而水肿的形成，即是"开阖失司"。"球—管失衡"与"开阖失司"，异曲而同功。可见中西医理论在阐述某一脏器的生理功能与病理状态，一定有可通之处，相信现代医学强调的不断发展，都将为中医的概念与命题做出科学完美的注脚，一百多年前，中西医汇通学派的开山鼻祖唐容川先生提出的"保存中说，西说为证"的研究方法，确是现实中西医理论汇通的经典之说，至今以至于将来都将有很强的指导价值。

现今的科研工作中，往往出现下列状况：纯西医的研究者也常用某一中药方剂或单味中药或中药有效成分，甚至有效单位等进行实验干预，设立一定的观察指标，而讨论或结论中也就只能就事论事，与中药或方剂的功效毫无关联，若是单体，就已经与化学实验无异了。其实在中医行内的实验研究中，也极少将所观察的指标与其方剂之理法方药之间的关系进行深入探讨，而中西医结合特别是中西医结合基础的研究者，则必须有此担当。陈可冀院士以冠心病为切入点，全面阐明了血液证的物质基础及活血化瘀药物的作用基础，沈自尹也以慢支为突破口，揭示了肾阳的盛衰与下丘脑—垂体—肾上腺及其靶腺内分泌轴的功能相关的事实。所以中西医结合的课题，一定要具备中西医汇通的内涵，否则一切都是徒劳无功的。譬如，高血压的舌象特征，其汇通之处就在于高血压病属血脉之病，而血脉为心所主，心亦开窍于舌，为心之苗，故高血压病就合有舌象的变化特征；当归挥发油对高血压有调节作用，因为血压的升高与血管的收缩痉挛及血容量密切相关，血管痉挛就是中医的气滞状态。为什么这么说呢？因为几乎所有的行气药都有解痉挛作用，行气止痛其实就是解痉止痛，而影响舒缩的物质就是NO，NO本身就是气体嘛！再看当归，古人认为当归之质有清有浊，浊者为阴，濡润下行而补血；清者上行，走而不守，成就当归"守而不滞，走而不散"的补血圣药品质。其走而不守的清轻之质，便是当归中的挥发油，挥发油对血管舒缩的影响就是当归降压作用的物质基础，等等。这样的例子不胜枚举，只有如此去思考才能将中西医结合的学科研究走到深处。

有鉴于此，特将笔者近二十年来有关中西医结合的临床实践以及中西医汇通的理论探讨心得，结集出版，卑同道仁人之批判交流，亦有助于同学们了解其学术之大概。覆瓿之作，知无济于同道，但求以此而引发同道君子中西医汇通之争鸣，收抛砖引玉之效，亦吾所祈盼者欤？

本书之集，由王新斌副教授执行之，陈威辛、赵波、李佳秀、石艳霞、朱晓荣、杜腾飞、杨燕、秦秀华、王菲、程姣、马敏等研究生们都或多或少地参与了资料搜集。感谢所有同学们的付出，你们播撒了汗水，也收获了进步。

2019 年 10 月于青主九方斋

目　录

导师学术之传承

学贯中西　业精肾病

　　——刘宝厚教授传略及诊治肾病学术思想概述 ·············· 003

刘宝厚教授诊治尿路感染的特色 ························· 011

中西医结合治疗原发性肾病综合征及其对血液流变学的影响

　　·· 014

刘宝厚教授治疗肾病综合征的特色 ······················ 019

刘宝厚教授诊治蛋白尿的经验 ························· 022

刘宝厚教授肾病微观辨证思维初探 ······················ 025

刘宝厚教授治疗血尿理法简介 ························· 028

刘宝厚教授运用血液流变学检测方法诊治肾脏病的经验 ··· 031

刘宝厚教授治疗难治性肾病综合征的用药经验 ·········· 037

温肾法在肾小球疾病中的运用

　　——刘宝厚肾病学术思想的继承和发展 ··············· 041

中西汇通之探索

脏象学说与控制论浅探 ····························· 047

浅谈吴鞠通"格物"辨本草 ··························· 052

中西药有机结合运用模式初探 ························· 055

传统医学"形神一体"论对整体护理的指导意义 ··········· 059

宏观病机的微观意义举隅 ··························· 064

从肺论治干燥综合征体会 ··························· 068

肾病湿热证之探讨 ……………………………… 071

固护肾气在防治慢性肾脏病中的意义 …………… 075

中医的光环与阴影 ……………………………… 084

中西医结合的喜与忧 …………………………… 087

病证结合,优势互补

——构建中西医结合的临床基本模式 ………… 090

"阴阳"琐谈 ……………………………………… 094

血瘀证与活血化瘀(一) ………………………… 097

血瘀证与活血化瘀(二) ………………………… 100

慢性肾脏病"毒损肾络"病机概论 ……………… 104

肾脏生理与病理的中西医汇通观 ……………… 113

糖尿病证治新解 ………………………………… 120

肾络之病与肾失开阖 …………………………… 123

慢性肾脏病患者应保护好"六眼" ……………… 127

从拔火罐、刮痧治愈蛋白尿得到的启示 ………… 130

前列腺增生症的辨治捷法 ……………………… 133

幽门螺杆菌开启的中西汇通之门 ……………… 137

《金匮要略》中的结缔组织病 …………………… 140

激素抵抗型肾病综合征的中西医结合治疗思路 ………… 144

谈温阳法对激素的增敏作用 …………………… 152

再谈血府逐瘀汤 ………………………………… 156

再谈"病证结合" ………………………………… 160

科学实验之为证

扶正抑瘤汤对肿瘤细胞周期及端粒酶影响的实验研究 …… 167

右归丸对激素抵抗型肾病综合征的增敏作用及对其耐药基因

的影响 ………………………………………… 172

右归丸对激素抵抗型肾病综合征增敏作用及免疫功能的影响
……………………………………………………… 180

槲皮素对阿霉素致大鼠肾小球硬化的干预作用 …………… 189

白细胞介素 -10 和肿瘤坏死因子 -α 在肾小球硬化模型大鼠
中的表达与意义 ……………………………………… 198

槲皮素对转化生长因子 -β₁ 诱导的肾小球足细胞转分化抑
制作用的实验研究 …………………………………… 206

科技人文之情怀

却顾所来径,苍苍横翠薇
——写在刘宝厚教授从医执教五十五周年暨八十华诞之际
……………………………………………………… 219

发展甘肃中医药事业之我见 ………………………… 228

汉代医简　辨证先声
——武威汉代医简及其价值 ………………… 234

皇甫宏著　承先启后
——晋朝高秀皇甫谧及其《针灸甲乙经》 ………… 239

甘肃中医药文化源远流长 …………………………… 244

多元文化浇灌,催开医学奇葩 ……………………… 247

医理医德　尚中贵和
——敦煌医学的哲学思想概述 ………………… 253

浅谈中医药文化的内涵 ……………………………… 263

甘草赋 ………………………………………………… 268

当归吟 ………………………………………………… 270

咏耆 …………………………………………………… 272

大黄礼赞 ……………………………………………… 273

甘肃中医颂 …………………………………………… 275

甘肃中医药大学赋 …………………………………… 279

岐伯赋 ……………………………………………… 281

通备武学赋 ………………………………………… 283

同学传习之心得

学高为师,身正为范
——感受戴老师的教育风范 ……………………… 287

戴恩来教授运用麻黄附子细辛汤治疗突发性耳聋探微 …… 291

戴恩来教授运用麻黄附子细辛汤经验举隅 …………… 295

戴恩来教授治疗原发性耳鸣的经验撷菁 …………… 301

戴恩来教授治疗糖尿病肾病临床经验 ……………… 308

戴恩来教授治疗前列腺增生症验案 ………………… 314

戴恩来教授运用通络法治疗慢性肾小球肾炎经验举隅 …… 320

戴恩来教授运用二仙汤治疗女性更年期综合征经验 ……… 326

戴恩来教授运用济生肾气汤加减治疗甲减水肿临证经验 … 330

戴恩来教授运用麻杏石甘汤加减治疗痤疮经验体会 ……… 335

戴恩来教授治疗偏头痛验案举隅 …………………… 340

戴恩来教授参芪地黄汤治验举隅 …………………… 345

戴恩来教授运用小柴胡汤经验介绍 ………………… 351

戴恩来教授用温肾汤治疗激素不敏感性慢性肾炎 23 例
………………………………………………………… 356

戴恩来教授从湿热论治慢性肾炎蛋白尿经验 ……… 359

戴恩来教授运用温阳法治疗慢性肾衰竭经验 ……… 364

戴恩来教授治疗慢性肾盂肾炎经验 ………………… 368

戴恩来教授治疗难治性肾病综合征经验 …………… 373

戴恩来教授治疗小儿紫癜性肾炎经验 ……………… 379

戴恩来教授辨治咳嗽性遗尿的经验 ………………… 384

导师学术之传承

学贯中西　业精肾病

——刘宝厚教授传略及诊治肾病学术思想概述

刘宝厚,生于 1932 年,甘肃省兰州市人,中共党员。系兰州医学院第二附属医院中西医结合内科教授、主任医师、中西医结合内科专业硕士研究生导师,享受政府特殊津贴的专家。现任中国中西医结合学会肾病专业委员会副主任委员,中国中医药学会内科肾病专业委员会副主任委员,西北五省中西医结合肾病学术组组长,甘肃省中西医结合学会副理事长等职。

刘教授出身于名望家族,书香门第,祖父为五品州判,历就甘肃藩司钱席。父亲刘尔炘,甘肃近代著名学者、教育家、书画家,晚年因修建兰州名胜五泉山而自号五泉山人。刘教授虽出身荣耀,但因其父早逝,母子相依为命,童年含辛茹苦,发奋读书,于 1952 年考入西安医学院,1959 年至 1962 年参加甘肃省首届西医离职学习中医班,拜师于甘肃一代名宿柯与参门下,尽得其传,从此开始了他中西医结合医疗、教学、科研的生涯。

20 世纪 60 年代至 70 年代中,致力于慢性支气管炎的防治研究,参与完成的"烈香杜鹃治疗慢性支气管炎的研究"获 1978 年全国科学大会奖;主持完成的"中西医结合诊断分型治疗慢性支气管炎"的研究获 1978 年卫生部科技成果奖;编著出版了《中西医结合防治慢性气管炎》《中医学讲义》2 种著作;采用中西药结合研制的治疗感冒有效药——抗感片,自 1983 年投入生产以来,至今畅销全国。

自 70 年代末开始专攻肾脏疾病,尤着力于慢性肾炎中医辨证分型的研究，提出的慢性肾炎中医辨证分型方案已被全国第四届中医肾病学术会议修订为全国试行方策推广应用，在国内率先将血液流变学检测用于肾小球疾病的诊断、鉴别诊断、疗效判定，创立了肾小球疾病血瘀证的微观指标，开拓了微观辨证的思路；发表了不少有价值的学术论文，其中《血液流变学测定在原发性肾小球疾病中的临床意义》一文，得到国内同行的广泛应用和重视。主持完成的"慢性肾炎辨证分型的研究"和"血液流变学测定在原发性肾小球疾病中的临床意义"2 项课题，1987 年经省内外专家鉴定，评为国内先进水平，获 1985 至 1987 年度甘肃省高等学校科技进步二等奖，甘肃省科技进步二等奖，编著的具有中西医结合特色的《内科诊断与治疗》一书，自 1986 年付梓问世以来，5 年中 5 次印刷，颇受读者欢迎，并获甘肃省卫生厅优秀论著一等奖。

刘宝厚教授潜心研究肾病 10 余载，形成了一整套独特的学术思想体系。

1 论病机总括"本虚标实"

肾脏疾病，特别是慢性肾小球疾病，虽常因风邪湿毒入侵而诱发，但机体脏腑功能的虚损、失调，则是内在的病理基础。在诸脏腑中，与水液代谢关系至密者，莫过于脾肾二脏。明·张景岳总结水肿之病机为"其本在肾，其制在脾"，而现代医学认为肾小球疾病是一自身免疫反应性疾病，导致自身免疫功能失调的原因，一方面是由于个体遗传基因的缺陷，另一方面则与长期的、慢性的感染有关，这正与传统医学所主张的先天（肾）禀赋不足，后天（脾）失其调养的发病学理论相吻合，临床上，慢性肾小球疾病患者脏腑功能的虚损，与其机体免疫功能的失调存在着一定的相关性，就是上述观点的有力佐证。

因虚致病，又因病而产生病理产物，如水湿、湿热、血瘀等，这就是标实之证。标证的产生与演变，与正虚之间形成恶性循环而愈演愈烈。因此，刘教授认为，许多慢性肾小球疾病，总是病情跌宕起伏、变化多端，但其病机关健在于"本虚标实"，可谓要言不繁。

2 辨证分型主张"标本结合"

"以本为主，标本结合"是刘教授一贯倡导的慢性肾小球疾病的中医辨证分型原则。"本"是指机体脏腑功能的虚损，"标"则是指六淫之邪及所产生的病理产物，虚实相兼，相互影响，是病情迁延，病变难愈的症结。

刘教授将本证分为肺脾气虚、脾肾阳虚和肝肾阴虚3种证型（在第四届全国中医肾病学术会议上增加气阴两虚合为4型），不仅在宏观辨证上有明确的症状、体征，而且在微观指标上如体液免疫和血液流变学检测，均有相应的特点。譬如肺脾气虚型，具备以下条件3项以上者即可辨为该型：①面浮肢肿，面色萎黄；②少气无力；③易感冒；④纳差或腹胀；⑤舌淡胖嫩，有齿痕，脉细弱，化验检查血清IgA、IgG值较正常人低下，IgM值升高，全血黏度增高，红细胞电泳时间延长，说明不同证型不仅有外在的症状、体征，而且具备客观指标，从而使辨证分型具有科学性，易为同行所接受。

标证主要包括风邪、水湿、湿浊、湿热、血瘀，其中以湿热和血瘀影响最大。临床分型时必须"标本结合"，如肺脾气虚兼风邪，脾肾阳虚兼水湿或湿浊、肝肾阴虚兼湿热等等。这种以脏腑辨证为纲、六淫之邪为目、标本结合的分型方法，既突出了中医"治病必求于本"的原则，又保证了临床证型的相对稳定性，有利于指导临床和科学研究。

近年来，刘教授通过对国内1157例慢性肾小球疾病本证与标证的资料分析，发现标证在本证中的发生率，风邪以肺肾气虚型最高，其次为气阴两虚型（10.76%~24.48%）；湿热以气阴两虚型最高，肝肾阴虚型次之（47.95%~100%）；水湿以脾肾阳虚型最高，气阴两虚型次之（43.84%~58.33%）；而血瘀则各型中均存在（100%），只是程度不等,特点各异。因此认为血瘀是肾小球疾病过程中普遍存在的一种病理特征,是肾小球疾病的共性,而非特性。

3 发明血瘀证之普遍存在

现代医学认为,在肾小球疾病过程中,机体内普遍存在着凝血机制的紊乱,血液处于高凝状态。

在中医学理论中,因虚皆可致瘀,诸如气为血帅,气虚则不能推动血液的运行,血行瘀阻;阳虚则寒,血遇寒则凝;阴虚则热,煎熬阴液,阴液亏耗则不能载血运行,则血行不畅而凝滞等等;反之血瘀又影响正气的化生,阻遏水液的运行。所以有“血不利则为水”(《金匮要略》)、“瘀血化水,亦发水肿”(《血证论》)之古训。可见中西医理论在阐述肾小球疾病过程中血瘀证的普遍存在确具共识,刘教授将这一病理改变运用血液流变学检测指标得到了充分的证实。各种本虚证型的患者,其血液黏度均较正常人增高,只是程度不等,特点各异。如肺脾气虚型以全血黏度增高为主;肝肾阴虚型以血浆黏度增高最明显;脾肾阳虚型主要表现为全血黏度降低而血浆黏度升高;气阴两虚型则呈全血黏度和血浆黏度均增高。因此,刘教授在“以本为主,标本结合”分型的基础上创立以气虚血瘀、阳虚寒瘀、阴虚热瘀、气阴两虚瘀阻4种证型为本,兼顾风邪、水湿、湿浊、湿热等标邪的分型方案,使慢性肾小球疾病的中医辨证分型更臻完善,大量临床实践证明,在慢性肾小球疾病时,不论哪一种证型,只要加入活血化瘀药物,就能提高临床疗效。

4 开拓微观辨证思维

肾小球疾病作为现代医学中的一类疾病,都有其发生、发展和转归等规律,在这一病理变化过程中,往往表现出许多相对稳定的“证候”表现。中医就是通过望、闻、问、切四诊获得的信息进行宏观辨证,然而肾小球疾病在某些阶段,仅凭宏观辨证,常常证据不足,甚至无证可辨。譬如隐匿性肾小球疾病、慢性肾炎病情缓解阶段，往往有些患者自觉无任何不适，仅表现为尿检异常，如轻度蛋白或镜下血尿。上海的一组健康人群普查发现无症状性蛋白尿占0.79%。再如急性肾炎，起病急骤，症状体征明显，但经正确治疗，绝大部分患者可在4周左右浮肿消退，血压下降，诸症若失，此时宏观辨证已无"证"可辨常被误认为疾病痊愈而大功告成，古人医案中载的治"风水"案，皆属于此，然而急性肾炎临床症状消失后，部分患者尿检查异常可迁延较长时间，尤其是成年患者，尿中红细胞甚至可迁延1~2年才逐渐消失，因此还需要相当长时间的观察和治疗，直至完全恢复。所以刘教授认为，在治疗肾小球疾病的过程中，不仅要凭症状体征辨证论治，还应借鉴实验室检查，谨察疾病变化的微观指标，进行微观辨证。

刘教授常说微观辨证是宏观辨证的补充和发展，与宏观辨证并行不悖、相辅相成，可以说，微观指标的检测是与四诊具有相同意义的诊法，是四诊手段的进一步发展和补充。他认为，进行微观辨证，必须将微观指标赋予中医理论的内涵，才能达到审证求因。如血液中的各种蛋白，乃属水谷精微物质，来源于中焦脾土，受肾之封藏，所以低蛋白血症，或因化源不足，或由封藏失司，而蛋白尿属于精关不固或肾脏瘀阻，导致精气外泄之病理状态。

刘教授指出，运用微观辨证，还可以发现疾病的早期病变和潜隐病变。如血瘀证，宏观辨证多从以下几点进行辨证：①面色灰暗或黧黑；②腰部刺痛或固定痛或肢体麻木、肌肤甲错；③舌暗或有瘀斑、瘀点；④脉象沉细涩。但肾小球疾病患者往往上述证候不明显，甚至缺无，尤其在发病初期，从宏观上很难找出血瘀证的指征，若结合微观辨证，就可以发现患者的血液流变学检测呈高血黏状态，结合活血化瘀治疗，常常随着高血黏状态的改善，病情得到缓解，说明高血黏状态是血瘀的前奏，先浓后凝，由浓致瘀，只是程度不同，实无本质之异。依据血液流变学这一微观指标证，便可以防微杜渐,防患于未然,将病邪消灭于萌芽状态。

5 注重清热解毒,化解湿热

《素问·至真要大论》谓:"水液浑浊,皆属于热。"虽然经书讲的浑浊,是肉眼的观察,但刘教授认为,肾小球疾病尿液检查的异常变化,其性质却与之相同。所以同血瘀证一样,湿热毒邪亦是在肾小球疾病过程中较为常见的标证,从根本上讲,肾小球疾病皆为水液代谢紊乱之病,故水液贮留,即成水湿之邪,复感外邪入里化热,或阴虚火旺之体,或利尿伤阴助火,皆可酿致湿热;另一方面,外界湿热之邪亦可乘虚而入,稽留为害。总之湿热证得之极易,特别在气阴两虚和肝肾阴虚两证型中的发生率几近100%,在急性肾炎病程中,湿热证贯穿始末。湿与热合,如油入面,氤氲不散,常常是疾病迁延不愈和复发加重的重要因素,故刘教授有"湿热不除,蛋白难消"之真知灼见,确属经验之谈。利湿易伤阴助火,清热则苦寒生湿,故湿热证治疗十分棘手。湿热证既有偏湿偏热之别,又有上中下三焦部位之异,虽各具特点,但刘教授认为,从临床表现来看,大都与现代医学之感染,特别是一些隐性的感染病灶有关,可谓中西医汇通之精深。

上焦湿热者,常见于急、慢性咽炎、咽峡炎,以及皮肤疔疮疖肿;中焦湿热者,多有急慢性胃肠炎症之表现;下焦湿热者,常合并有急慢性盆腔炎、膀胱炎、前列腺炎,最常见者莫过于尿路感染。慢性肾小球疾病并湿热者,皆属上述情形,治疗必须兼顾或急则先治其标;至于急性肾炎则纯属湿热为患,治则清利湿热,穷追不舍。浮肿消退而尿蛋白持续存在者,仍为湿热未尽,不可早日图补,以免闭门留寇。曾遇一患者,用清利等法,肿退症息,尿蛋白由(++)转为(±),为巩固疗效,早日收功,乃进固本之剂,不料病情反复,尿蛋白升为(+++),后仍改清利之剂加减出入,直至尿蛋白消失。

6 倡导"阶段论治"

治疗肾病综合征，自 20 世纪 50 年代初采用肾上腺皮质激素治疗以来，对微小病变型肾病确具疗效；但对其他类型的肾炎(肾病)疗效较差，且用量大，疗程长，常常导致机体下丘脑—垂体—肾上腺系统受到抑制。在长期的临床实践中，刘教授体会到，在运用激素的不同阶段，机体阴阳盛衰的变化，具有一定的规律性，所以临床上配合中药治疗，必须进行"阶段论治"。

从中药四气五味理论来讲，肾上腺皮质激素当属温阳类药物。其性燥热，长期使用极易伤阴助火，变生热毒，导致出现五心烦热、盗汗、消谷善饥、颜面潮虹、状如满月、口干耳鸣、头痛头晕，甚至皮肤痤疮疖肿，脉象滑数等阴虚火旺、热毒壅盛之象。刘教授在临床上发现，应用激素后患者阴虚火旺证候明显者，往往对激素较敏感，若阳虚证候持续，则常常对激素不敏感或部分敏感。所以在激素治疗的首始阶段配合中药亦应辨证施治，阴虚火旺者宜滋阴降火，脾肾阳虚者宜温肾助阳，既可以提高疗效，又能减轻激素的副作用。

在首始阶段用药 6~12 周后，激素的副作用就比较明显，往往表现为一派阴虚阳亢、相火妄动之证，同时亦可并有湿热毒邪之候。此时中医治疗应着重采用滋阴降火，辅以清热解毒之法，此即"壮水之主，以制阳光"之理。实验研究证明，生地、知母、女贞子、龟板等滋阴降火药能拮抗外源性激素对肾上腺皮质所引起的反馈抑制作用，在一定程度上可以减轻外源性激素所造成的肾萎缩和变性。在激素减量阶段，随着激素用量的逐渐减少，有些患者阴虚火旺之证逐渐减轻或消失，代之以面色少华，神疲纳减，腰膝酸软等气阴两虚或脾肾阳虚之证候；有些患者虽然尚未表现上述证候，但其微观指标已开始转化，所以中药治疗当逐渐减少清热降火之品，增加益气滋肾之味，方药用参芪地黄汤之类。激素维持治疗阶段，部分病人持续呈气阴两虚之证，大部分病人则出现脾肾阳虚之候，如疲乏无力、腰膝酸困、畏寒怕冷,此时宜减少滋阴之品,增加温阳之属,药如锁阳、巴戟肉、仙灵脾、菟丝子等,此即"益火之源,以消阴翳"之意。如此则可有效地防止病情复发,保证激素的顺利撤退。刘教授的这种在运用激素治疗的不同阶段,依据病人不同临床表现进行辨证论治的方法,既可以提高疗效、减少复发,又可以减轻激素的副作用,是中西医结合临床实践的产物,它的形成,无疑是对祖国医学辨证论治体系的补充和发展。

7 治本以固护肾气为要

前已述及,肾小球疾病的中医病机特点是本虚标实。然刘教授认为,本虚之根本在于肾气之虚损。《神农本草经疏》指出:"肾气者,固当留其精而泻其粗也。"肾气亏损则封藏失职。水谷精微外泄,而出现蛋白尿、血尿;其粗者不泻而呈氮质潴留,所以中医诊治肾小球疾病,当不止于肾而又不离于肾,重视固护肾气。从刘教授临床常用之参芪地黄汤及其加减变化中便可体现出其重视固护肾气的学术思想。

参芪地黄汤即六味地黄汤加参、芪而成,是益气养阴之代表方剂,也是培补肾气之基础方。以六味地黄汤三补三泻滋阴补肾,以参、芪益气升阳,化气生机,两者相合,而阳中蕴阴,阴中涵阳,以促肾气之生生不息。若偏阳虚者选加仙茅、仙灵脾、盐锁阳、巴戟肉等温润之品,而不用辛燥伤阴之桂、附,可谓匠心独运;若偏阴虚者,可用太子参易党参,加入二至丸以增滋阴之功;若偏气虚卫表不固者合玉屏风散;若兼奇经不足,表现腰脊酸困,足跟痛或遗精、阳痿、早泄或月经失调者,选加桑寄生、炒川断、焦杜仲、菟丝子等,或选用血肉有情之品如阿胶、紫河车、鹿角胶、龟板胶等(若有氮质潴留者慎用),足见其对固护肾气的良苦用心。

(本文原载于《甘肃中医》,1995(03):3-6.独著。)

刘宝厚教授诊治尿路感染的特色

尿路感染(包括尿道炎、膀胱炎、急慢性肾盂肾炎)简称尿感,是临床常见病、多发病。著名中西医结合肾病专家刘宝厚教授诊治此病,在明确辨病的基础上,既重视辨证论治,又擅用专病专方,疗效卓著,颇具特色。今将其经验探讨于此,以飨同道。

1 病机发微

刘教授认为,急性尿感(尿道炎、膀胱炎、急性肾盂肾炎)属于祖国医学之气淋、热淋、血淋等初起实证。在发病机理方面,历代医家虽见仁见智,但对本病由热因湿之理所见无异。因此本病的病机即可概括为肝胆郁热和膀胱湿热两类。从大量的临床实践中,刘教授体会到,肝胆郁热,生火夹湿,湿热之邪循经下注肾与膀胱,临床表现除尿频、尿急、尿痛外,兼见寒热往来、恶心呕吐、头痛身楚、腰酸、少腹拘痛等全身症状,多见于上尿路感染即急性肾盂肾炎。膀胱湿热者则多因器械检查、房事不节、外阴不洁、居处潮湿、污秽菌毒之邪乘虚而入,壅滞膀胱,临床表现为尿频、尿急、尿痛等尿路刺激症状。全身症状轻微或无全身表现,多见于下尿路感染即膀胱炎、尿道炎。这种将宏观的辨证思维与病变部位有机结合起来的学术思想,无疑是刘教授对祖国医学辨证体系的弘扬和发展。

慢性肾盂肾炎多由复杂性急性肾盂肾炎(伴有尿路梗阻、狭窄,膀胱—输尿管反流等)迁延不愈发展而来,常遇劳累而发,所以属祖国医学之劳淋门内,病至晚期,出现贫血与高血压等并发症,故亦属虚劳、眩晕等范畴。其病机"由肾虚而膀胱湿热故也"(《诸病源候论》),湿热久羁,伤津耗气,阳气被困;同时机体功能减退又为毒邪入侵提供了条件,虚虚实实,形成恶性循环。所以刘教授主张慢性肾盂肾炎之中医辨证当以气血阴阳之虚损为本,湿热邪实为标。在缓解期,临床上仅见气阴两虚或脾肾阳虚抑或兼有余邪未清等虚损、虚实夹杂证候;而在急性发作期则可见一派湿热壅盛表现。

2 用药特色

尿感的遣方用药,可谓是刘教授独具匠心之处,遵循古训,并结合现代中药药理研究成果,是刘教授筛选方药的基础。膀胱湿热者,治以清热解毒,在八正散基础上变通,药用:车前草 30g,忍冬藤 15g,土茯苓等 20~30g,瞿麦、栀子、萹蓄、台乌、滑石各 10g,甘草梢 6g。肝胆郁热者,在清热解毒基础上,和解少阳,取小柴胡汤之意,上方中加柴胡 15~25g、黄芩 10g 即成。以上两型中,血尿者加白茅根、地榆;高热者加银花、连翘、板蓝根;脓球多者加苡米、败酱草;腰痛甚者加桑寄生、炒川断;尿痛甚者加海金砂等。

气阴两虚、湿热留恋者,治宜益气养阴兼清利湿热,用参芪地黄汤化裁:生黄芪 30g,太子参 15g,元参 10g,紫花地丁 3g。脾肾阳虚、余邪未清者,治宜健脾温肾、兼清余邪,仿济生肾气汤而出入:生黄芪 30g、全当归 15g、仙灵脾 10g、仙茅 10g、白花蛇舌草 15~25g、川草薢 15g、益智仁 10g。以上两型中,血压高者加钩藤、夏枯草、苦丁茶、杜仲;贫血重者重用黄芪、全当归、女贞子、旱莲草、制首乌等;水肿者加车前子、大腹皮、椒目、葫芦皮等;腰膝酸软者加杜仲、怀牛膝、桑寄生、炒川断等。另外,慢性肾盂肾炎多伴有梗阻、狭窄及病变疤痕形成等,是产生血瘀的病理基础,故须在方中选加活血化瘀药物如丹参、红花、赤芍、益母草、泽兰叶、川芎等 2~3 味,以促使肾功能恢复。

刘教授还主张在辨证论治的基础上,依据细菌培养结果选加中药。①对大肠杆菌有作用的中药：白花蛇舌草、四季青、鱼腥草、徐长卿、蒲公英、一见喜、地榆、鸭跖草、千里光等。②对金黄色葡萄球菌和绿脓杆菌有作用的中药：半枝莲、夏枯草、地锦草、银花、连翘、黄芩、铁苋草、凤尾草、海金砂等。③具有广谱抗菌作用的中药：大青叶、板蓝根、栀子、紫花地丁、七叶一枝花等。

3 专病专方

刘教授认为，急性尿感或慢性肾盂肾炎急性发作者，虽辨证分为肝胆郁热和膀胱湿热两种证型，但其实皆为湿热所害，所以上述两种证型，分则为二，合则为一，清热解毒是为治则通法，他研制的尿感灵（车前草、忍冬藤、土茯苓、瞿麦、萹蓄等）就是将上述两证求同存异，合而为一的专病专方，该方清热解毒、利尿通淋，并对致病菌有良好的抑制作用，从而菌毒并治，力专效宏。临床曾系统观察93例急性尿感及慢性肾盂肾炎急性发作者，有效率为95.7%，近期治愈率92.47%，菌尿阴转率94.62%，长期服用，无毒副作用，颇受患者欢迎。

（本文原载于《甘肃中医学院院报》，1993（04）：1.独著。）

中西医结合治疗原发性肾病综合征及其对血液流变学的影响

为减少激素治疗原发性肾病综合征(PNS)过程中所引起的不良反应和提高临床疗效，我们采用中医辨证论治配合激素疗法治疗该病，取得了较好的效果，现报告如下。

1 临床资料

1.1 一般资料

132 例 PNS 患者均符合第二届全国肾脏病学术会议修正的诊断与分型标准[1]，均为我院住院患者。随机分为中西医结合治疗组(治疗组)78 例，单纯西药治疗组(对照组)54 例。治疗组与对照组分别为：男：女为 55：23、38：16；年龄为 34.7 ± 4.6 岁、35 ± 5.3 岁($\bar{x}±s$，下同)；病程：8.0 ± 5.3 年、7.9 ± 4.7 年；临床分型：I 型 21 例、16 例，II 型 57 例、38 例；曾用过足量激素、细胞毒性药物治疗 8 周以上无效或减量过程中复发病例，两组分别为 32 例、21 例。经统计两组资料均有可比性。另选本院经体检健康的职工与学生 60 名为健康组，男、女各 30 名，年龄 18~32 岁，平均 20.9 岁。

1.2 中医辨证分型

按第二次全国中医肾病学术会议制订的分型标准[2]，治疗组与对照组分别为：肺肾气虚型 11 例、7 例；脾肾阳虚型 29 例、21 例；肝肾阴虚型 17 例、12 例；气阴两虚型 21 例、14 例。

1.3 实验室检查

1.3.1 常规检查 两组治疗前后均检测血、尿常规,24h 尿蛋白定量,血浆蛋白定量及电泳、血脂及肾功能检查等。

1.3.2 血液流变学检测 两组患者均采用上海医科大学产 LIANG—100 电子计算机显示自动记录血液、血浆黏度计,由专人按规定操作,纤维蛋白原采用双缩服法测定。

2 治疗方法

2.1 对照组

采用标准疗程的激素治疗,强的松的首始剂量是 1mg/(kg·d),每晨顿服,服用 8 周后逐渐减量,通常每周递减 5mg;减至 0.5mg/(kg·d)时,将 2d 药量改为隔日晨顿服,减至 20mg/ 隔日左右时,作为维持量服用 0.5 年。疗效不满意者,加用环磷酰胺 200mg/d,静脉滴注,总量为 6~8g。配合潘生丁常规量口服。

2.2 治疗组

激素用法同上,中药治疗按辨证分型采用以下方药。

2.2.1 肺肾气虚型 治宜补气益肾,活血化瘀。药用:生黄芪 30g、女贞子 15g、炒白术 15g、茯苓 25g、泽兰 15g、益母草 30g、僵蚕 10g、蝉蜕 10g、防风 15g。水煎 2 次兑匀约 400ml,分 3 次温服(下同)。

2.2.2 脾肾阳虚型 治宜温补脾肾,活血化瘀。药用:生黄芪 30g、党参 15g、盐锁阳 15g、巴戟肉 10g、菟丝子 15g、茯苓 15~30g、山药 30g、车前子 15~30g、益母草 30g、丹参 15g、蝉蜕 10g。

2.2.3 肝肾阴虚型 治宜滋补肝肾,活血化瘀。药用：生地 20g、知母 15g、女贞子 15g、旱莲草 10g、白花蛇舌草 30g、半枝莲 30g、怀牛膝 15g、石韦 30g、丹参 15g、益母草 30g、地龙 15g、蝉蜕 10g。

2.2.4 气阴两虚型 治宜益气养阴,活血化瘀。药用:生黄芪

30g、当归 15g、太子参 15g、生地 20g、元参 15g、山药 25g、山萸肉 10g、茯苓 15g、女贞子 15g、丹参 15g、僵蚕 10g。

加减法：以上 4 型中，若夹湿热，表现咽喉肿痛者，选加白花蛇舌草、元参、射干、山豆根；皮肤有疖肿、疮疡者，选加蚤休、紫花地丁、蒲公英、银花；小便涩痛不利者，选加金钱草、忍冬藤、车前草、萹蓄。全身水肿明显和(或)胸、腹水者，选加车前子、黑白丑、椒目、大腹皮、陈葫芦皮；纳呆、恶心、呕吐、精神萎靡、血肌酐升高者，配合生大黄、附子、牡蛎、川芎，水煎作保留灌肠，每日 1 次，10 次为 1个疗程，休息 3d 后可重复治疗 3~4 个疗程。

3　结果

3.1　疗效评定标准

完全缓解：多次测定尿蛋白定性阴性、定量 <0.2g/24h，血白蛋白正常或接近正常；显著缓解：多次测定尿蛋白 0.2~1g/24h，血白蛋白显著改善；部分缓解：多次测定尿蛋白定性好转、定量 1~3g/24h，血白蛋白有改善；无效：尿蛋白及血白蛋白与治疗前比较无明显改变。

3.2　两组疗效比较

经 4~5 个月治疗，治疗组和对照组分别为：完全缓解 28 例和 11 例，显著缓解 23 例和 9 例，部分缓解 18 例和 12 例，无效 9 例和 2 例。两组完全缓解加显著缓解率分别为 65.4% 和 37.0%，总有效率分别为 8.5% 和 59.3%，经统计学处理有显著差异（χ^2=12.34，$P<0.01$），提示中西医结合治疗可提高临床疗效。

3.3　激素不良反应半定量计分的比较

PNS 患者服用足量激素后所出现的不良反应，如柯兴样体态、兴奋、失眠、血压升高、痤疮、血糖升高、感染和上消化道出血。我们按症状的轻、中、重分别计分 1、2、3 分，无症状为 0 分，作半定量计分。结果：治疗组平均计分为 9 分，对照组平均计分为 21 分，差异非常显著（$P<0.01$）。

3.4 两组复发率比较

当激素减量至 0.5mg/(kg·d)时,治疗组复发 5 例,占 7.25%;对照组复发 17 例,占 53.13%,差异非常显著($P<0.01$)。

3.5 两组血液流变学指标改善的比较

治疗后治疗组除红细胞压积外,其他血液流变学指标均有显著改善,见附表。

4 讨论

成人 PNS 对激素多不敏感,加用细胞毒性药物虽可部分提高疗效,但副作用多。为此,我们采取中医辨证论治配合激素法治疗,结果不仅减少了激素的不良反应,还能提高疗效,减少复发。

附表 两组治疗前后血液流变学指标($\bar{x}\pm s$)

组别		全血黏度(比)		血浆黏度(比)	红细胞电泳时间(s)	红细胞压积(%)	血沉方程K值	纤维蛋白原(g/L)
		高切	低切					
健康(60名)		4.27±0.49△△	5.65±0.94△△	1.55±0.14△△	16.92±2.09△△	0.48±0.04	36.11±19.52△△	2.60±0.30△△
治疗(78例)	疗前	6.41±1.2*	7.93±1.45*'	1.92±0.18*	21.63±3.53*''	0.47±0.05	54.80±21.20*''	4.90±0.52*'
	疗后	5.01±0.67△△	5.94±0.71△△	1.62±0.15△	16.71±3.14△△	0.47±0.07	39.02±9.71△△	2.80±0.31△△
对照(54例)	疗前	6.13±1.25	7.87±1.35'	2.01±0.23	22.19±4.03	0.46±0.12	61.74±33.15	5.10±0.63
	疗后	5.89±0.51	6.30±0.87	1.97±0.20	19.86±3.15	0.45±0.11	59.23±31.87	4.90±0.41

注:与健康人比较,$\triangle P<0.05$,$\triangle\triangle P<0.01$,与治疗前比较,$*P<0.05$,$**P<0.01$

在大剂量激素治疗的首始阶段,患者多出现肾上腺皮质功能亢进症,其表现与中医阴虚火旺的证候颇相符合,采用滋阴降火法治疗,可明显减轻症状。但若患者持续呈现阳虚证候,常需重用温肾药(如锁阳、巴戟肉、菟丝子)方能提高疗效。中医治病贵在辨证,所以我们的治疗原则是在应用激素的 3 个阶段,均应辨证论治,方能发挥中医治疗的优势。

　　PNS 患者多处于高血液黏滞状态[3]。本组病例治疗前、后血液流变学测定结果提示:加用活血化瘀药物的治疗组,血液黏滞度较治疗前明显改善,对照组不显著,治疗组的纤维蛋白原含量亦明显下降,提示活血化瘀中药(丹参、益母草、泽兰、莪术)不但能降低血液的高黏滞状态,还有改善纤溶障碍的作用。由此可以认为血液流变学指标的改善与临床疗效的提高有密切的关系。

参考文献

　　1. 第二届全国肾病学术会议.修订肾小球疾病临床分型的意见[J].中华肾脏病杂志,1985,4(1):12.

　　2. 第二次全国中医肾病专题学术讨论会.慢性原发性肾小球疾病中医辨证分型试行方案[J].陕西中医,1988,9(1):封4.

　　3. 刘宝厚,刘新,骆力.血液流变学测定在原发性肾小球疾病中的临床意义[J].中华肾脏病杂志,1987,3(3):183.

　　　　　　　(本文原载于《中国中西医结合杂志》,1994(11):658-660.
　　　　　　　　　　　　　作者:刘宝厚,戴恩来,曹田梅,张玉红。)

静水流深——中西医学汇通之思维与实践

刘宝厚教授治疗肾病综合征的特色

著名中西医结合肾病专家刘宝厚教授，通过近 20 年的临床实践体会到，肾病综合征如果单纯用中药治疗，对改善症状虽有疗效，对消除尿蛋白却不够理想；若采用肾上腺皮质激素疗法，虽然对某些类型（如微小病变型）的肾病确具疗效，但对有些病例不尽敏感，或者由于用量大、疗程长常常导致机体下丘脑—垂体—肾上腺系统受到抑制，出现不良反应及病情反跳或复发。运用中医辨证论治配合激素疗法，则可以减轻激素的副作用，减少复发，提高疗效。

1 标准激素疗程

用药方法：①首始剂量要足。强的松的首始剂量用1~1.5mg/(kg·d)，晨顿服（饭后），服用 8 周后逐渐减量。②减量过程要慢。通常每周递减 5mg，减至 0.5mg/(kg·d)时，将 2d 的药量改为隔日晨顿服。③维持阶段要长。强的松剂量减至隔日 20mg 左右时，作为维持量服用 0.5~1 年。若疗效不满意者，加用环磷酰胺，配合潘生丁。

刘教授体会到，若存在下列因素者，则会影响激素疗效或应慎用激素：①肾功能损害（Scr>352μmol/L，则不宜使用激素）；②持续性高血压（中等程度以上的高血压患者不宜用激素）；③明显的眼底变化；④选择性蛋白尿的程度差（SPI≤1.0 者疗效好）；⑤尿纤维蛋白降解产物（FPD）增高；⑥病程超过 6 个月；⑦年龄超过 40 岁；⑧血清白蛋白 <20g/L；⑨合并有严重感染。

2 辨证用药经验

（1）在激素治疗的首始阶段，刘教授常按以下四种证型辨证用药:①肺肾气虚型:治宜补气益肾,活血化瘀。药用:生黄芪、女贞子、炒白术、茯苓、泽兰、益母草、僵蚕、防风、蝉衣。②脾肾阳虚型:治宜温补脾肾,活血化瘀。药用:生黄芪、党参、盐锁阳、巴戟肉、菟丝子、茯苓、泽兰、山药、车前子、益母草、丹参、蝉衣。③肝肾阴虚型:治宜滋补肝肾,活血化瘀。药用:生地、知母、女贞子、旱莲草、白花蛇舌草、半枝莲、怀牛膝、石韦、丹参、益母草、地龙、蝉衣。④气阴两虚型:治宜益气养阴,活血通络。药用:生黄芪、当归、太子参、生地、玄参、山药、山萸肉、茯苓、女贞子、益母草、丹参、僵蚕。以上 4 型中,若夹湿热,表现为咽喉肿痛者,选加白花蛇舌草、玄参、射干、山豆根;皮肤有疖肿、疮疡者,选加蚤休、紫花地丁、蒲公英、银花;小便涩痛不利者,选加金钱草、忍冬藤、车前草、萹蓄。全身水肿明显和/或胸腹水者,选加车前子、黑白丑、椒目、大腹皮、陈葫芦皮。纳呆、恶心、呕吐、精神萎靡、血肌酐升高者,配合生大黄、附片、牡蛎、川芎。水煎作保留灌肠,每日 1 次,10 次为 1 疗程。刘宝厚教授观察到,应用激素后,患者阴虚火旺证候明显者,往往对激素较敏感;若阳虚证候持续,则常常对激素不敏感或部分敏感,所以在激素治疗的首始阶段配合中药辨证论治,既可以提高疗效,又能减轻激素的副作用。

(2)在运用激素 6~12 周后,其副作用逐渐显现,常常表现为一派阴虚阳亢、相火妄动之证,同时亦可并有湿热毒邪之候,此时中医治疗应着重采用滋阴降火,辅以清热解毒之法,此即"壮水之主,以制阳光"之理。实验研究证明,生地、知母、女贞子、龟板等滋阴降火药能拮抗外源性激素对肾上腺皮质所引起的反馈抑制作用,在一定程度上可以减轻外源性激素所造成的肾上腺萎缩和变性。

(3)在激素减量阶段,随着激素用量的逐渐减少,有些患者阴虚火旺之证逐渐减轻或消失,代之以面色少华,神疲纳减,腰膝酸软等气阴两虚证候;有些患者虽然尚未表现上述证候,但其微观指标已开始变化,所以中药治疗当逐渐减少清热降火之品,增加益气滋肾之味。方药选用参芪地黄汤之类。

(4)激素维持治疗阶段,部分病人持续呈气阴两虚之证,大部分病人则出现脾肾阳虚之候,如疲乏无力、腰膝酸困、畏寒肢冷,此时宜减少滋阴之品,增加温阳之属,药如盐锁阳、巴戟肉、仙灵脾、菟丝子等,此即"益火之源,以消阴翳"之意。如此则可有效地防止病情复发或反跳,以保证激素的顺利撤退。

刘教授的这种在运用激素治疗的不同阶段,依据病人不同的临床表现进行辨证论治的方法是中西医结合临床实践的产物,它的形成,无疑是对肾病综合征临床治疗手段的补充和发展。

3 临床疗效

刘教授曾对比观察 132 例用上述疗法治疗成人原发性肾病综合征的临床疗效及其与血液流变学的关系,并与单纯运用西药者作对照。结果表明,治疗组的缓解率及总有效率分别为 65.4%和 88.5%,对照组分别为 37.0%和 59.3%,差异有显著性意义($P<0.01$);治疗组用激素的不良反应计分数显著低于对照组($P<0.01$);治疗组的复发率为 7.25%,对照组为 53.13%($P<0.01$);在改善血液黏滞度和降低纤维蛋白原含量方面,治疗组作用显著。提示中医辨证论治配合激素,不仅能减少激素的不良反应,还能提高疗效,减少复发。在辨证的基础上加用活血化瘀药对改善血液黏滞度和纤维蛋白溶解系统功能障碍亦有良好的效应。

(本文原载于《陕西中医》,1995(10):456-457.独著。)

刘宝厚教授诊治蛋白尿的经验

刘教授在临床上治疗蛋白尿，主张依据虚实之异、脏腑之别、标邪之殊辨证用药，以"澄源"为主，辅以"塞流"，自成体系。

1 补虚固塞法

此法主要是在补益脾肾之气的基础上，配合收敛固塞之品，以期恢复脾之升清、肾之封藏功能而消除蛋白尿。适用于各种慢性肾小球疾病标邪不著，特别是未合并湿热证者。急性肾炎患者，不可过早使用本法，以免闭门留寇；若至后期，湿热之邪殆尽，正气虚损，而蛋白尿程度轻微者，用本法则能巩固疗效，促进康复。补益脾气常用生黄芪或红芪、茯苓、炒白术、党参或太子参等；补益肾气除辨肾阳不足或肾阴亏耗而选择用药外，常喜用山药、杜仲、菟丝子、山萸肉、旱莲草、女贞子、沙苑子等平补阴阳之品。收敛固塞的药物常选益智仁、芡实、桑螵蛸、莲须、荷叶、乌梅炭等。

2 祛风法

此法不仅适用于急性肾炎和各种慢性肾小球疾病急性发作者，同时对急慢性肾小球疾病蛋白尿迁延不消者，亦有良好的疗效。刘教授在临床上常用的祛风药有以下三种类型：①疏风解表之品，如荆芥、防风、苏叶、牛蒡子、银花、连翘、麻黄、桂枝等；②化痰息风止痉之属，如僵蚕、蝉衣、地龙等；③祛风胜湿，以疗风湿痹痛见长的忍冬藤、鸡血藤、海风藤、青风藤、穿山龙等"藤类"药物。

3 化瘀法

此法为消蛋白尿之通法,不仅适用于各种类型肾小球疾病的蛋白尿,而且还适用于疾病的不同阶段,常协同其他治法运用。常用的活血化瘀药物有川芎、红花、全当归、桃仁、赤芍、益母草、泽兰叶、丹参、水蛭等。若血瘀程度重,血液黏度增高明显者,可酌加三棱、莪术或用丹参注射液静脉滴注。

4 清解法

此法为消蛋白尿常用之法。对反复感染或疑有隐性感染灶而蛋白尿迁延不消者,应根据不同部位的湿热之症选择用药。如上焦湿热者,常见于急、慢性咽炎、咽峡炎以及皮肤疔疮疖肿,选用白花蛇舌草、银花、连翘、射干、山豆根、蒲公英、蚤休、地丁等;中焦湿热者,患者多有急、慢性胃肠炎症表现如胸闷纳呆、舌苔黄厚腻等,选用生薏仁、藿香、佩兰、炒黄连、蒲公英等;下焦湿热者常合并有急、慢性盆腔炎、前列腺炎,但最为常见者莫过于尿路感染,表现为小便涩痛不利,选用土茯苓、石韦、车前草、白茅根等。

附:刘教授治疗蛋白尿的两张代表处方

Ⅰ号方:组成(以参芪地黄汤为基础方):生黄芪(或红芪)30~50g、太子参 15g、山药 15~25g、女贞子 10~15g、旱莲草 10g、茯苓 10g、泽泻 10g、山萸肉 10g、丹参 25~30g、益母草 20~30g、泽兰叶 10g、川红花 10g、僵蚕 10g、蝉衣 10g、芡实 20~30g、乌梅炭 10g。水煎 2 次兑匀约 400ml,分 3 次温服,每日 1 剂。功效:益气养阴,化瘀祛风,收敛固塞。适用于急性肾炎恢复期,慢性肾炎以及其他肾小球疾病病情平稳,以虚为主,湿热证不显的蛋白尿患者。须长期守方,缓缓图功。

Ⅱ号方:组成(以益肾汤为基础方):白花蛇舌草 30g、半枝莲 15g、半边莲 15g、蚤休 15g、土茯苓 25~50g、白茅根 20~50g、石韦

25~30g、丹参 15~30g、益母草 30g、水蛭粉 10g(研细末冲服)、川红花 10g、穿山龙 30g、蝉衣 10g、僵蚕 10g。煎服法同上方。功效:清热解毒,化瘀祛风。适用于急性肾炎及各种慢性肾小球疾病因风邪或湿热诱发急性发作的蛋白尿,包括反复发作的顽固性蛋白尿,一旦认证准确,不宜轻易更方。

(本文原载于《甘肃中医学院学报》,1995(04):16-17.独著。)

刘宝厚教授肾病微观辨证思维初探

著名中西医结合肾脏病专家刘宝厚教授，在潜心研究肾病诊治过程中，形成了一整套微观辨证思维，今探讨于此。

1 运用微观辨证的临床意义

辨证论治是祖国医学的特色，然而在肾脏疾病的某些阶段，有些患者仅凭四诊所获得的信息进行宏观辨证，往往证据不足，甚至无证可辨。譬如隐匿性肾小球疾病、慢性肾炎的病情缓解阶段，有些患者常常自觉无任何不适，仅表现为尿检异常，如轻度蛋白尿或镜下血尿。上海的一组健康人群普查发现，无症状性蛋白尿占0.79%。再如急性肾炎，起病急骤，症状体证明显，但经正确治疗，绝大部分患者可在4周左右浮肿消退，血压下降，诸症若失，此时宏观已无"证"可辨，故常被误认为疾病痊愈而大功告成，古人医案中所载的治"风"水案，多属于此；然而急性肾炎临床症状体征消失后，部分患者尿检查异常可迁延较长时间，尤其是成年患者，尿中红细胞甚至可迁延1~2年才逐渐消失，因此还需要相当长时间的观察和治疗，直至完全恢复健康。刘教授认为，在治疗肾小球疾病的过程中，不仅要凭症状体征辨证论治，还应借鉴实验室检查，谨察疾病变化的微观指标，进行微观辨证。

刘教授指出，运用微观辨证，还可以发现疾病的早期病变和潜隐病变。如血瘀证，宏观辨证多从以下几点进行辨证：①面色灰暗或黛黑；②腰部刺痛或固定痛或肢体麻木、肌肤甲错；③舌暗或有瘀斑、瘀点；④脉象沉细涩。但有些肾小球疾病患者往往上述证候不著,甚至缺无,尤其在发病初期,从宏观上很难找出血瘀证的指征,若结合微观指标,可见患者的血液流变学检测呈高血黏状态,运用活血化瘀治疗,常常有高血黏状态的改善,病情得到缓解,说明高血黏状态是血瘀的前奏,先浓后凝,由浓致瘀,只是程度不同,实无本质区别,依据血液流变学指标进行微观辨证论治,便可以防微杜渐,防患于未然,将病邪消灭于早期阶段和萌芽状态。

2 微观辨证的思维方法

刘教授认为,进行微观辨证,应首先将微观指标赋予中医理论的内涵,才能达到审证求因。如血液中的各种蛋白,乃属水谷精微物质,来源于中焦脾胃,受肾脏之封藏,所以低蛋白血症,或因化源不足,或由封藏失司而致;蛋白尿则属于精关失度,精气外泄之病理状态。临床上,肾病综合征患者由于大量蛋白尿而出现低蛋白血症,使血浆胶体渗透压下降而导致水肿持续不消,治疗除采用肾上腺皮质激素"截流"治本外,亦常用"增源"法(如健脾和胃以及白蛋白静脉输入等)以治其标。

其次,必须熟谙中医宏观辨证理论,能够举一反三、推一知十。如《素问·至真要大论》云:"水液浑浊,皆属于热。"然经文中讲的是肉眼观察,但刘教授认为,蛋白尿、镜下血尿,特别是脓尿等尿液改变,亦是一种微观状态的浑浊,所以治疗蛋白尿、血尿尤其是尿路感染,常常使用清热利湿之法。再如《素问·阴阳应象大论》谓:"清气在下,则生飧泄。"虽多是指泄泻发生之由,但用于说明蛋白尿的形成机理,仍中肯綮。

再次,必须进行实验研究,不断总结微观指标与宏观症状体征之间的内在联系,以便推而广之,为临床无证可辨者提供用药依据。刘教授观察到慢性肾炎患者血清免疫球蛋白含量与脏腑功能的虚损有一定相关关系:IgG 和 IgA 值除肝肾阴虚型患者 IgA 与健康人无明显差异外,其余两型(肺脾气虚和脾肾阳虚)均较健康人显著低下;IgM 值除肝肾阴虚型患者偏低外，其余两型均较健康人明显升高，三型相互之间，IgG 和 IgA 值低下，在肺脾气虚和脾肾阳虚之间无明显差异($P>0.05$)，仅此二型与肝肾阴虚型相比，均有显著差异($P<0.01$)。IgM 值在三型之间均有明显差异，但以脾肾阳虚和肝肾阴虚之间的差异更为显著($P<0.01$)。采用益气健脾、温补脾肾和滋肾养肝等法治疗后，IgA 含量明显上升，IgM 值下降，与治疗前相比较有明显差异($P<0.05\sim0.01$)，其中肺脾气虚型患者恢复最好，与健康人比较无明显差异($P>0.05$)。

总之，刘教授认为，微观辨证是宏观辨证的补充和发展，与宏观辨证并行不悖、相辅相成。可以说，微观者指标的检测是与四诊具有相同意义的诊法，是四诊手段的进一步延伸。现代科技成果是人类共同的财富，它既可以为西医服务，也可以为中医所用，就看你利用不利用，利用得合理不合理。

（本文原载于《陕西中医学院学报》，1996(01)：3.独著。）

刘宝厚教授治疗血尿理法简介

血尿是肾小球疾病的症状之一,有些疾病如 IgA 肾病、紫癜性肾炎、隐匿性肾炎等则常以血尿为主要临床表现或者表现为单纯性血尿。其临床特点是发作急骤,极易反复,治疗难奏速效,特别是肉眼血尿转为镜下血尿后,治疗犹如茧中抽丝。著名中西医结合肾病专家刘宝厚教授治疗此症,论理透彻,辨证准确,用药精当,现撷其要者简介如下:

1 病因病机阐发

刘教授认为,肾小球疾病中血尿的发生,不外有内外二因,风毒之邪的入侵是诱发启动因素,而肾脏功能的虚损则是病理基础。

关于风邪与水肿、血尿的关系,古人早有论述,《素问·水热穴论》说:"勇而劳甚,则肾汗出,肾汗出逢于风,内不得入于脏腑,外不得越于皮肤,客于玄府,行于皮里,传为水肿,本在于肾,名曰风水。"《诸病源候论》则更加明确地指出:"风入于少阴则尿血。"现代药理研究发现,许多祛风中药如蝉衣、麻黄、荆芥、防风、苏叶、僵蚕、地龙等皆有抑制抗体产生,抑制过敏介质释放,提高中和抗体、中和抗原等作用,说明中医六淫中的"风"邪致病可诱发免疫反应,肾小球疾病亦属免疫性疾患,自然与风邪有着内在的联系。临床实践证明,伴有血尿或以血尿为主的肾小球疾病如急性肾炎 IgA 肾病、紫癜性肾炎的发生、复发和加重,常因风邪的入侵(感冒)而诱发。然而,"风邪不能独伤人",风毒之邪只有在肾功能虚损的病理基础上才有可能诱发血尿,也就是说风邪只能作为一种发病诱因,而非决定因素,亦与其轻重程度无关,这才是血尿发生原因的完整概念。

基于上述认识,刘教授指出,血尿的病机特点是本虚标实,本虚多以肾阴亏虚为基础病理,在病程的不同时期和不同患者亦可表现为阴虚火旺或气阴两虚。标实是指风邪入侵所产生的病理改变,阴虚为将燃之火,风热毒邪侵入肾脏,即刻点燃将燃之火,火热之邪迫血妄行,灼伤血络而造成出血之变,渗于尿中则成血尿,离经之血著而不去,便可继发血瘀,瘀血留滞,反过来又会加重出血,形成恶性循环而愈演愈烈。若在病变过程中风毒之邪再次入侵,便可重新诱发上述变化过程而使血尿加重或复发。所以刘教授认为,血尿的轻重程度是热邪伤络和瘀血阻络标证盛衰的标志,而在热邪伤络和瘀血阻络二者之中,前者是血尿发作的病机关键,后者则是血尿迁延不消的病理根源。

2 辨证用药经验

根据本症本虚标实的病机特点,刘教授采用标本兼治的治疗原则。

治标法:热邪伤络,治宜清热凉血止血,方用小蓟饮子加减,药选大蓟、小蓟、紫珠草、白茅根、石韦、地榆、生地炭、大黄炭等;瘀血阻络,治宜活血化瘀止血,意在祛瘀生新,止血不留瘀药选三七粉、琥珀粉、血余炭、藕节炭等;风热袭表,治宜疏风清热,方用银翘散加减,药选银花、连翘、白花蛇舌草、防风、苏叶、僵蚕、蝉衣、荆芥等。

治本法:肾阴亏虚者治宜养阴止血,方用二至丸(女贞子、旱莲草)合六味地黄汤加减;阴虚火旺者治宜滋阴降火止血,方用二至丸合知柏地黄汤加减;气阴两虚者治宜益气养阴止血,方用二至丸合参芪地黄汤(六味地黄汤加太子参、黄芪)加减。

临床运用须治标治本结合,至于孰轻孰重,则应灵活变通。清热凉血和活血化瘀是治疗本症的通法,贯穿始末,只是用量多少有异。此外,血尿因外感而反复发作加重者,除采用上述方法治疗外,须配合西药抗菌治疗,也可选择时机行扁桃腺摘除术,以断外邪入侵之路,实践证明可大大减少本症复发率。

3　验案选介

患儿陈某,男,10 岁。1989 年 6 月 13 日初诊。9 个月前因感冒(3d 后)发现尿呈酱油色,双下肢轻度浮肿,尿检:蛋白(+++),镜检红细胞满视野,脓球 1～3 个 /Hp,在本院内科住院检查诊断为 IgA 肾病,治疗半年余,血尿时轻时重,每次发作均与感冒有关。1 个月前在北京医科大学做肾穿,病理诊断为轻度系膜增生性肾小球肾炎。免疫荧光检查 IgA(-),排除 IgA 肾病;唯尿色如酱,余无特殊不适,咽部暗红,舌红少津,苔薄白,脉细数。诊断:隐匿性肾炎(非 IgA 系膜增生性肾炎)。辨证:阴亏热炽血瘀。治法:滋肾、清热、化瘀止血。方用自拟滋肾清热活血止血方:生地 20g,女贞子 15g,旱莲草 15g,白花蛇舌草 30g,忍冬藤 15g,白茅根 30g,小蓟 30g,石韦 30g,藕节 15g,益母草 20g,紫珠草 15g。水煎 2 次兑匀约 400ml,分 3 次温服,每日 1 剂。以此方为基础方加减治疗近 2 年余,血尿发作次数逐渐减少,于 1991 年底尿检正常后再未发作血尿,至今患儿已高中毕业。

(本文原载于《甘肃中医》,1996(05):9-10.独著。)

刘宝厚教授运用血液流变学检测方法诊治肾脏病的经验

刘宝厚教授是我国著名的中西医结合肾病专家,他自 20 世纪 80 年代初即着力于对肾小球疾病凝血机制紊乱的探讨, 在国内较早地开展了原发性肾小球疾病的血液流变学检测, 发现血液流变学检测对肾小球疾病的诊断、鉴别诊断、中医辨证分型和治疗、疗效评估等均有一定的指导意义,其论文得到国内同行的广泛认同。

1 在诊断原发性肾小球疾病中的意义

刘教授通过对 86 例原发性肾小球疾病及不同程度肾功能损害患者的血液流变学测定[1],结果显示:急性肾炎、慢性肾炎和肾病综合征的全血、血浆黏度均较健康人明显增高,其中以肾病综合征最为明显,其次为慢性肾炎、急性肾炎;氮质血症和尿毒症则表现为全血黏度降低、血浆黏度增高,与健康人相比,均有明显差异,其中以尿毒症最为显著。表明在原发性肾小球疾病过程中,体内产生不同程度和不同特点的血液黏度异常。急性肾炎、慢性肾炎和肾病综合征表现为高血黏综合征, 而氮质血症和尿毒症则表现为低全血黏、高血浆黏综合征。急性肾炎、慢性肾炎和肾病综合征的红细胞压积均低于健康人($P<0.01$),而红细胞电泳时间均较健康人明显延长,说明这三种类型的肾脏病患者血液黏度的增高,与红细胞压积无关,而与红细胞的聚集性有关。其次,全血黏度还受血浆黏度

的影响,血浆本身的黏度主要取决于各种蛋白质、脂质、纤维蛋白原和糖类等高分子化合物的含量。在三种类型肾病中唯有肾病综合征的全血、血浆黏度与血清胆固醇的含量呈正相关,所以肾病综合征的高血黏状态最为突出。血液流变学研究指出,血栓的形成多以血液黏滞度的明显增高为前奏。临床上多见肾病综合征患者并发静脉血栓形成,可能与血液黏滞度增高有关。氮质血症和尿毒症患者的红细胞压积和全血黏度均低于健康人和其他三组肾病患者($P<0.01$),其中以尿毒症组更为明显,这主要与此二组患者多并发肾性贫血有关。从本组资料单因素分析也说明,全血黏度与红细胞压积呈正相关,与血沉呈负相关。说明红细胞压积越低,血液黏滞度越低,血沉则越快。通过回归方程还可以推测,尿毒症患者若处于正常组的红细胞压积(48.25%)时,全血黏度变为 7.41,系正常组全血黏度(5.65)的 1.76 倍。这就进一步说明尿毒症患者全血黏度降低的主要因素是红细胞数目的减少,亦即压积的降低。在慢性肾衰竭的病人中,代谢毒性产物在体内蓄积,以及酸中毒、高血压等因素,都可以加剧血管内皮细胞损伤,激活凝血系统,使血液呈高凝状态。本结果表明,氮质血症和尿毒症的血浆黏度与 Cr、BUN 呈正相关,说明氮质潴留的程度与血浆黏滞度相平行。至于血浆黏度则与 Ccr 的关系则更为密切,急性肾炎、慢性肾炎和肾病综合征的血浆黏度与 Ccr 均无相关性,而氮质血症(Ccr 均值为 54.69ml/min)和尿毒症(Ccr 均值为 23.08ml/min)的血浆黏度均与 Ccr 呈负相关,Ccr 愈低,血浆黏度则愈高。由此可见,氮质血症、尿毒症患者血浆黏滞度增高,与其肾功能明显减损、氮质潴留密切相关。

研究结果提示:不同临床类型的原发性肾小球疾病虽然均存在血液流变学的改变,但各有其特点。通过了解并掌握上述特点,则可以提高对原发性肾小球疾病的临床诊断、鉴别诊断能力。

2 在原发性肾小球疾病中医辨证分型中的意义

刘教授通过对 89 例慢性肾炎患者血液流变学 5 项指标测定与中医辨证分析，发现本病辨证分型之间存在着不同程度和不同特点的高血黏状态[2]。结果显示，肺肾气虚型、肝肾阴虚型的全血、血浆黏度均较健康人明显增高（P<0.01）。肺肾气虚型以全血黏度增高最为明显，肝肾阴虚型以血浆黏度增高为显著。脾肾阳虚型则表现为全血黏度降低，血浆黏度增高，与健康人相比，均有明显差异（P<0.01）。表明三型之间在血液流变学实验上存在着不同程度和不同特点的高血黏状态。肺肾气虚和肝肾阴虚两型的红细胞压积均较健康人显著低下（P<0.01），而红细胞电泳时间却明显延长（P>0.05），血沉加快（P<0.01），表明此两型患者全血黏度的增高与红细胞压积无关，而与红细胞的聚集性有关。电泳时间及血沉是反映红细胞间聚集性的重要指标，红细胞在血液中聚集能力与表面所带同种负电荷数密切相关。此两型患者的红细胞电泳时间明显延长，血沉加快，说明红细胞表面负电荷密度降低，红细胞相互间的静电斥力减少，聚集力相应增强，使血球互成串状，导致全血黏度增高，血流减慢，这种高血黏状态往往是产生血瘀的前奏。肺肾气虚型的红细胞电泳时间最慢，是导致全血黏度最高的原因之一。这与中医"气虚而血滞""气弱而血不行"的理论颇相吻合。血浆黏度的增高主要取决于脂质、各种蛋白质、纤维蛋白原和糖类等高分子化合物的含量。只有肝肾阴虚型的全血、血浆黏度与胆固醇的含量呈正相关，所以在三型中以肝肾阴虚型血浆黏度最高。这就为中医的阴液亏损，血脉不充，血液运行不畅而导致瘀滞的阴虚血瘀证提供了理论依据。脾肾阳虚型的红细胞压积和全血黏度均显著低于健康人和其他两型患者（P<0.01），这主要与此型患者多属肾炎晚期或肾病型并发贫血、低蛋白血症有关。在肾脏病患者中，代谢毒性产物在体内蓄积，以及酸中毒、高血压等因素，都可以加剧血管内皮细胞损

伤,激活凝血系统,使血液呈高凝状态;脾肾阳虚型的血浆黏度与Cr、BUN 呈正相关,而与 Ccr 呈负相关,说明脾肾阳虚型患者的血浆黏度增高,与其肾功能明显低下,代谢毒性产物在体内蓄积有密切关系。这同中医的阳气亏虚、阴寒内盛,运血无力,以致脉络瘀滞的阳虚血瘀证相印证。

可见,肺肾气虚型表现为全血黏度增高,主要是由红细胞表面负电荷减少引起;肝肾阴虚型为血浆黏度增高,主要是血脂增高所致;而脾肾阳虚型为全血黏度降低,血浆黏度增高,主要是代谢毒性产物在体内蓄积而致。结合中医气血阴阳理论,我们将慢性肾炎中医病理可归纳为气虚血瘀、阴虚热瘀、阳虚寒瘀三种类型。

3　在原发性肾小球疾病疗效评估中的意义

3.1　在原发性肾病综合征疗效评估中的意义

刘教授对比观察了中西医结合治疗(治疗组)与单纯西药治疗(对照组)成人原发性肾病综合征的临床疗效及其与血液流变学的关系。结果表明,前者的临床缓解率及总有效率分别为 64% 和 88.5%,后者分别为 37.0% 和 59.3%,有统计学差异($P<0.01$);治疗组用激素的不良反应计分数显著低于对照组($P<0.01$);治疗组的复发率为 7.25%,对照组为 53.13%($P<0.01$);在改善血液黏滞度和降低纤维蛋白原含量方面,治疗组作用显著,对照组不显著,提示活血化瘀中药(丹参、益母草、水蛭、泽兰、莪术)不但能降低血液的高黏滞状态,还有改善纤溶障碍的作用。可见血液流变学指标的改善与临床疗效的提高有密切的关系。

3.2　在慢性肾炎疗效评估中的意义

刘教授将 91 例慢性肾炎患者按中医辨证的基础上加活血化瘀法治疗[3],结果中医辨证分型与疗效的关系表明:气虚、阴虚和阳虚三型的完全缓解 + 基本缓解病例分别为 28 例 (87.5%)、19 例(67.86%)和 23 例(74.19%),以气虚血瘀型疗效较好,其他两型无明显差异($P>0.05$)。本组患者治疗前,阴虚热瘀型的血浆黏度最高,阳虚寒瘀型次之,与对照组相比有统计学差异($P<0.01$)。通过扶正化瘀法治疗后,气虚血瘀和阴虚热瘀型患者的全血黏度和血浆黏度均有显著下降,其中除阴虚热瘀型的血浆黏度尚未恢复正常外,其余均降至正常,与健康对照组无统计学差异($P>0.05$);阳虚寒瘀型的红细胞压积上升,全血黏度升高,血浆黏度下降,与治疗前相比有统计学差异($P>0.05$),但除血浆黏度外,其余项目尚未恢复至正常。提示扶正化瘀药物有增加红细胞表面负电荷,降低红细胞聚集性,改善血浆成分,加快血流,扩张血管,从而达到改善肾脏血流量的效应。其不同中医证型的临床疗效与血液流变学指标改善有一定的相关性。

4　在继发性肾小球疾病中的意义

刘教授通过对 81 例 2 型糖尿病肾病患者的血液流变学检测,结果显示:81 例糖尿病肾病患者的全血黏度、血浆黏度和纤维蛋白原均较健康组明显升高($P<0.05 \sim 0.01$),这可能与高血糖引起的蛋白肌酶糖基化、高血脂、微循环障碍有密切关系。这种高血糖状态并与糖尿病肾病的临床分期呈正相关,其全血、血浆黏度依次提高。晚期(Ⅳ、Ⅴ期)最为突出。本组病例(随机分为两组)在应用降糖药的基础上加用益气养阴、活血通络的肾复康Ⅱ号颗粒治疗后与对照组(单用降糖药)比较,不但临床症状改善明显,血糖保持稳定,而且血液流变学主要指标均有明显改善。说明方中的活血化瘀药物(水蛭、地龙、益母草等)具有改善血液流变性的作用。

参考文献

[1] 刘宝厚,刘新,骆力.血液流变学测定在原发性肾小球疾病中的临床意义[J].中华肾脏病杂志,1987,3(3):128-130.

[2] 刘宝厚,刘新,崔笑梅.慢性肾小球肾炎辨证分型与血液流变学指标的关系[J].中国医药学报,1987,4(2):19-21.

[3] 刘宝厚,戴恩来,曹田梅,等.扶正化瘀治法对慢性肾炎患者体液免疫和血液黏度的调节作用 [J]. 甘肃医药,1992,11(5):263-266.

（本文原载于《中国中西医结合肾病杂志》，

2005(12):685-686.独著。）

刘宝厚教授治疗难治性肾病综合征的用药经验

难治性肾病综合征(RNS)是指经正规足量泼尼松疗程治疗无效或对激素依赖或反复发作且不能耐受激素副作用而难以继续服药的原发性肾病综合征。在临床上较常见,治疗棘手。刘宝厚教授是我国著名的中西医结合肾病专家,多年来采用"中西医双重诊断,中西药有机结合"的方法,对于难治性肾病综合征的治疗形成了一套行之有效的用药规律,兹就其临证经验简述如下。

1 病机有虚、湿、瘀之分

刘教授认为难治性肾病综合征比普通肾病综合征治疗棘手的原因,关键在于其病因复杂,病理多变,病邪缠绵,难以祛除。但概而言之不外虚、湿、瘀三类。

虚主要是指脾肾亏虚。脾为后天之本,主运化水谷精微、运化水湿及统摄血液。脾虚可致气血化源不足,湿浊潴留而见水肿、低蛋白血症、血尿等。肾为先天之本,主水司开合。肾虚则气不化水亦发为水肿,肾失封藏,蛋白精微漏泄则形成蛋白尿。因此脾肾亏虚是难治性肾病综合征临床上产生水肿、大量蛋白尿、低蛋白血症、高脂血症等病机所在。

湿即湿浊或湿热之邪。它是难治性肾病综合征最多见的标实兼证之一。至于形成本病多兼湿热的原因:其一因广泛使用激素和免疫抑制剂所致;其二脾肾亏虚,水湿内生,郁久化热,而成湿热;

其三饮食不节或外感湿邪。湿热或湿浊既成之后,伤津耗气,使脾肾更虚,病变迁延不愈。

瘀即瘀血。其致瘀途径主要有四:其一湿浊或湿热内蕴,阻遏气机,郁而致瘀;其二因虚致瘀,气虚不足以行血则瘀;其三脾肾亏虚,久病入络,血脉瘀阻;其四长期大量地应用激素和免疫抑制剂。故 RNS 患者普遍存在血液高凝高黏状态。

2 分阶段论治,灵活用药

刘教授在治疗 RNS 时常采用中西医结合治疗。在标准激素疗程及正规运用免疫抑制剂的基础上分阶段辨证施治,摸索出了一套行之有效的诊治方法。不仅可以提高近期疗效,而且可以增强远期疗效,降低临床复发率,减少激素、免疫抑制剂的毒副作用。

2.1 大剂量激素首始治疗阶段

刘教授认为激素为阳刚之品,大剂量使用(成人 1 ~ 1.5mg·kg^{-1}·d^{-1},儿童 1.5 ~ 2mg·kg^{-1}·d^{-1} 连服 8 周)会导致阴损阳亢,产生阴虚火旺的证候,表现为兴奋失眠,潮热盗汗,五心烦热,食欲亢进,口干舌燥,两颧潮红,多毛痤疮,舌质暗红,脉象弦数或细数。此阶段应采取滋阴降火法治疗,刘教授常用自拟养阴健肾方,药用:生地 20g、玄参 15g、丹皮 10g、地骨皮 15g、女贞子 15g、旱莲草 15g、黄柏 10g、益母草 30g、白花蛇舌草 30g,每日 1 剂。既能减轻和减少大剂量激素所致的副作用,又能提高 RNS 患者对激素的敏感性。

2.2 激素减量阶段

采用大剂量激素连续治疗 8 周后,开始每周递减原剂量的10%,成人每周减量一般为 5mg。如果经 12 周大剂量治疗病情不见好转,甚至恶化,即应按此递减法继续减量,直到停药。如部分缓解(蛋白尿 <3g/d 或较治疗前减少一半以上,水肿等症状有所减轻),在减量至小剂量后(成人 0.5 ~ 0.75mg·kg^{-1}·d^{-1}, 小儿 0.75 ~ 1mg·

kg^{-1}·d^{-1})可将 2d 的药量,隔日晨 1 次顿服,持续服用 6 个月。由于 RNS 加用细胞毒药常有效,可以提高缓解率,减少复发,故临床上刘教授常在小剂量激素治疗阶段采用 CTX 0.2g 加入生理盐水 20ml 中,静脉滴注,隔日 1 次;或 2~3mg·kg^{-1}·d^{-1} 口服,累积总量应 <150mg/kg。此阶段由于激素的撤减,患者可出现不同程度的激素撤减综合征,并用 CTX 后可导致血白细胞下降,患者多表现为疲乏无力、腰膝酸软、口干咽燥,舌红少苔,脉象细数等气阴两虚证,治宜益气养阴,活血通络,刘教授常用自拟益气健肾方,药用:生黄芪 30~60g,太子参 15g、生地 20g、女贞子 15g、旱莲草 15g、当归 20g,莪术 15g,每日 1 剂。刘教授认为通过激素减量阶段,阴虚火旺证候逐渐缓解,但由于"壮火食气"对人体正气的耗损非常严重,因此,这一阶段重在补气养阴,这既可拮抗外源性激素的反馈抑制作用,又可防止出现激素撤减综合征。方中重用黄芪,是由于该药具有提高血浆白蛋白水平,改善 RNS 时血浆蛋白代谢紊乱;改善血脂代谢紊乱;改善血液高凝状态;减轻蛋白尿和降低 IL-6 的作用。与当归合用又可补气生血,减轻 CTX 对骨髓的抑制,升高血白细胞。

2.3 激素维持治疗阶段

在完成小剂量治疗阶段后,每 2 周递减小剂量激素量的 10%,至维持量(成人隔日晨服 0.4mg/kg,小儿隔日晨服 0.8~1mg/kg)时,持续服药 12 个月。此阶段激素量已接近人体生理剂量,副作用较少,患者常表现疲乏无力,腰膝酸痛,畏寒肢冷等气虚、阳虚证候,证型上由气阴两虚血瘀证转变为脾肾阳虚血瘀证,治疗上就应补气健脾,温肾化瘀,刘教授常用自拟温阳健肾方,药用:红景天 15g、盐锁阳 15g、肉苁蓉 15g、女贞子 15g、益母草 30g、莪术 15g,每日 1 剂。本方有助于减少机体对外源性激素的依赖,防止复发。刘教授在应用温肾阳药物时多选用温而不燥之品,防止大热大燥损耗刚刚恢复的肾阴。

3 祛邪注重湿、瘀

3.1 瘀血不祛，肾气难复

RNS 患者普遍存在高凝高黏状态，中医辨证也常发现患者有面色晦暗，腰部疼痛，舌质紫暗或有瘀点、瘀斑等血瘀见症。刘教授常在治疗各个阶段主方中加入 1～2 味活血化瘀药，如当归、益母草、泽兰、莪术、水蛭等，以改善血液的高凝高黏状态和改善肾脏微循环，以修复肾脏的病理改变。所以刘教授提出"瘀血不祛，肾气难复"的观点。

3.2 湿热不除，蛋白难消

RNS 在应用大剂量激素治疗阶段，感染特别是上呼吸道感染是病情恶化、复发的危险因素。临床上如有咳嗽、咯痰、咽喉肿痛等上呼吸道感染症状，中医辨证为上焦湿热；尿频、尿急、尿痛等尿路感染症状，中医辨证为下焦湿热。因此刘教授认为感染和湿热的病机相同，只是中西医从理论上解释有所不同，因此提出在治疗各阶段"湿热不除，蛋白难消"的论点，对有存在湿热证的患者常用自拟清热健肾方治疗，药用：白花蛇舌草 30g、半枝莲 30g、石韦 30g、龙葵 15g、蝉衣 10g，每日 1 剂。

（本文原载于《中国中西医结合肾病杂志》，2006，02：67-68.其他作者：孙红旭，李建省。）

温肾法在肾小球疾病中的运用

——刘宝厚肾病学术思想的继承与发展

1 刘宝厚诊治肾病学术思想概要

刘宝厚教授是享誉国内的中医、中西医结合肾病学家。早在20世纪80年代初,就开创性地将血液流变学检测运用于肾小球疾病的诊断、鉴别诊断和疗效评估,提出了血瘀证在肾小球疾病过程中普遍存在的论断;在长期的临床实践中,借鉴现代医学有关肾小球疾病常因感染而复发、加重的临床实际,提出了湿热证在肾小球疾病病程中广泛存在的认识。最终形成了"湿热不除,蛋白难消","瘀血不祛,肾气难复"的学术观点,有效地指导了临床实践。由此可见,刘宝厚教授认为肾病病机在于实邪阻滞,因而在治法上属"祛邪"一派。采用清热利湿、活血化瘀法则治疗急慢性肾病,特别是急性肾病和慢性肾病急性发作者,常常会收到良好的效果。祛邪须务尽,其例不胜枚举,记得在当初跟随刘教授门诊时,曾治一急性肾炎患者,用清利湿热之剂,使尿蛋白消失,此后患者听信他言,恣意补肾并食用甲鱼等厚味之品,不久就因尿蛋白又出现而就诊,最后仍用清利之剂收功。至于"瘀血不祛,肾气难复"的论断,皆从其活血化瘀方药对改善肾脏的血供,提高肾功能指数,以及对顽固性水肿、蛋白尿、血尿的治疗都得到了充分的证明,在此不再赘述。

2 在肾小球疾病中探索实践温肾法

尽管如此,我们在临床上还是遇到了不少的困惑,譬如许多长期服用激素治疗的肾病综合征、紫癜肾患者,大多都会出现皮肤疮疖之并发症,"诸痛痒症皆属于心",心主君火,故采用清热解毒治疗乃是正法,无疑也符合刘教授的"湿热不除,蛋白难消"之论,可是有为数不少的病例,长期使用清热利湿解毒之方药,不但皮肤疮疖之势不减,且尿中之蛋白、潜血亦纹丝不动。我们还注意到这些患者都有一个共同的表现,就是随病程的延长,其脸部肤色渐渐变得晦暗无光泽,甚至黧黑,有些病人还有自觉潮热、烦躁之症,有些则表现为颜面部潮红,或呈古铜色,舌象变化无规律性,有舌体胖有痕者,亦有舌尖红者,不一而足。在这种情况下,我们大胆地使用了温法:附片 30～90g(先煎 1h)、川乌 15g(先煎 1h)、草乌 15g(先煎 1h)、干姜 30g、肉桂 10g,水煎服,每日 1 剂。初服未见不良反应,故守方继续服用,当服至 20~30 剂时,竟然受到意想不到的效果:面部肤色开始转亮,疮疖逐渐消退,与此同时,尿蛋白、潜血亦消失或明显减少。

第一例患者是来自四川的陈某某,女性,15 岁,患"肾病综合征"在四川、河南、广川等地辗转治疗,激素、环磷酰胺、雷公藤等轮番使用,均无显著疗效。2007 年初因父母在兰州打工,遂抱着试试看的念头来兰州就医。用规范激素疗程和环磷酰胺(CTX)冲击治疗,配合上述中药治疗 2 个月后(CTX 量累计至 4g),尿蛋白转阴,巩固治疗近一年(中间反复几次,均用中药治愈),于 2007 年底返川。2008 年 5 月(四川汶川地震发生之后不久)电话告诉我们病情未反复。

第二例患者是武山洛门的王某某,男,15 岁,2008 年初因"肾病综合征"住院,经激素治疗后,血尿、蛋白尿不动,颜面部布满痤疮,面色灰暗无光泽,长期运用清热解毒法无反应。出院后在门诊遂用上述温法,2 个月后,血尿消失,尿蛋白由(+++)降至(+),颜面光洁,白里透红,丝毫看不出有曾经患过痤疮留下的痕迹。

此后,用温法治疗"肾病综合征""紫癜肾"等长期使用激素、环磷酰胺治疗以及"慢性肾功能衰竭"的患者,都取得了满意的临床疗效。如甘谷县的刘某某,皋兰县的朱某某、俞某某,榆中的杨某某,等等。

值得一提的还有一位尿毒症患者,花某某,女性,70岁。从2005年开始在我处就诊,当时患者一派阳虚之象,最特别的就是双下肢膝盖以下冰冷寒彻,触之皮温低,触觉亦不敏感。肾功能已至尿毒证的诊断标准,遂用温法,附片用至90g,一个月后上述症状逐渐消退,但血肌酐仍高,曾劝其做血液透析,遭拒绝后,一直用温法维持至今。患者精神尚可,在家还为2个上学的孙儿做中午饭,可见其疗效是肯定的。

还有一个患者安某某,因"肾病综合征"反复住院,激素长期(超过8周)使用,满脸痤疮,而见晦暗无光泽,清热解毒法用之久矣,罔效。同事问我出何方,云:温阳方。结果用至一周后,痤疮之势大减,面色已转亮转白,同事皆叹之。

既然温阳法在临床上有这样出其不意的疗效,那么,就很有必要探讨一下其中的缘端了。

3 温肾法的病理基础探讨

总结这些用"温法"治疗且取得疗效的患者,有一个共同的特点就是用激素时间长,且长期用清热解毒之剂,在临床表现上一般可见头面部痤疮但面色晦暗无光泽。从中药的性味角度去看,激素为辛燥之品。长期用激素治疗而未起效,此即王冰之所谓"热之不热是无火也,益火之源以消阴翳"。说明其机体之阳气故不足,若再长期用清热之剂,则不异于雪上加霜,使阳气更虚;虚阳外越,则见面部痤疮,而面色晦暗无泽,则是阳虚之真象也。由此可见,在肾小球疾病初期,特别是急性肾炎者,湿热蕴结是病机之关键,用清热利湿之剂则药证相合,故常能获效。刘宝厚教授的"驱邪"论最适合于此。至于在长期大剂量的运用激素治疗后,则会彻底影响病机的演化。如果机体本属阳虚之体,则使病机变化为真寒假热之象,给临床医生带来极大的困难,往往会误辨。再者,受现代医学理论的影响,在肾小球疾病的过程中,特别在运用激素治疗之后,感染无处不在。感染意味着什么?感染就是炎症,炎症就是火上加火,谁还敢用温药。如此这般,长期用清热之剂,阳虚之证就极容易形成了。再往深处讲,肾小球疾病的实质是免疫反应,而免疫反应的导火索就是感染,而长期用寒凉之品则会导致湿邪寒化,湿邪一旦寒化,则更加冰冷难化,逼阳外越。至此我们可以说,刘教授的主"湿热"之论,有着广泛的临床指导意义,且对初期之肾小球治疗是为圭臬。而对于长期应用激素且用清热之剂治疗过的患者,要警惕伤阳而使病机转向寒化,而使浮阳外越,这类患者在临床上的特点可能是面部晦暗无光泽,用温法能够有很好的疗效,这一点临床体会与认识,也算是对刘宝厚教授"湿热"论的继承与发展。据此提醒同行,对于病程较长的患者,不能拘泥于"湿热"论,而要根据长期所用之药性而该辨其阴阳也。《素问·阴阳应象大论》曰:"阴阳者,天地之道也,万物之纲纪,变化之父母,生杀之本始,神明之府也,故治病必求于本。"在肾小球疾病过程中,机体内阴阳之变化,因其用激素的使用而更加扑朔迷离,也因其现代医学理论中之"感染"因素的广泛存在而束缚了中医辨证之手脚。因此,在采用中医药或中西医结合开展专科专病的临床研究中,既要借鉴现代医学研究的成果,又不能被某一种理论所束缚,把所用的西药从中药"四气五味"理论的角度分析其所具有的"寒热温凉"之性,才有可能得出反映机体阴阳属性的辨证结论,临床疗效才能进一步提高,中医中药的特色才能发扬光大。

（本文原载于《第十届全国中西医结合肾脏病学术会议论文汇编》,2009:3.独著。）

中西汇通之探索

脏象学说与控制论浅探

祖国医学中的脏象学说，是通过观察人体外部征象来研究内脏活动规律及其相互联系的理论体系。它是古人从整体观念出发，对五脏功能结构的高度概括，它不但是一门独特的生理学(有人称它为"行为生理学")，而且还是病理学和诊断学的理论基础和"辨证论治的核心"，蕴藏着丰富的一整套控制论概念和原理。

1 脏象学说中的"天人一体"观与控制系统

"人与天地相参"是贯穿在脏象学说中的指导思想。它认为，"人以天地之气生，四时之法成"(《素问·宝命气形论》)，"所谓得五行时之胜，各以气命其脏"(《素问·六节脏象论》)。所以，"春生夏长，秋收冬藏，是气之常也，人亦应之"(《灵枢·顺气一日分四时》)，正常的自然条件促进机体生长发育，反常的自然变化，导致人体发病。这种人体与自然之间相互联系、相互制约的观点，从控制论角度来看，人体与自然环境之间形成了一个天然的控制系统。控制论认为：构成一切控制系统，必须以信息变换和反馈原理联系为前提，在人与自然环境这一控制系统内，正常气候以及六淫都是作用于人体内脏的信息，经络是信息的通道。《灵枢·经别篇》云："十二经脉者，此五脏六腑之所以应天道。"信息通过经络影响五脏，五脏生理、病理的变化，又经真气(气血津液)的变化，反映于体表。同时，自然气候的变化也可以对疾病的转归发生影响，如《素问·脏气法时论》说："病在心，愈在长夏；……持于春，起于夏。"这些都体现了控制系统中信息变换与反馈原理(关于反馈原理，我们将在后面专门论述)。

然而,脏象学说的伟大之处,更在于它利用人体与自然这一控制系统的特殊关系,对人体内脏活动进行了如下文所论的可贵探索。

2 脏象学说中"以象知脏"的认识方法与控制论的"黑箱"理论

脏象学说是研究内脏功能及其相互联系规律的科学,但它所用的方法,不是从内脏的细微结构去认识其功用,而是把内脏系统作为一个不可分割的整体,从其表象测知其内脏的功能活动。唐人王冰在解释"脏象"一词时说:"象,所见于外,可阅者也。"明人张介宾也说:"象,形象也,藏居于内,形见于外,故曰脏象。"元人朱丹溪则更明确地指出:"欲知其内,当以观乎外;诊于外者,斯以知其内。盖有诸内,必形诸外。"可见,"脏象"一词,深刻反映了脏象学说在研究内脏功能时所用的方法。也说明这一独特的认识方法是以"有诸内,必形诸外"的哲理为启迪,经过无数的实践活动而得来的。

"黑箱"理论是控制论中用以认识、观察、改造客观事物的方法。即对于一切给定的具有信息变换的事物,它的内部功能、结构是未知的,通过对输入和输出信息的比较,运用"推导联系",揭示隐藏在信息变量背后的新变量。可以看出,脏象学说中"以表知里"的认识方法,蕴有朴素的、自发的"黑箱"原理,它正是把人体内脏作为一个不能打开的"黑箱",依靠四诊直接取得的"象"的变量,用其独特推导联系理论工具,来描述、模拟"脏"的功能结构的。在这一过程中,信息的传递,是通过经络实现的。故经络学说,是脏象中重要理论之一。

那么,"推导联系"的理论工具又是什么呢?下文将说明之。

3 脏象学说中的"取类比象"与控制论的"同构"原理

脏象学说认为,人体是一个"小天地",天地间的一切自然变化,在人体内也会同样发生。所以通过"上穷天纪,下极地理,远取诸物,近取诸身"把人体一切生命现象与广袤的大自然联系起来,以阐发其活动规律,这便是"取类比象"的原理。例如古人运用五行学说,将天之五气(风热湿燥寒)、人之五脏、五体、五官以及五味、五色等皆用木、火、土、金、水归纳为相互联系的五大系统,以便在认识生命现象中"见一知十"、举一反三。

用"取类比象"理论,描述、模拟内脏功能结构,是脏象学说的精髓。这一逻辑思维工具,对认识内脏这一极其复杂的系统,起到了一个执简驭繁的作用。当然在这种理论指导下,所推导、描述、模拟的内脏结构功能"模型",是用解剖工具无法得到的。它是对活着的、存在系统整体调节机制的机体的认识,有一些不一定与原结构完全相同。如脏象学说的肝,既包括解剖部位的肝脏,而且还包括了神经系统、内分泌系统、消化系统的功能。实际上,脏象学说中的脏腑,各是整体系统中的子系统,还是一个个打不开的"黑箱"。

这种"取类比象"的原理,与控制论中的"同构"理论是相似的。在控制论中,常常利用在不同对象寻找所谓同构性的方法分析和揭示自然系统和人造系统中进行的信息整理过程和控制过程的一般规律性[1]。所以脏象学说实质上是与人体有一定等价关系的结构功能模型[2]。那么,下文我们将论述五脏结构功能之间又是怎样"反馈"联系的。

4 脏象学说中内脏一体与反馈原理

反馈,又称回授,是指把系统输送出去的信息作用于被控制对象后产生的结果(真实信息)再输送回来,并对信息的再输出发生影响的过程。反馈的结果,如果有利于加强输入信息的称为正反馈,反之称为负反馈。控制系统与被控制系统之间可以相互利用,构成闭合回路。脏象学说中不但内脏与外界环境这一控制系统体现了这一原理,五脏之间的生克制化关系也体现了这一原理。人体五脏就是五个大系统,每一个系统既是信息源,又是信息接收者,即它们既是控制系统,又是被控制对象。每个系统可同时发出或接受相生相克两种矛盾的控制信息,相生就是指这一系统对另一系统具有促进、助长和资生作用;相克,是指这一系统对另一系统的功能活动具有抑制和制约作用,生克两者是不可分割的。生克过程共同存在,交互进行,才能维持整个"闭合回路"的平衡协调。如果整体系统中的某子系统(如脾系统)发生较小的偏移时,整体系统中的相关部位(如心、肝子系统)可以通过对它的相生相克作用,帮助它恢复平衡。若生很大偏移,与之相关的部位一时不能使它恢复平衡,则会引起其他子系统偏移,甚至导致所有子系统的不断运动,直到平衡恢复。

这一理论给予我们这样一个启示:脏象学说所反映的内脏相互联系、相互制约之理论,用控制论来看,人体是一个超常的自控系统,是以心(包括脑)为控制中枢,以真气为生命活动的信息,以经络为信息出入的通路,通过反馈联系,实现稳态和动态运动变化的整体系统。实践证明,人体可以通过意识锻炼(指气功)来自我控制,使内脏系统功能更加协调。

5 总结与展望

本文就脏象学说中指导思想、研究方法、思维推理方法等方面从控制论角度出发,作了探讨,说明古老的科学中蕴藏着朴素的现代科学的雏形。所以如何用控制论的原理去提高脏象学说,是摆在我们面前的新课题。

(1)挖掘、整理古代文献中关于人体生理、病理记载,将疾病输出信息,建立成数学模型,依次建立病理数学模型、药物数学模型、最优处方数学模型[3]等等,为辨证论治提供可靠的依据。

（2）根据人体是一个自控系统,创立"超人自控学",造就"德""慧""健""寿"的社会型超人。

古老的科学,插上现代科学的翅膀,必将如虎添翼,飞速跻世于医林。

（在本文写作过程中,承蒙徐鸿达、张弘强两位老师热心指导,在此致谢!）

参考资料

[1]李今庸. 中医学辨证法简论[M]. 太原:山西人民出版社,1983.

[2]刘长林.《内经》的哲学和中医学的方法[M]. 北京:科学出版社,1983.

[3]宋瑞玉. 控制中医学[M]. 武汉:湖北人民出版社,1990.

（本文原载于《医学与哲学》,1986（07）:20-22.

其他作者:马鸿斌。）

浅谈吴鞠通"格物"辨本草

清代著名医家吴塘鞠通氏,"怀救世之心,秉超悟之哲",不但是温病学创建史上的一颗璀璨明珠,而且"一生体认物情",对本草研探有素,兹从具《温病条辨》中择取一二,以飨读者。

1 论草木以其偏胜治病

吴氏"上穷天纪,下极地理,中省人事",晓造化赐予人及草木之气质者各有偏胜,指出:"得天地五运六气之全者,莫如人,人之本源虽一,而人之气质,其偏胜为何如者?……常人则各有其偏,如《灵枢》所载阴阳五等可知也。降人一等,禽与兽也;降禽兽一等,木也;降木一等,草也;降草一等,金与石也;用药治病者,用偏以矫其偏。以药之偏胜太过,故有宜用,有宜避者,合病情者用之,不合者避之而已。无好尚,无畏忌,惟病是从。"

2 总论草木气化之机

吴氏"古来著本草者,皆逐论其气味性情,未尝总论夫形体之大纲,生长化收藏之运用"。所以他"体认物情",总结出:"芦主生,干与枝叶主长,花主化,子主收,根主藏,木也;草则收藏皆在子。凡干皆升,芦胜于干;凡叶皆散,花胜于叶;凡枝皆走络,须胜于枝;凡根皆降,子胜于根;由芦之升而长而化而收,子则复降而升而化而收矣。""草木一身,芦与蒂为升降之门户,载生气上升者,芦也,受阴精归藏者蒂也,格物者不可于此会心焉。"这样使草木之性,与机体脏腑气化之机相合,来调节其偏胜偏衰。

3 取类比象识本草之功用

吴氏体物象,取类比象,对本草功能运用作了阐发。指出:"凡药有独异之形,必有独异之功能,亦必有独异之偏胜也。"如有用外形采比象者:"连翘象心,心能退心热","竹叶锐而中空,能通窍清心","鸡子黄有地球之象,为血肉有情,生生不已,乃奠安中焦之圣品,……其正中有孔,故能上通心气,下达肾气,居中以达两头";有以其质料纹理比象者:"川芎有车轮纹,其性更急于当归,盖物性之偏长于通者,必不长于守也","桑叶纹最多而主络,故蚕食桑叶而成丝,丝,络象也,桑纯丝结成,象筋,亦主络;肝主筋,主血,络亦主血,象筋与络者,必走肝,同类相从也。肝经下络阴器,如树根之蟠结于土中;桑根最为坚结,诗称'彻彼桑土',易言:'系于苞桑'是也";又有以其生长之习性比象者:"莲心甘苦咸,倒生根,由心走肾,能使心火下通于肾,又回环上升,能使肾水上潮于心","淡菜生于咸水之中而能淡,外偶而内奇,有坎卦之象,能补阴中之阳,其形翁阖,故又能潜真阳之上动";等等。

4 以运气概本草之偏胜

所谓"无不偏之药",质言之,则为草木所禀受之五运六气不同。吴氏运用这一原理,根据草木生发之辰,对其禀性作了总结。如:"白芍花开春末夏初,禀厥阴风木之全体,得少阴君火之气化,炎上作苦,故气味苦平";"粳米清胃热保胃液,白粳米阳明燥金之岁谷也";"柿成于秋,得阳明燥金之主气,……故治肺胃之病有独胜(肺之脏象属金,胃之气运属金),柿蒂乃柿之归束之处,凡花皆散,凡子皆降,凡降先收,从生而散,而收而降,皆蒂为之也,治逆呃之能事毕矣"。此外,还有用生长之态而论者:"地骨入下最深,禀少阴水阴之气,主骨蒸之劳热,力能至骨","白头翁无风而摇者,禀甲乙之气,透发下陷之邪,使之上出,又能有风而静,禀庚辛之气,清能除热,燥能除湿"。

　　吴氏潜心研探至此,真可"括本草一部",此"直从格物致知得来","得此知察理之精,求五色五味之外,凡辨药须就物理体会,方有妙悟"。

　　(本文原载于《甘肃中医学院学报》,1988(03):36-14.独著。)

中西药有机结合运用模式初探

在中西医结合临床实践中,中西药物的运用,并不是简单地将二者叠加使用,亦非不论何病一概"中药为主,西药为辅";而是在"优势互补"原则的基础上,实现中西药物的有机结合,这样才能真正体现中西医结合的实质内核。因此,总结探讨中西药物有机结合的种种模式,对开拓临床用药思路,提高临床疗效有所裨益。

1 "减毒增效"模式

西药对于某些疾病的疗效已得到公认,但由于毒副作用,严重影响了疗程的进展,有时甚至会因此而终止疗程。实践证明,中医中药从整体出发,通过辨证论治,不但能有效拮抗西药的毒副作用,而且还能增强西药的正性作用,从而保障了西药的疗程和顺利撤退,提高了临床疗效。人们便把这种中西药物有机配伍的运用模式称为"减毒增效"。临床上大凡用中药配合西医专病专药治疗者莫过于此。典型的范例便是中药在抗肿瘤放、化疗和肾病综合征大剂量激素治疗中的配合运用。放疗和化疗引起的毒副反应,诸如造血功能、免疫功能被抑,胃肠反应、脱发以及全身反应等,西药则往往无可奈何。西药的这一短处,恰好是中医整体观指导下的辨证论治之长,以扶正培本为主的益气养血、生津润燥、清热解毒、调和脾胃等治法,有效地改善了造血功能,提高了免疫功能,改善了全身及消化道反应,从而使患者得以顺利完成放、化疗疗程,提高了生存质量和生存率[1]。同样,肾病综合征的某些病理类型如微小病变肾病,其激素治疗的疗效亦是肯定的,但由于采用激素标准疗程所需的时间长、剂量大[激素量 $1 \sim 1.5\text{mg}/(\text{kg·d})$，8 周]，疗程中会出现由于外源性激素增加所致的柯兴氏综合征，如面色潮红、皮肤疖肿、五心烦热、兴奋、失眠、盗汗、食欲亢进、血压升高、舌质红、脉数等，影响了治疗；在激素的减量及撤离阶段，则病情极易反跳复发，形成激素依赖。大量的临床实践证明，中医辨证论治能有效拮抗激素的毒副作用，且能使部分对激素治疗不敏感的患者增加其敏感性，保障激素的顺利撤退，减少病情复发反跳。具体而言，在激素运用的初始阶段，持续呈现阳虚证候者，多对激素不敏感，用温阳补肾法方能提高疗效；而大剂量激素治疗阶段出现的柯兴氏综合征，中医辨证则属阴虚火旺之候，用滋阴清热解毒法治疗即能获效；在激素的减量、维持阶段，中药治疗逐渐转向益气养阴和温阳固肾之法，便能降低反跳，巩固疗效。有资料表明，中药按上述原则配合激素治疗成人原发性肾病综合征，其激素的毒副反应和复发率均显著低于单纯西医对照组，而临床完全缓解率和总有效率又明显高于对照组[2]。

2 "菌毒并治"模式

"菌毒并治"是我国著名中西医结合专家王今达教授用中西医结合方法探索严重感染性疾病的治疗中总结提出的治疗法则，也是一种体现中西药物有机结合的临床运用模式。所谓"菌毒并治"，是指将西药抗生素的杀菌、抑菌作用，同中药活血清热解毒的作用有机结合起来，治疗严重感染性疾病，包括感染导致多脏器功能衰竭。因为对于严重的感染性疾病，细菌内毒素引起的重症弥散性血管内凝血，是导致多脏器衰竭的根源，根据中医活血解毒，毒去血自清的理论，运用活血清热解毒之剂，能有效阻止上述病理发展，实验研究亦证实了这类中药具有广普拮抗细胞内毒素的作用[3]。中西药物有机结合从病因和病理发展两方面双管齐下，因而效果卓著。此法的创立和运用曾震惊中外急救医学界，使感染性多脏衰的病死率从国际公认的 100% 下降到 50%，疗效既优越于单用西药治疗者,亦比单纯用中药治疗者疗效好,显示了中西医结合的巨大优势,而堪称中西医结合的骄傲。

3　中西药分期运用模式

中西药物分期运用模式是西医病原观和中医机体反应观有机结合的产物。西医注重病原微生物的致病性,因而产生了各种类型的抗生素,对大多数感染性疾患有异常显著的疗效;但由于病原体内、外毒素会导致机体各系统(包括植物神经、免疫、内分泌等系统)的功能紊乱,所以,此时虽然感染象(体温、血象之异常)已不存在,但患者仍感全身不适,体倦乏力,食少纳呆,头昏耳鸣,失眠少寐,动辄心悸,自汗盗汗,等等,西药常常认为"病愈"而不予治疗(实际亦无剂可施);而中医注重机体的反应性,通过辨证论治,采用扶正固本、调和气血、调理脾胃、养心安神等法,可使诸症悉平,以收治病全功。俗话说"中医能除病根",其道理亦在于此。中药去掉的所谓"病根",无外乎是顺应机体的反应性,调节由于病原体内、外毒素所致的诸系统之失衡。譬如骨髓炎,其急性阶段因致病菌直接侵袭,患者呈现一派以感染为主的症状,在治疗上以抗生素为主。在趋于慢性阶段后,全身感染症状消失,以局部骨质破坏,骨髓代偿增生,窦道不愈,脓性分泌物以及全身的虚损证候为主要临床表现,治疗时则不必施用西药抗生素,而是单用中药扶正固本、祛痰散结、活血化瘀等化裁治疗,即可收到很好的疗效。另外,有些疾病在急性发作期常常采用西药控制,而在临床缓解期则施以健脾、补肺、固肾之扶正固本之剂,以期减少发病次数、减轻发作程度,以至达到长治久安,如慢性气管炎、哮喘、慢性肾盂肾炎、慢性肾小球肾炎等各种发作性疾病。

4　中药西用模式

所谓"中药西用"是指在宏观辨证用药的基础上,配伍针对西医病因、病理以及症状特点等药理作用的中药。这种用药模式虽然没有用西药,但中药方剂中已融入了现代药理知识,把部分中药作为西药,与辨证用药有机地结合起来,实际上也就做到了宏观和微观的结合,辨证和辨病的结合。由于临床疗效显著,因而在临床上得以广泛运用。例如,治疗病毒性肝炎常常在辨证的基础上选加板蓝根、白花蛇舌草、鸡骨草、大青叶、半枝莲、夏枯草等抗病毒药以及五味子、垂盆草降酶药;治疗高血压亦常伍以苦丁茶、夏枯草、杜仲、野菊花、钩藤等降压药以及利尿、安神之品;治疗心律失常亦常加入黄连、苦参之属;治疗美尼尔氏综合征则要重用利水之味;治疗糖尿病,要在益气养阴降火的基础上加入山药、苍术、黄芪、玄参等降糖药;治疗肾小球疾病则常离不开具有消除尿蛋白作用的土茯苓、白茅根、雷公藤、穿山龙、防风、僵蚕、蝉蜕、水蛭等。此外,诸如具有升压作用的附子、人参、枳壳等;具有抗癌作用的薏苡仁、龙葵、白花蛇舌草、莪术、山慈菇、夏枯草等;具有保肝作用的丹参、女贞子,保肾作用的冬虫夏草;具有提高免疫功能的黄芪、女贞子、山萸肉、当归、党参;具有促进造血功能的当归、何首乌、阿胶、白蒺藜等。还有杀菌药、抑菌药、解痉止痛、止咳平喘药等,不胜枚举。其实,这种辨证和专病专药有机结合的用药模式,亦是传统中医的用药心典,因为自古就有青蒿截疟、黄连治痢、鱼腥草医肺痈、茵陈退黄,等等,只是在中西医结合的临床实践中,专病专药被赋予了现代药理学的内涵,更加方便了临床运用。

参考文献

[1]陈可冀.中国传统医学发展的理性思考[M].北京:人民卫生出版社,1997.

[2]刘宝厚,戴恩来,曹田梅.中西医结合治疗成人原发性肾病综合征及其对血液流变的影响[J].中国中西医结合杂志,1994,14(11):668.

[3]中国中西医结合学会.我与中西医结合事业[M].北京:北京医科大学　中国协和医科大学联合出版社,1998.

(本文原载于《辽宁中医杂志》,2000(04):155-156.独著。)

传统医学"形神一体"论对整体护理的指导意义

"形神一体"论是传统中医学中的健康指导观,其理论观点对目前深入开展整体护理有重要的指导意义,现将个人的粗浅体会报告如下,与同道们共同探讨。

1 "形神一体"论的概念涵义

形是生命现象的载体,亦即形体;神在祖国医学中有广义和狭义之分。广义的神是指生命活动的外在表现;狭义的神即指人的精神、思维和意识活动,包括人的七情(喜、怒、忧、思、悲、恐、惊)。"形神一体"论是说人的形体和精神思维活动是一个统一的整体,"形具神生","形神合一"[1]。这一概念包括以下两层含义:其一,"形神一体"论如同"天人相应"论一样是祖国医学整体观的重要内涵之一,人的形体和精神思维活动在生理上相互依存,在病理上互为影响。其二,人的健康是形体健康和精神思维活动健康的和谐统一,任何一方的功能障碍都不是真正意义上的健康,为了提高人类的健康水平,医护人员必须着眼于"形神一体"的整体人。

2 "形神一体"论的病因学意义

《黄帝内经·灵枢》云:"夫邪之生也,或生于阴,或生于阳。其生于阳者,得之风雨寒暑;其生于阴者,得之饮食居处、阴阳喜怒。"说人体不仅和大自然是统一的整体，同时也受七情等社会因素的影响，从而形成所谓"形神一体"论。祖国医学整体观的临床意义，首先体现在对致病因子的认识上。"天人一体"论说明自然界正常的"六气"是机体生长发育必要因素；而反常的气候变化就变成"六淫"(风、寒、暑、湿、燥、火)了，必然会影响机体的生理功能。"形神一体"论则说明人的生存环境不仅有自然环境，还有社会环境。人和社会也是一个统一的整体，人的精神思维意识活动以及情志变化都是对社会因素做出的积极反应。在生理状态下，人的精神思维以及情志都是五脏功能活动的外在表现。正如《素问·阴阳应象大论》中说："人有五脏化五气，以生喜怒悲忧恐。"但是，外界因素的过度刺激和长期思虑过度，便会造成对机体的损伤，故《素问·阴阳应象大论》又说：心"在志为喜，喜伤心"；肝"在志为怒，怒伤肝"……另外，祖国医学理论还认为，不但外界刺激会影响脏腑的功能，同样由于其他病因导致的脏腑功能失常，也会产生不同的情志改变，《灵枢·本神篇》谓："肝气虚则恐，实则怒。""心气虚则悲，实则笑不休。"

3　精神因素的致病特点

祖国医学认为，精神因素致病的特点是影响机体的气机运行，使气机升降失常，气血功能紊乱。具体表现是："怒则气上"，"喜则气缓"，"悲则气消"，"恐则气下"，"思则气结"。所谓怒则气上，是指过于愤怒，可使肝气的疏泄功能失常，横逆而上冲，甚至血随气逆，并走于上蒙蔽清窍引起昏厥。过度地喜笑，以致心气涣散，精神不能集中，是谓喜则气缓。过度地悲哀，以致意志消沉，肺气耗伤，是谓悲则气消。过于恐怖，以致肾气不固，气陷于下，二便失禁，是谓恐则气下。突然受惊，以致心无所依，神无所附，慌乱失措，是谓惊则气乱。思虑过度，以致气机阻滞不畅，脾胃运化无力，是谓思则气结。精神因素不仅可以单独致病，而且还会为其他病因的入侵造成可乘之机。譬如当情志抑郁、情绪低落时,亦易招外感或受饮食所伤。说明要防止"六淫"外邪的入侵,除要"适寒温"外,还要保持爽悦的心态。《素问·上古天真论》说:"虚邪贼风,避之有时,恬淡虚无,真气从之,精神内守,病安从来。"可谓一语破天机。

4 "形神一体"论对整体护理的临床价值

整体护理是"生物—心理—社会"这一现代医学模式的产物。是着眼于病人的整体,发现和解决病人在生理、心理、社会、文化诸方面存在的健康问题,使病人适应自然和社会环境,优化内心环境,使精神和形体都处于最佳健康状态的新型护理模式[2]。其"整体"的科学内涵首先体现在承认其服务对象——人的整体性,十分注重人是生物、心理、社会的统一体。可以看出,这与祖国医学"形神一体"论概念内涵相契合。因此了解"形神一体"指导下形成的诸多认识,可以丰富整体护理的理论内涵,加深对心理护理的理论认识,从而使临床整体护理工作不断深入。

(1)精神因素致病是导致脏腑功能紊乱的重要因素,也是在临床实施心理护理的理论依据。特别是依据精神因素致病的特点,对某些疾病的情志变化更应倍加防范和监护。比如高血压、脑溢血患者应绝对避免恼怒,"大怒则形气绝,而血菀于上,使人薄厥。"(《素问·生气通天论》)冠心病、心律失常、心功能衰竭的患者不宜过度嬉笑,以免心气涣散,发生意外,亦不可担惊受怕;肾功能不全者应防止恐吓,以保护肾功能。此外,根据祖国医学五脏整体观理论,七情之变,不但影响所属脏腑的功能,而且还会因五行生克规律而影响其他脏腑的功能。譬如,临床上经常遇到由于恼怒或长期抑郁寡欢的患者会出现脘腹胀满、纳呆,甚至恶心呕吐等脾胃疾病的症状,其原因就是肝属木,脾胃为土,木气过旺可克伐脾土,所以医圣张仲景曾告诫医者:"见肝之病,则知肝当传之于脾,当先实脾。"

(《金匮要略》)临床上还常见到因恼怒而引起的白内障、青光眼等眼科疾患,也是由于肝开窍于目之故。《素问·阴阳别论》还说:"有不得曲隐,女子不月。"说明妇女月经的调畅与否,与七情有密切关系。实践证明,心身疗法即可治愈此类疾患,而单纯用药物(指西药)是无法治愈的,这些原理对于医护者来说不可不知。七情之间也有五行克制关系,护理人员可巧妙地运用这一关系,解除患者的情志障碍。如恐胜喜,喜胜悲,悲胜怒,怒胜思,思胜恐等等。

(2)"形神一体"论体现在养生学上则是追求"形与神俱"的健康境界,这恰好是整体护理所要达到的健康标准。从现代护理学的概念内涵来看,养生学也属护理学的范畴。如何使正常的人们既有健康长寿的体魄,又要用健康的心态直面人生,能承受复杂多变的社会变革和精神因素的刺激;如何能使备受病痛折磨的患者树立战胜病魔的信心,战胜意志消沉的自我,创造人间奇迹。需要护理人员在掌握现代医学知识的基础上,通晓医学心理学,熟谙中医养生学,能为病人进行健康咨询,教授健康之术。在临床上,向病人解释病情是必不可少的,而解释的恰当与否,常常会影响病情的恢复。比如有一位慢性胆囊炎患者,常因劳累发作,护理人员解释说,每次发作胆囊疼痛是身体对您超负荷工作的反抗信号,说明您以后工作的强度不能超过这一界限。这一心理治疗中常用的"改译"方法使病人很受启发,收到良好的心理治疗作用。笔者所在的科室是一个中西医结合的科室,护理人员不仅能用现代医学常识为病人进行健康咨询,同时还经常应用祖国医学理论配合医生进行情志治疗,以及饮食指导(如肉类的温凉属性,水果的四气五味,不同颜色食品的脏腑归属等等)和出院后的防范措施(如季节变化、生活习惯等),每天早上在鸟语花香的院子里为病人传授"真气运行法"、太极拳等,医护与患者之间、病人之间互相影响,互相鼓励,大大促进了康复进程。要达到"形与神俱"的健康境界,古人的做法也值得借鉴:"法于阴阳,和于术数,饮食有节,起居有常,不妄作劳,

故能形与神俱，而尽终其天年，度百岁乃去。"(《素问·上古天真论》)

（3）"形神一体"论为认识情志疾病确立了指导原则，但体现"形神一体"等整体观念的临床操作程序则是"辨证论治"，包括理、法、方、药等步骤。辨证论治着眼的"证"是疾病过程中某一阶段关于病因、病位、病性、正邪状态、时间、空间、社会各因素的综合概念[3]。由于同一疾病的不同阶段会出现不同的证，而不同的疾病也会表现相同的证，因此，辨证论治常被简洁地解释为"同病异治"和"异病同治"，说透了就是具体问题具体分析，出现什么问题就解决什么问题。整体护理的核心也是在整体观指导下包括评估、诊断、计划、实施、评价五个步骤的护理程序[2]，与辨证论治的理、法、方、药程序十分相近，特别是辨证论治强调人体对疾病的反应性，以及时间、空间、社会、心理等等因素的影响，所以整体护理如果能溶入中医辨证的内容，必将会使其对人的整体性的认识提高到新的层次。这也就是中西医辨病辨证结合在护理工作的应用和发展。这种整体护理模式才具有中国特色。所以笔者认为要实施整体护理模式，祖国医学整体观和辨证论治原理应当作为护理人员的必修课程之一。

参考文献

[1]印会河.中医基础理论[M].上海:上海科学技术出版社,1985.

[2]袁剑云(美),潘蕴倩.系统化整体护理临床应用[M].济南:山东科学技术出版社,1997.

[3]中医研究院研究生班整理.中医专题讲座[M].第2集.北京:人民卫生出版社,1981.

（本文原载于《中华护理杂志》,2000(07):50-51.

其他作者:贾双保,李志东。）

宏观病机的微观意义举隅

1 "清气在下,则生飧泄"

"清气在下,则生飧泄"出自《素问·阴阳应象大论》,与"浊气在上,则生䐜胀"相应,原指清阳之气在下而不升,就会发生泄泻、下痢等病症。我们知道,血液中的各种蛋白,乃属水谷精微物质,来源于中焦脾胃,受肾脏之封藏而不致溢泄于外。肾之所以能封藏水谷之精,全赖肾中清阳之气亦即肾气的升清功能。若肾气亏损,气化不足,封藏无权,则会导致精微物质的外泄;因此用"清气在下,则生飧泄"来解释蛋白尿的形成机理,亦中肯綮。临床上运用补肾固涩法来治疗急、慢性肾小球肾炎、肾病综合征等(在湿热证不显时)的蛋白尿,而每能获效,其原理就在于此。著名肾病专家时振声教授创立的参芪地黄汤就是一剂补益肾气,消除尿蛋白的济世良方。

2 "水液浑浊,皆属于热"

"诸转反戾,水液浑浊,皆属于热"是《素问·至真要大论》中的十九条病机之一。可以看出"水液浑浊"是"诸转反戾"的兼症;但不论怎样,见到"水液浑浊"即可辨为热证是关键所在。"水液浑浊"当然是指肉眼观察到的小便黄赤不清。如今,人们的视野借助显微镜从宏观走向微观,因此,蛋白尿、镜下血尿、白细胞尿甚至脓尿,也就成了广义的、微观状态下的"水液浑浊"了。采用清热利尿通淋之法治疗镜下血尿、白细胞尿、脓尿等,已属临床常用之法,特别是在无尿路刺激症状时,亦要借鉴微观指标采用清热清湿之法,以至病

静水流深——中西医学汇通之思维与实践

邪消灭殆尽。此外，也说明湿热阻遏下焦，亦是形成蛋白尿的重要因素，所谓"湿热不除，蛋白难消"，其原理亦在于此。

3 "诸病水液，澄沏清冷，皆属于寒"

"诸病水液，澄沏清冷，皆属于寒"亦是《素问·至真要大论》的十九条病机之一，是与上述"水液浑浊，皆属于热"相反的病理状态。水液"澄沏清冷"，宏观表现常为畏寒怯冷、腰膝酸软、小便清长、夜尿增多等。因为肾阳为命门之火，主气化，温煦水液，升清降浊；又肾阳虚衰以夜间为甚，故见小便清长，夜尿增多。而在急、慢性肾功能衰竭过程中，肾小管的浓缩功能失常，尿比重和渗透压降低，甚至出现等渗尿等，其临床特征亦为夜尿增多，可见病机仍应是肾阳虚衰。尿比重和/或渗透压降低也可以说是微观状态下的"澄沏清冷"。这一认识思维的开拓，为人们采用温补肾阳法治疗慢性肾小管功能不全提供了辨证依据，同时运用尿渗透压这一微观指标，比肉眼观察和主观感觉更加客观和量化。

4 "污秽之血为血瘀"

"污秽之血为血瘀"出自明朝医家王肯堂所著《证治准绳·蓄血篇》。所谓"污秽之血"原指死胎、胞衣、恶露等在机体中久滞不去，已成污秽之物者。受这一宏观病机的启发，可以推想，血液中各种毒素的蓄积，当属微观状态的"污秽之血"。慢性肾功能衰竭患者由于肾脏排泄体内代谢产物的能力下降，致使肌酐、尿素氮以及中分子物质等在血液蓄积中毒。实验证明，血液中的这些大、中分子含量的增加与其血浆黏度呈正相关，运用活血化瘀药如丹参注射液等即能使血中毒素降低，继而使血浆黏度下降。另外，临床实践已证明，运用活血化瘀解毒之剂，即能有效拮抗细菌内毒素和阻遏由其导致的病理进程，在重症感染性多脏器衰竭的治疗中发挥重要作用。说明细菌内毒素亦是一种"污秽之血"。

5 "久病入络为血瘀"

《医林改错》的"久病入络为血瘀",是在《素问·痹论》"久病入深,营卫之行涩,经络时疏,故不通"的基础上概括而成的病理概念,是长期以来中医临床对慢性疾病从"瘀"论治的理论依据。现代病理检测手段为"病入于络"找到了客观依据。譬如,病毒性肝炎过程中的弥漫性肝细胞变性、增生、坏死以及间质增生和炎性浸润,最终形成肝纤维化;肾小球疾病过程中的系膜增生或局灶、阶段性硬化,以至玻璃样变、肾纤维化,皆与"久病入络"的病理改变有着极其相似的演变关系。"久病入络为血瘀"的病机论断,为活血化瘀治疗肝纤维化、肾纤维化等病理改变提供了辨证思路,同时从疾病过程中的病理改变来看,不仅久病入络,新病也常入络成为血瘀,可见借鉴现代研究就会在古人认识的基础上有所发现、有所前进。

6 "风入于少阴则尿血"

我们知道,血尿同蛋白尿、水肿一样亦是急、慢性肾小球疾病的临床特征之一。关于其成因,古人认为与风邪入侵肾经有关,在中医文献中,即有"肾风""风水"之称。如《素问·水热穴论》谓风水"本在于肾,名曰风水";《素问·奇病论》称"病生在肾,名为肾风";《诸病源候论》则明确指出:"风入于少阴则尿血。"临床上亦常用祛风利湿,疏风化痰的防风、僵蚕、蝉衣、地龙等治疗血尿,疗效肯定。现代药理研究发现,许多祛风胜湿中药皆有抑制抗体产生,抑制过敏介质释放,提高中和抗体、中和抗原等作用,说明中医六淫中的"风邪"致病与免疫反应相关。肾小球疾病属免疫反应性疾患,自然与风邪有着内在的联系。伴有血尿或以血尿为主的肾小球疾病如急性肾炎、IgA肾病、紫癜性肾炎的发生、复发和加重,常因风邪的入侵(感冒)而诱发。因此"风入于少阴则尿血"的病因病机论述,为人们从微观角度理解风邪的致病特点,进而为从祛风胜湿类中药中筛选治疗肾小球疾病的有效药物提供了有益的思路。

结语：在临床要凭借某一微观指标进行辨证论治，首先要将微观指标赋予中医理论的内涵，然后则要熟谙中医病因、病机理论，与西医知识融会贯通，做到举一反三，推一知十，才能西为中用，优势互补。上述几点中医宏观病机对微观思维指导意义的粗浅体会，或许对启迪临床辨证用药思维有所裨益。

（本文原载于《兰州医学院学报》，2002（02）：3-4.独著。）

从肺论治干燥综合征体会

干燥综合征(SS)是累及外分泌腺的慢性自身免疫性疾病,常侵犯唾液腺、泪腺和汗腺。外在表现为一派"干燥"症状:在口腔轻者唾液黏稠,较重时口干,甚至对干燥食品无法湿润而吞咽困难,伴大便秘结;在眼部,表现为眼部干燥、痒痛、灼热或异物摩擦感;在呼吸道表现为鼻腔干燥、结痂、鼻出血、咽喉干燥、声音嘶哑、干咳、痰液黏稠及呼吸困难等。干燥综合征在中医文献中无类似的病名记载,依其临床表现,在古典医籍中属"燥症"范畴。刘完素曰:"诸涩枯涸,干劲皴揭,皆属于燥。"《痹病论治学》则称之为"燥痹"。故本病的治疗,按常规当以滋阴通络为主,但临床用之疗效不甚显著。兹举例如下:

患者闫某,女,40岁,眼干、口干、皮肤干燥5年余,加重1月。2004年3月26日入院。患者自述5年前始觉口干、眼干、皮肤干燥、瘙痒,舌体渗血。初未重视,后全身出现散在结节性红斑,于2002年在甘肃省某医院查抗SS-A阳性,抗SS-B阳性,免疫球蛋白G 47.5g/L,免疫球蛋白A 102g/L,补体C 40.13U/ml,类风湿因子24.07IU/ml。查血常规示:RBC 2.96×10^{12}/L,Hgb 84g/L,WBC 3.8×10^9/L,遂诊为干燥综合征,曾服用强的松治疗,效果不显。入院后查体:唇色苍白,舌质红绛,渗血,脉弦细,全身皮肤散在片状结节性红斑。双肺(-),心率72次/min,律齐,可闻及收缩期Ⅱ级吹风样杂音。治以滋阴润燥,活血通络。药用:生地黄15g、玄参10g、麦冬10g、紫草10g、蜈蚣2条、乌梢蛇1条、桃仁10g、红花10g、丹参10g、白花蛇舌草10g、半支莲10g、牡丹皮10g、山茱萸10g、山药

10g、乌梅 30g、杭白芍 10g、甘草 10g，水煎温服，一日 1 剂。并配合口服雷公藤多甙片 20mg，一日 3 次。经近 2 周的治疗，患者口干、眼干症状略有缓解，但舌体渗血未能缓解，因经济原因出院。上述病例治疗的贫效，说明对本病病机的认识不够全面。因此，对本病的病机进行了重新思考。

本病之所以表现为"干燥"，是因为机体的水液代谢异常，津液敷布障碍所致。津液的敷布主要依靠肺的宣发、肃降和通调水道之职。《素问·经脉别论》曰："饮入于胃，游溢精气，上输于脾，脾气散精，上归于肺，通调水道，下输膀胱，水精四布，五经并行。"若津液输布障碍，则外不能濡养肌肤，内不能洒陈于六腑，因而产生一系列干燥症状。"肺为水之上源"，从脾转输而来的津液要靠肺气的宣发肃降，脏腑经络之气才能保持通畅，因此肺的功能正常对于保证津液的正常输布起到至关重要的作用。肺之宣发功能正常，则水液才能向上、向外敷布到体表，经体表肌肤充分利用后，化为汗液排出体外；肺之肃降功能正常，则水液才能向下、向内输布到内脏，经内脏利用后，在肾的气化作用下，化为尿液自膀胱而出。李中梓言："肺主气，气调则脏腑诸官听其节制，无所不治。"《医门法律》曰："人生之气，禀命于肺，肺气清肃，则周身之气莫不服从而顺行。"可见水津失布，责之于气，而肺主气，且"肺为娇脏"，易为燥邪所伤，肺气为邪所郁，不能宣行而为病。其变有三：一是治节失权，不能通调水道，水津不布，产生一派燥象；二是气机失畅，化热伤阴，病久及肾，伤及五脏根本，临床每见口干咽燥，目涩神昏，腰膝酸软，倦怠乏力，五心烦热，舌面干燥，苔少舌裂，女子经少经闭等症；三是气病及血，则血脉瘀阻，反之"气为血阻，不得上升，水津因不得随气上升"（《血证论》），从而不得滋润而干燥，表现为两目干涩，肌肤甲错，若"瘀热以行"则可出现黄疸。

从中西医结合的角度看，干燥综合征之所以出现诸多干燥症状，主要是病变侵犯汗腺、泪腺及唾液腺等诸多分泌腺，而上述腺体的功能则类似于对津液的输布,加之皮毛乃由肺所主,故腺体的功能失常,亦属肺失宣肃之变。此外,现代医学治疗本病所用的"必嗽平"为改善通气功能、化痰止咳之品,以功效推测则该药当归属肺经,为宣肺之品。基于上述理论,干燥综合征应从肺论治。

干燥综合征从肺论治主要采用益气养阴、宣肺通络之法。基础方:麦冬、沙参、百合、西洋参、黄芪、牡丹皮、天花粉、知母、生地黄、丹参、紫草、蜈蚣。并配合口服西药溴己新(必嗽平),可增加腺体分泌,改善眼、口、皮肤的干燥。此外,亦可配合雷公藤制剂。举例如下:

患者周某,女,62 岁,2004 年 7 月 12 日初诊。患者口干、眼干两年余,加重半年。患者自述于两年前无明确诱因出现口干眼干,眼有异物感,伴乏力,半年来出现咀嚼固体食物及吞咽困难,需用水送服,并出现龋齿,伴鼻腔干燥、咳嗽痰黏,体重下降,遂来诊治。症见:口干、眼干、吞咽困难、鼻腔干燥、偶有干咳、有乏力、大便干燥。有龋齿,舌红绛,有裂纹,无苔,脉细数。查抗核抗体(ANA)阳性,RF-IgM 60IU/ml,ACA-IgM 5.2IU/ml,ACA-IgA 4.6IU/ml,诊断为原发性干燥综合征。治疗:必嗽平 16mg,一日 2 次口服;雷公藤多甙片,20mg,一日 3 次口服。中药汤剂口服以滋阴润燥,宣肺通络。药用:桑叶 10g、杏仁 10g、桔梗 10g、地骨皮 10g、桑白皮 10g、麦冬 10g、沙参 10g、百合 10g、西洋参 10g、生黄芪 10g、知母 10g、天花粉 10g、生地黄 10g、牡丹皮 10g、紫草 10g、丹参 10g、穿山甲 10g、蜈蚣 1 条,水煎温服,一日 2 次。2004 年 7 月 17 日复诊,患者眼干、口干、瞬目时异物感、鼻干、乏力症状明显好转,偶有咳嗽、痰少白黏、舌红、少苔有裂纹、脉细。继以上方进服,至 7 月 22 日,患者眼干、口干症状基本缓解,常规出院。患者现仍继续在门诊按原方加减化裁治疗,病情稳定。

(本文原载于《甘肃中医学院学报》,2005(02):9-10.

其他作者:王庆胜。)

肾病湿热证之探讨

大量的临床实践证明，感受湿热之邪是肾病发病的直接原因，同时在肾病过程中，感染湿热之邪或湿热之邪缠绵不去，常常是病情反复和迁延不愈的主要原因，随着肾脏病临床研究的日趋深入，湿热在肾脏病中的作用普遍受到关注[1～3]。因此，探讨肾脏病中湿热形成的原因及其病理实质，对指导临床用药、提高疗效有重要的意义。

1　肾病湿热证形成的原因

肾虚是肾脏病形成的病理基础，而肾虚所造成的继发病理改变首当其冲者则是水液运化的失常，况且这种水液代谢失常又将随着病情的发展而持续存在。水湿之邪郁而化热，演变成为湿热之证，或者与外感火热之邪，内生热毒相合而为湿热之证，或内外相引，感受湿热疫毒，正如薛生白说："太阴内伤，湿饮停聚，客邪再至、内伤相引，故病湿热，此先有内伤，再感客邪。"这种先有湿邪为患，然而外邪入侵所致的湿热证在肾脏病中较为常见。在肾脏病过程中水湿之邪的普遍存在是容易理解的，但水湿之邪最终演变成湿热之证，毕竟还需要热邪的加盟，在这里我们正想说明，肾脏病中，热邪的来源，首先是外感热毒，其次为阴亏阳亢之脏腑之火。其实脏腑之火的形成，固然有其阴阳双方自身的偏胜偏衰，但如果医者用药又偏于辛燥，则对火热的形成无异于火上浇油。至此，我们便不难理解在临床长期大剂量运用类固醇药物的患者，几乎都会出现面红体肿、头胀头痛、心悸失眠、心烦热、多汗、怕热、咽干而痛、流脓涕、疮疖发作、大便黏滞、小便短赤、舌尖红、舌苔黄腻、脉濡数等典型的湿热证表现。不但药物之偏性能促使湿热证的形成，就是饮食之偏也是肾脏中常能见到的湿热生成因素，如辛辣、腥膻、过咸之品皆可使患者出现咽痛、脘腹胀满甚至会出现尿急、尿痛之症，其理大概与辛燥药药之害一致。

2　肾病湿热证的实质内涵

从湿热证所表现的头昏脑涨，口干而痛、脘腹胀满、小便淋沥不尽或尿频、尿急、尿痛，大便黏滞不爽，皮肤疮疖舌红，苔黄腻，脉濡数等临床症状体征来看，湿热证确与现代医学之所谓的感染有密切联系。譬如尿路感染，如果属下尿路感染而仅表现为尿频、尿急、尿痛者，则中医辨证当属膀胱湿热；若在尿频、尿急、尿痛的同时，也出现往来寒热、口苦者，则应辨证为肝胆湿热。实验研究亦表明，治疗膀胱湿热证和肝胆湿热证的八正散和龙胆泻肝汤均具有明显的抗炎效应，特别是八正散能够显著抑制尿道致病性大肠杆菌P菌毛的表达，或使P菌毛表达异常，从而大大降低了其在人尿道上皮细胞上黏附的能力[4]。至于皮肤的疮疡、疖肿，则是非常明显的毛囊感染；出现上述症状，一般在临床采用西药抗感染治疗也是有效的，可见湿热证与感染的相关性是毋庸置疑的。但肾脏病临床研究者都能体会到，在很多情况下，中医辨证虽属湿热之证，却并未能发现有明显的感染病灶存在，如口苦咽燥、咽部暗红、舌苔黄腻、脘闷纳呆、小便短赤或余沥不尽等，中医则常常称其为"湿热未尽"，而在西医则属隐性感染或亚感染状态了。此时抗感治疗则弊大于利，或者是有害无益了。可见湿热之证的实质不单指显现的感染，也包括隐性感染或亚感染，或感染迁延期，甚至于感染后的病理损伤状态等等。

更进一步去分析湿热的实质内涵，我们还会发现，湿热所表现的还不仅仅是在肾脏病过程中继发的各种感染征象，更重要的是湿热证的显现与退却，标志着由感染所诱发的免疫反应的进行与缓解。由于免疫反应是肾脏病的根源，而一切显现的和隐匿的感染，都将成为免疫反应的导火索，或者称之为启动因子。换一个角度讲，因肾脏功能失调而产生的湿邪是湿热证形成的前提，那么湿邪的实质是什么？有人用组织胺电游子透入试验和出入液量的变化观察，发现利湿类中药的作用机制除了能促使水湿的排除外，更重要的是能改变机体对组胺的反应性。已知组胺是变态反应的炎症因子，可见湿邪的存在即昭示了免疫反应的不断进行。许多变态反应性疾病的命名也与湿有关，如湿疹、风湿、类风湿。由于变态反应的不断进行（湿邪形成）使得机体的免疫功能愈加低下，因而使机体反复感染（热邪产生），而感染（热邪）又诱发了变态反应（湿邪形成），最终形成恶性循环。湿热互结，缠绵不去，则正好说明了这一病理特征。由感染所导致的免疫反应的表象就是湿热之证。由此可见，感染之象显著的湿热之证则属感染对免疫反应的启动阶段和效应时期，而在病理损伤形成之后，临床多表现为湿热未尽的隐性感染状态。

3 肾病湿热证的临床特点

首先是湿热部位特点。上焦湿热者一般表现为恶寒少汗，身热不扬，头重如裹，肢体困重，咽部不适，甚至干痛、咳嗽、咯痰黄稠等等，体查见咽部充血、扁桃腺肿大，或肺部听诊有干湿性啰音，即是外感湿热伤于肌表，壅阻于肺之征象；若皮肤有斑、丘疹，甚至并发痤疮、疖肿者，因肺外合皮毛，理当属上焦湿热证之范畴。若因饮食不节、不洁，感染湿热疫毒，出现脘腹满闷、恶心呕吐、大便稀薄或黏滞不爽，秽臭难闻，或仅见口黏，口苦、食不闻香、舌苔黄腻、脉滑数，西医诊断属急慢性胃肠炎、痢疾者皆属中焦湿热之证；当然如果是胃肠型感冒者，则应属上焦与中焦合为病。下焦湿热之证的表象，除了尿频、尿急、尿痛、痛引腰腹、小便余沥、尿带砂石、尿中见血、小便浑浊乳糜、阴中掣痛、睾丸坠胀而痛、肿大如核、阴部潮湿等症状体征外,尿检有白细胞、红细胞、管型等改变者,若上、中、下三焦皆有湿热表现者则称湿热弥漫三焦。其实,在肾脏病中,无论是上焦湿热,还是湿热下注,抑或为湿热弥漫三焦,最核心的临床特征依然是尿蛋白或(和)血尿的突然加重或顽固不消。

其次是湿与热的孰轻孰重及兼邪特点。以湿邪为重者,因湿邪重浊、凝滞,聚而成水,故多表现为浮肿、泄泻等脾土反被浸渍的病理改变;若以热为主者,则热必化火,火性炎上,或迫血妄行,或使血腐化脓,肉腐成痈,而成有形之邪盘踞之势。《素问·至真要大论》所谓"诸痛疮疡皆属于火"即是例证。可见凡是以局部疼痛结成肿块如扁桃腺化脓、皮肤疮疡、疖肿者,不仅以是火热为主,而且已是湿热壅结而成火毒之证了。湿热壅结化为火毒,是湿热证之极期,因而危害最大。上述两种情况是湿热证向两极发展的结局,但在此中间,湿邪和热邪到底以五五分成,还是四六比例,则是一个模糊学问题,恰如其分的判断毕竟要靠长期大量的临床体会。

参考文献

[1]沈庆法.中医临床肾脏病学[M].上海:上海科技文献出版社,1997,32-45.

[2]沈庆法.肾脏病的中医药研究新进展[M].上海:上海中医药大学出版社,2004,12-13.

[3] 刘宝厚. 刘宝厚诊治肾脏病经验 [M]. 兰州:甘肃科学技术出版社,2008,10-11.

[4] 龙荣辑, 刘学文. 现代新方剂学 [M]. 上海:上海中医学院出版社,1991,246-256.

(本文原载于《中国中西医结合肾病杂志》,2009,10(11):1030-1031.独著。)

固护肾气在防治慢性肾脏病中的意义

由不同病因、不同病理类型导致的慢性肾脏疾病（CKD），之所以成为人类面临的重大健康问题，其原因就在于此类疾病不断发展，必然会逐渐出现肾功能衰竭，且防治缺乏良术。中西结合防治CKD虽然积累了较为丰富的临床经验，但仍有不少问题有待探讨，本文将从肾气的作用与肾功能的相关性为切入点，探讨中西结合防治CKD的有关问题，就正于同道。

1 肾气的化生

中医学认为，肾并附命门，称之为水火之脏。其生理功能包括了相当于现代医学的泌尿生殖系统以及内分泌系统、骨骼系统、血液系统、中枢神经系统的部分功能。肾气是肾的功能的原动力。"肾气"一词最早见于《素问·上古天真论》："女子七岁，肾气盛，齿更发长。"肾中所藏元阴、元阳，又称肾阴、肾阳，皆禀受于父母。离中火引动坎中阳，命火发动，蒸化肾阴，而产生肾气。此为肾之内气化。肾气的组成既有肾阴又有肾阳，其性质类似于水蒸气，既有温热的特性，又为有形之水。可见，肾气的化生是由肾阳主导，肾阴为物质基础的，正所谓阳施阴化。肾阴、肾阳任何一方不足，均会导致肾气亏虚。诚如张景岳在《质疑录》中所述："元阳者……以生以化，神机是也，性命系之；元阴者……以生以立，天癸是也，强弱系之。"肾气充盛,肾才能发挥其生理功能。

2　肾气的功能

肾主藏精,主生殖、发育,主骨生髓及主水液代谢的功能,都是通过肾气的气化功能而实现的,此即肾气的外气化。

2.1　主藏精

《素问·上古天真论》中说:"肾受五脏六腑之精气而藏之。"可见肾所藏之精,不仅仅是指先天生殖之精,还包括后天脾胃运化所生成之水谷精微。生殖之精和水谷精微的封藏,皆有赖于肾气的气化功能而不至于流失。肾气对先天生殖之精化生与固摄作用主要体现在机体的生长、发育与生殖功能方面,而肾气对后天水谷精微物质的封藏作用,则是关乎慢性肾脏病发生发展的关键。在生理状态下,肾气充盈,开阖有度,精微内藏,糟粕泄外,是为气化之常态;由于外邪入侵,或积聚内伤致肾气不足,气化失司,则致精微外泄,糟粕内停,是为气化之病理。正如《怡堂散记》所说:"五脏六腑之精,肾藏而司其输泻,输泻以时,则五脏六腑之精相续不绝。"肾气的气化功能,关键在于开阖有度,外在表现为去粗存精。其实,中医学对肾气气化作用的理解,与现代医学的研究成果十分相似。当血液经过肾脏时,血液中的各种有用成分,经过肾小球的滤过和肾小管的重吸收两道防线,而使其不丢失,或失而复得;同时,滤过和排泌又将代谢产物排泄于外。可见,用"开阖"二字也能概括小球和小管的功能。

2.2　主水液代谢

《素问·上古天真论》中说:"肾者主水。"肾气主一身之水液代谢,是肾气外气化的重要功能之一,其作用的实质如同肾气主封藏一样,也是通过开阖而实现的。正常水液代谢的关键,在于"关门"之机,也就是开阖之机,《素问·水热穴论》中说:"肾者胃之关,关门不利,水聚而从其类也。"现代医学在阐述肾性水肿时,已明确指出其病机在于"球—管失衡",这似乎与中医之"开阖失司"之论有异曲同工之妙。肾气主水谷精之微封藏和主水液代谢,虽都是肾气的开阖之能,但分而言之,封藏又属阖,排出便是开;因此,精微的封藏,尿液的排出都是开阖作用协调统一的结果。

2.3 主骨生髓

中医学肾主骨生髓之理论,已在肾性骨病的诊治中得到了普遍运用。而笔者在此须指出的是,肾性贫血的治疗,亦当以此论为指导。中医学虽有"精血同源"理论,但阐述不能令人信服,然而,如果参考现代医学之研究,问题便迎刃而解。现代医学认为肾脏可以分泌促红细胞生成素,促进血液的生成,这就是对"精血同源"理论的确切阐释。因此,有的学者总结治疗各种贫血经验时指出:"周围血象低者用健脾益气法,骨髓象低者用补肾填精法"[1]。确是把"精血同源"理论运用到出神入化的地步。

3 阻遏肾气气化之机的常见病因

既然肾气之气化不行是形成慢性肾脏病的根源,那么,寻找损伤肾气的病因所在,就显得十分重要。总体而言,导致损伤肾气的病因不外乎内、外两种因素,外因常指感受风、寒、暑、湿、热等六淫之邪,特别是风邪,既可以单独致病,又可以与其他邪气相兼为病,"风为百病之长",在肾脏病中尤为如此。"风善行而数变",其致病特点则与现代医学所谓之变态反应类似,而肾小球疾病说到底就是免疫反应疾病。寒邪亦最能伤肾,因寒气通于北方肾水,故天气骤然变冷常常引发或加重肾病。湿热之邪的形成,可由外感湿热之邪直中脏腑,也可由外热与内湿合而形成,湿遇热则愈横,热近湿则愈炽,故湿热之邪的入侵或在体内形成,则常常是肾病复发、反跳或缠绵难愈的重要因素。刘宝厚教授因此提出了"湿热不除,蛋白难消"的学术观点[2],有人甚至认为没有湿热就没有肾脏病[3,4]。

在内伤因素中,主要是各种内伤积损所致的肾中阴阳的偏盛偏衰以及瘀血、痰凝等病理产物的堆积。首先谈阴阳的虚衰问题。其产生的原因有先天禀赋不足、后天调摄失常以及各种中西药物之滥用所致等等。特别是药物滥用问题,应该引起足够的重视。譬如,长期用激素或大剂量的肉桂、附子而损耗肾阴;用细胞毒类药物而伤血;长期用清热解毒之剂而伤阳之弊,在临床上比比皆是,是影响中药治疗肾脏病疗效的重要因素。

血瘀的生成,是因气虚推动无力,或阴寒凝聚或热邪伤阴而血行不畅,刘宝厚教授的研究成果表明:血瘀在肾脏病中始终存在,只是程度不等、特点各异。故而在治疗中,当加用活血化瘀药,以改善肾脏微循环,恢复肾脏生理功能。此即刘宝厚教授之"瘀血不祛,肾气难复"[5]这一学术思想形成的根源。

总之,导致肾气不足的原因有外有内,有虚有实,有寒有热,虚则直接影响肾气的化生,实则阻遏气化之机。

4 肾气的固护

明白了损伤肾气的病因, 就为临床如何有效地固护肾气提供了治疗思路。

4.1 祛邪以扶正

外邪直中少阴是肾脏病过程中常见的现象,《诸病源候论》"风入于少阴则溺血" 指的就是这种情形。因此祛风法的运用极为常见,不仅在外邪入侵时用,对长期顽固的血尿、蛋白尿也常用祛风法治疗,且常获良效。常用的药物有:防风、荆芥、蝉衣、地龙、僵蚕、肿节风等。在外邪中,常以风湿热邪的侵入危害最重,这与现代医学认为感染是慢性肾脏病加重和复发因素的认识理念是一致的,因此清热利湿之法是治疗肾脏病的常用之法, 特别是在疾病的急性期或慢性期急性发作者尤为常用。一般而言,属上焦湿热者一般表现为恶寒少汗,身热不扬,头重如裹,肢体困重,咽部不适,甚至干痛、咳嗽、咯痰黄稠等等,体查见咽部充血、扁桃腺肿大,或肺部听诊有干湿性啰音，即是外感湿热伤于肌表，壅阻于肺之征象，则以宣透为主，兼以化湿淡渗。宣透即是宣肺，使湿从皮毛而出。正如叶天士说："宣从开泄，宣通气机，以达归于肺。"在宣透的同时根据热邪之轻重，予以清化，则湿去热退；若皮肤有斑、丘疹，甚至并发痤疮、疖肿者，因肺外合皮毛，理当属上焦湿热证之范畴，应以泻火败毒为主少佐宣透，方药一般选用五味消毒饮加减。若因饮食不节、不洁，感染湿热疫毒，出现脘腹满闷、恶心呕吐、大便稀薄或黏滞不爽，秽臭难闻，或仅见口黏、口苦、食不闻香、舌苔黄腻、脉滑数，西医诊断属急慢性胃肠炎、痢疾者，皆属中焦湿热之证；当然如果是胃肠型感冒者，则应属上焦与中焦合为病。中焦之湿热，重在化湿，燥湿清热，辛开苦降，调畅枢机。吴鞠通谓"治中焦如衡，非平不安"的实质，就是要平衡中焦的湿盛之偏，半夏泻心汤、黄连温胆汤则是常用的燥湿清热之剂。若污秽之邪偏盛者，常取鲜藿香、鲜佩兰、鲜菖蒲、鲜荷叶、厚朴花等芳香之品辟秽化浊，再佐以淡渗利湿之味则收获更捷。下焦湿热之证的表象，除了尿频、尿急、尿痛、痛引腰腹、小便余沥、尿带砂石、尿中见血、小便浑浊乳糜、阴中掣痛、睾丸坠胀而痛、肿大如核、阴部潮湿等症状体征外，尿检有白细胞、红细胞、管型等改变者，应在利湿的基础上伍以清热，利湿须使用淡渗，不宜逐水。常用茯苓、猪苓、泽泻等，而对于湿热之证，则竹叶、萆薢、生苡仁、滑石、土茯苓、茵陈等，利湿而兼清热，实为双管齐下之法。若有阴液不足之证者，则多选知柏地黄汤、猪苓汤育阴利湿、标本兼顾[2]。总之，对上、中、下三焦湿热证的治疗，一定要遵循叶天士提出的"渗湿于热下，不于热合，势必孤矣"的原则，使湿与热分离，然后围而歼之。近一二十年以来，不少学者运用清利湿热之法，在急性肾脏病及慢性肾脏病急性发作期的治疗中取得了显著的疗效[6~8]，是临床上消除蛋白尿、血尿、脓尿、管型尿的常用之法。

慢性肾脏病中血瘀证的诊断，不仅要依据中医传统的症候特征如积块、刺痛、肌肤甲错、舌质紫暗、脉涩等,还应参考现代检测手段如甲皱微循环检测、血液流变学检测、凝血功能检测等。值得一提的是刘宝厚教授于20世纪80年代初率先在国内开展肾小球疾病患者血液流变学检测,并将这一指标作为肾脏病血瘀证的诊断和疗效评估标准。临床上采用益气活血、养阴活血、温阳活血、清解活血等方法,取得了良好的疗效[5],体现了其"瘀血不祛,肾气难复"学术思想的临床价值。

至于阴寒之邪直中者,除外感风寒当参照风邪论治外,还应注意防止其他阴寒之邪入侵,如过食寒凉,脚部失于保暖,洗凉水澡等,均应注意防护。

4.2 燮理阴阳

前已述及,阳施阴化,以生肾气,故保障阴阳不致偏盛偏衰,才能使得肾气充足。不论是先天禀赋,抑或是后天失养,还是用药失于偏颇,一旦失衡,即须燮理之。临床上要准确地辨别阴虚还是阳虚并非易事,需要长期细心地进行临床体悟和总结。笔者认为在舌、脉、症状等辨证元素中,舌象能较为确切地反应机体的阴阳偏胜状态。症状中,阴部及下肢的寒冷当是阳虚,头部的凉热往往有假象,当谨慎辨别。长期用激素常常是先伤阴,阴虚而火旺,最后形成阴阳两虚。甚至有以阳虚为主者。使用激素时可用中药减轻其副作用,应先养阴清热,继以益气,最后需要温补肾阳。细胞毒类药物和雷公藤等,均易伤脾胃、伤阳、伤血,应当理解为该类药物在祛邪的同时对肾气的戕伐最重,且不易恢复。治当以补肾填精为法。肾脏病起始表现为畏寒肢冷,舌淡苔白等阳虚证者,激素敏感性差,此属"热之不热,是无火也,益火之原,以消阴翳"(唐·王冰语)。应用温阳法,取用温润之品如巴戟天、锁阳、肉苁蓉等,亦可用辛甘大热如肉桂、附片等,但须中病即止,急继以养阴善后。因拘泥于湿热而长期用清热解毒而致阳虚者,临床甚为常见。笔者曾遇一例长期服用激素的患者,头面部满是痤疮,视前方则知用清热解毒法久矣,而痤疮则有增无减,查舌象暗淡胖大,遂用温热法而痤疮始平。不仅清热解毒药可导致阴阳平衡紊乱,西药抗生素也有此毒副作用,特别是氨基糖苷类药物如链霉素、庆大霉素、卡拉霉素等,包括木通、防己等含马兜磷酸类药物,长期大量使用,皆能损伤肾阳。何以见得? 因为这类药物损伤肾间质—肾小管而使浓缩稀释功能下降而出现低比重尿,夜尿增多。《素问·至真要大论》说"诸病水液,澄澈清冷,皆属于寒"指的就是这一病理状况。可见,在临床上虽然不乏伤阴的因素,但较多的情形则是造成阳虚,正如罗国纲《罗氏会约医镜·论肿胀》所云:"夫(肾)关门何以不利,以阴中无火,是无阳也,故气不化,水道不通,溢而为肿。"这可能就是历代医家和众多学者注重温阳的原因吧!

总之,补肾法的正确运用,对固护肾气,促进气化,恢复机体的肾功能十分重要。大量的临床实践证明,补肾治疗是保护肾功能的重要措施之一[9~14]。阳虚者温,阴虚者滋,阴阳具损者平补之,此为常法。"善补阳者,必于阴中求阳,则阳得阴助而生化无穷。善补阴者,必于阳中求阴,阴得阳升则源泉不竭。"(明·张景岳语)则是窍门。补肾不忘健脾,是谓心法。

4.3 调脾固肾气

脾胃为后天之本,水谷化源,调理脾胃,则能使水谷滋养气血,从而滋养肾中阴阳。此理易知,无须多言。笔者想说明者有两点:其一,在五行中,脾土制约肾水,脾胃强健有助于肾气的气化。再者,脾胃升清运化水湿,湿浊不运,势必经肾气气化而泄之,故脾运如常则能减轻肾气之压力。清气得升,也是对肾气气化的协助作用。临床上,笔者用补中益气汤、参苓白术散、归脾汤等加减治疗慢性肾脏病 15 例,疗效肯定,原因就在于此。

4.4 注重养生固肾气

慢性肾脏病患者切忌做剧烈的运动锻炼,但长期卧床亦无好处,最好练习一些传统的运动项目,如八段锦、太极拳、真气运行法等[15]。传统养生功法虽名目繁多，但万变不离其宗，其宗在于固护肾气，所谓丹田之气、真气就是肾气。健康之人养生在于防病，延年益寿。有病之人实践养生之法，则可以祛病、康复。慢性肾脏病患者最宜练功。当然要在专人指导下练习，以防走偏。

综上所述，慢性肾脏病往往以肾气气化失司为肇始，可见肾气的气化功能与现代医学之肾功能密切相关，不论是外感、内伤最后均影响到肾气气化功能的失司。其治疗均应以时时刻刻固护肾气为己责，肾气的存亡则是疾病能否康复的关键。

（在本文写作中张杰、孙红旭二位医师查阅资料，在此致谢！）

参考文献

[1]薛文翰,李敏,王南瑶.裴正学医学经验集[M].兰州:甘肃科学技术出版社,2008,384.

[2]刘宝厚.肾脏病与湿热:肾脏病的中医药研究新进展[M].上海:上海中医药大学出版社,2004,12-13.

[3]肖相如.慢性肾炎蛋白尿的证治经验——著名肾病学家时振声教授系列经验之三[J].辽宁中医杂志,1998,25(3):100.

[4]何玉华,梁勇,李飞燕.叶传蕙教授从湿热论治肾炎蛋白尿[J].四川中医,2005,23(8):9-10.

[5]戴恩来.刘宝厚教授运用血液流变学检测方法诊治肾脏病的经验[J].中国中西医结合肾病杂志,2005,6(12):685-686.

[6]朱辟疆,韦先进,周逊,等.清热解毒活血汤联合西药治疗难治性肾病综合征疗效观察[J].中国中西医结合肾病杂志,2006,7(10):586-588.

[7]张淑君.益气养阴利湿热法治疗肾病综合征30例[J].实用中医内科杂志,2007,7(21):62.

[8]孔庆歆.陆鸿滨教授治疗肾炎重清利而慎温补的经验介绍[J].新中医,2003,35(6):16.

[9]王奕然.李文海教授治疗慢性肾炎蛋白尿经验介绍[J].新中医,2000,32

(4):9-10,13.

[10]吕静,何学红,王有刚.中医辨治慢性肾小球肾炎蛋白尿临证体会[J].辽宁中医杂志,2004,31(12):993.

[11]李亚妤,鲁盈,陈洪宇,等.慢性肾脏病3期患者中医临床证候分析[J].浙江中医药大学学报,2010,34(11):845-847.

[12]王清,吉勤,伍迪.补法在慢性肾脏病治疗中的运用浅析[J].实用中医内科杂志,2009,10(23):60-62.

[13] 张杰. 戴恩来教授治疗难治性肾病综合征验案 [J]. 亚太传统医药,2008,1(4):65-66.

[14]张杰.戴恩来教授运用温阳法治疗慢性肾衰竭经验[J].亚太传统医药,2008,1(3):54-55.

[15]吕直.真气运行法临床疗效观察综述[J].现代养生,2000,6(1):17-20.

（本文原载于《中国中西医结合肾病杂志》，
2012,13(02):95-98.独著。）

中西汇通之探索

中医的光环与阴影

概括地说，中医学就是在古代哲学思想指导下的生命观、健康观、疾病观、治疗观以及养生观。而古代哲学思想则主要指"天人相应"的指导思想。《素问·宝命全形论篇》之"人以天地之气生，四时之法成"就明确提出了生命本源是"天地之气交汇产物"的唯物思想观，既然人是大自然的产物，那么人要健康生长就必须"与天地相参也，与日月相应也"（《灵枢·岁露》），"智者之养生也，必顺四时而适寒暑，和喜怒而安居处，节阴阳而调刚柔。如是则僻邪不至，长生久视"（《灵枢·本神》）。至于疾病的形成与治疗则分明是违背自然法则的后果以及拨乱反正。这种用宇宙天体观来考量生命活动规律的思维理念，是中华民族圣贤者的伟大创举，不仅昭示了中医学的辉煌历史，而且对正确认识自然环境变化与疾病发生之间的关系有重要的意义。这便是中医的第一道光环。

从"天人相应"哲学观衍化而成的"整体观念"是中医学的第二道光环。天人相应的实质内涵就是主张人体的生命活动不仅受宇宙自然环境和社会人文环境的影响，而且还认为人体就是一个小宇宙而自成体系。因此，整体观念即包括了人与自然、社会的一体化和人体自身脏腑、经络、四肢百骸的一体化。古人创造性地运用阴阳、五行法则来阐述天地人之间的整体联系。

"治未病"便是由"天人相应"的指导思想所派生出的中医学第三道光环。既然阴阳四时的更迭是万物生死的根本，"逆之则灾害生，从之则疾病不起"，那就应该依此规律而行，养生、摄生，未病先防。至于既病防传变，则更是阴阳五行法则的具体运用了。

用"整体观念"去把握和调整生命活动状态是中医学的核心所在。"证"就是古人对生命活动状态的概括，为了阐述这种特殊状态，医家引入了表里、寒热、虚实等因子，其实核心就是要说明病邪和正气的反应状态。不难想象，即使是同一种病毒致病，不同的时间、地点、人群，其反应的结果是迥然不同的，所以，辨证的实质内涵就是辨疾病的特殊性，辨患者的个体差异。这便是中医学中最为耀眼的光环，也正是西医学所缺少的。中医的辨证体系是十分发达的，六经、三焦、脏腑、卫气营血，不一而足。辨证思维的核心是"意象思维"，也是与"天人相应"的理念一脉相承的。"意象思维"所依赖的根基就是阴阳五行的网络系统，如《素问·金匮真言论篇》曰："东方青色，入通于肝，开窍于目，藏精于肝，其病发惊骇，其味酸，其类草木，其畜鸡，其谷麦，其应四时，上为岁星，是以春气在头也，其音角，其数八，是以知病之在筋也，其臭臊。"捕捉到系统上的一点便可以去做无限的联想。所以"意象思维"的关键，不仅要准确全面地把握象，更重要的是要有深厚医籍经典的积淀，包括传统文化的底蕴，才能产生奇思妙想式的顿悟，临床上常常会见到对于同一患者而不同的医者，处方也不尽相同，其根源恐在于此。古人云："医者，意也。"意就是指"意象思维"。辨证论治中"意象思维"的高深给中医学戴上了最为瑰丽同时也是最为诡秘的光环。

多彩的光环背后必然有其阴影，鲜明的特点，本身就说明了其缺陷的存在，这是事物存在的必然。中医学其立论之高远，在现代仍不失其光辉，但也存在软肋，甚至还有致命的弱点。

其一，宏观认识完备而微观认识缺陷。古人也主张从微观上认识疾病，如《灵枢·经水》中就有记载："若夫八尺之士，皮肉在此，外可度量切循而得之，其死可解剖而视之。其脏之坚脆，腑之大小，谷之多少，脉之长短，气之多少……皆有大数。"《医学入门》中说肾"里白外紫，如缸豆兮，相合若环"。只是由于条件所限和儒家思维的禁锢而未能发展，当今之中医不能长期囿于此。譬如功能性子宫出血和宫颈癌的患者,宏观证候可能一样,但局部的病理改变却存在天壤之别,其预后转归也大相近庭。

其二,辨证论治认识到了疾病的特殊性,但疾病还有其普遍性。胃癌初期和胃肠神经官能症都可以表现为肝胃不和之证,但疾病的发展转归却截然不同。异病同治所依据的是不同疾病具有相同反应性的某一个节点,但不同疾病其发生、发展的规律依然是不同的,若只求辨证而忽略了病的异同,就有可能出现"只见树木不见森林"的状况而陷入被动。笔者曾遇见一位有名的中医老先生治一感冒后咳嗽、咳痰、胸部略有不适的患者,越治越气短,后经拍胸片,已是满贯之胸水了。

其三,意象思维的高深莫测造成了中医成才周期的延长,在传统文化几欲断脉、市场经济铺天盖地的今天,许多人会望洋兴叹而改行从事他业。因此要改变中医"曲高和寡"的局面,必须实现思维模式的变革,但此举并非一蹴而就,期待全新的思维体系的形成,恐是远水难以解近渴,因此中医的人才培养还要在提高层次上做文章,让更多的"才高识妙"者学习中医,夯实传统文化的功底至关重要。

总之,展现光环,让我们充满信心,看清阴影,说明我们已经开始有中医文化的自觉,开放、兼容才能借他山之石而淡化阴影,使光环更加瑰丽多彩。

(本文原载于《甘肃中医学院学报》,2013,30(01):73-74.独著。)

中西医结合的喜与忧

中西医结合是西方医学传入中国并与中医学发生碰撞的产物,从16世纪中叶(明代万历朝)算起至今已有400多年的历史了。在18世纪以前,中医思维受到西医解剖学的影响,因而才有方以智、汪昂等提出"脑主记忆"及王清任实践解剖的举动。从唐容川开始,积极开展"中西医汇通"的临床模式,并开"中说为主,西说为证"的研究先河。张锡纯在"中药治本,西药治标"的指导思想下,破天荒地将中西药(阿司匹林和生石膏)写在了一张处方上。恽铁樵则更大胆地设想"吸取西医之长与之合化以新生中医"。陆渊雷也主张用现代科学探求中医之理,提出:"今用科学以求其实效,解释其已知者,进而发明其未知者。"尽管诸位前贤们有如此宏伟的设想,但限于当时的实验条件而终究未能开花结果。而真正中西医结合事业的春天始于20世纪50年代,毛泽东主席一改"改造中医人员,废除中医"的谬论而号召"西医离职学习中医",一大批"西学中"人员开始了真正的"西说为证"的基础研究和"病证结合"的临床探索。

经过半个世纪的不懈努力,阴阳学说、藏象学说、经络学说的实质已部分探明;寒热、虚实、气血、证候的物质基础也已基本明了;方药原理、四诊客观化甚至天人相应理论与时间医学的关系也已逐渐揭晓。在临床上"病证结合"的诊疗模式在中医、中西医结合的医疗机构中已基本固化;攻里通下法治疗急腹症、活血化瘀法治疗宫外孕、小夹板治疗骨折、扶正固本法治疗病毒性心肌炎、活血化瘀法不仅用于缺血性脑血管病也适用于出血性脑血管病等探索更新了西医的传统理念；创立了诸如微观辨证、隐潜性证、生理性肾虚、菌毒并治、急性虚证、高原血瘀证、小儿感染后脾虚综合征、急性血瘀证等名不见经传的具有中西医结合特质的新概念。

上述这些在基础与临床研究方面所取得的成就是令人欣慰的、可喜的，但我们必须清醒地认识到，目前中西医结合的现状仍然令人担忧。

首先，人们对中西医结合的认知度还存在着较大偏差。有相当一部分老中医难以接受中西医结合，认为中西医结合是"非驴非马"、离经叛道，而"西学中"者则过分强调中西医结合，甚至认为中西医结合可以代替中医。其实这些认识都是片面的。中西医结合是时代的产物，中医的发展历来都是"与时偕行"的，抱残守缺必将自行式微。但从中西医结合所取得的成就来看，也仅仅只是点的突破。基础研究才做了一些证实性的工作，临床上的"病证结合"也还在诊断或者是书写病历层面，中西药物是杂乱无章的混合而非有机结合，距离其学科体系的完全形成还相当遥远。有鉴于此，中西医结合界的有识之士们便提出了"中西医结合是发展中医的重要学派"的观点，同时也认识到中、西医学理论尚可互通，但要将二者融合，产生新的医学体系，恐非近期之所能为，应将精力集中于在"病证结合"的前提下，充分发挥各自优势，找准结合点，提高临床疗效、降低医疗成本等探讨方面来。

其次，中西医结合研究人员的中医理论功底薄弱。为什么20世纪五六十年代的"西学中"人员无论在基础还是在临床等领域都创造了中西医结合研究的辉煌成就，其中最重要的因素就是他们都具备扎实的中、西医理论功底和临床实践能力。如今从事中西医结合研究人员的学历层次都很高，但理论功底特别是中医的理论素养却很差，尤其是西医出身者有的几乎对中医一窍不通，课题研究中弄几味中药、选几个指标，得出的结论对中医理论没有任何印证，与纯西医者毫无两样。临床研究由于可控性差、不易出成绩，则要么胡编乱造,要么避而远之。大量的人力、物力流向了实验研究,让没有任何价值、低层次重复的成果埋藏了中西医结合的美好前景。

再次,中西医结合高层次人才培养模式与中西医结合的内涵并不搭边。攻读中西医结合硕士、博士研究生的学生,其本科背景尽管有西医、中医、中西医临床等3种,但在研究生期间所修的课程基本雷同,中医课程层次低,更谈不上研修中医经典,因此在读研期间理论水平没有升华,做课题也就只能是熟悉一下科研的方法而已。

最后,中西医结合临床研究的症结还在于"结而不合"。就目前而言,中西医结合的重点及亮点在于临床,因为不能解决临床问题,实验成果再多也是苍白无力的。临床上的中西医结合现状令人担忧。中西医结合并非是对于每一种病、每一位患者时时刻刻都应中、西药同用,有的病单用西药或中药就能解决问题,譬如急性尿路感染;有的病则需要采用"先西药,后中药"的阶段论治方法;有的病则要采取诸如"菌毒并治""减毒增效"的中西药有机结合方法。那种为了体现中西医结合而简单地将中、西药物堆砌在一起的做法,不仅于疗效无补,而且还会无端地增加患者的经济负担。

总之,中西医结合事业的健康发展需要人们静下心来实事求是地分析利弊,认认真真地研究方案,脚踏实地地付诸实施。笔者的体会是:中西医结合的关键在于临床疗效,成败在于人才培养。

(本文原载于《甘肃中医学院学报》,2013,30(02):84-85.独著。)

病证结合，优势互补

——构建中西医结合的临床基本模式

无论人们是否承认，所有的中医医院、中西医结合医院以及综合医院的中医科，其临床均已采用中西医结合的诊疗模式，只是结合的程度不等、特点各异而已。因此，讨论中西医结合的必要性已不再重要，关键是要深入探讨结合的形式与层次，从而使中西医结合更好地为临床服务。

1 中西医结合模式的探索与形成

自从西方医学传入到中国以后，有关中西医结合的探索就一刻也没有停止过。如唐容川提出"保存中说，西说为证"的结合方式，而恽铁樵则更大胆地设想中医"必能吸取西医之长与之合化以新生中医"。然而更多的医家则从中西两种医学的特点出发，探索、总结中西医结合的临床运用模式，其中不乏有一定操作性的、实用的结合方案，如张锡纯主张"中西药不相抵触，应相济为用，中药治本，西药治标"，而肖龙友、施今墨等则在治疗西医已明确诊断的疾病过程中逐渐确立了"西医辨病，中医辨证"的病证结合模式。至20世纪五六十年代"西医离职学习中医"的一大批"西学中"人员广泛采用"西医辨病，中医辨证"，探讨了许多疾病的证候演变规律和辨证分型标准，有力地指导了临床和科研，如今已得到医学界的普遍认同，国家卫生行政管理部门也将此"病证结合"的模式以病历书写格式的规范而固化了下来。与此同时，在"病证结合"的基础上，又派生出诸如"隐潜性证""微观辨证"等对"证"的新认识和辨证的新方法；而"菌毒并治""减毒增效"等治则、治法的发明，则体现了中、西两种医学优势的互补与运用。因此，构建起"病证结合，优势互补"的中西医结合临床模式，是对中西医结合历史的总结与传承，具有一定的临床实践意义。

2　病证结合的内涵

病证结合的浅表涵义即"西医辨病，中医辨证"，有学者也将其称之为"中西医双重诊断"，这一层面的工作目前已基本普及。然而若将"病证结合"的内涵只定格在病历书写格式上，显然是很局限的，其实"病证结合"还有更加深刻的内涵。

其一，病是指在一定病因的作用下，发生特定的病理变化并有一定发展转归规律的过程。特定的病因、病理及过程是病的特点，也就是说只要是同一种病，其演变过程就有一定的普遍性，这是西医在病症认识上的重要贡献。证是指疾病在发生、发展过程中正邪状况的综合反映。换句话说，同一种病症，在不同的地域、时间、年龄、性别、体质均有特殊表现，辨别疾病的特殊性就是辨证。因此，辨证也就是辨明疾病的个体差异。辨病、辨证结合，就是对疾病过程中的普遍性和特殊性的把握。如果只是辨病而忽视了疾病的特殊性，则治疗缺乏个体化的方案；反过来若只懂得辨证而不顾及疾病的普遍性，则常常会延误时机。因为不同的疾病虽然有时会呈现出相同的证候，但其发展、转归却完全不同。譬如功能性子宫出血和宫颈癌皆有可能表现为冲任失调，而二者的预后却是不言而喻的。因此"病证结合"的优点就在于点面结合，总体把握，兼顾个体。从而能在整体而系统的层面认识疾病，这是单纯的西医、中医均无法做到的。

其二，要深入全面地把握疾病的普遍性与特殊性的关系，就必须做到裴正学先生提出的"宏观与微观、整体与局部、病原的致病性与机体反应性的三结合"。宏观与微观的结合，不仅可以补充宏观辨证的不足，甚至在宏观无法辨证时发现隐性证的存在而开展微观辨证。将各项指标依据其生理功能和病理特点赋予中医理论的内涵而成为辨证因子，如此，各项指标不仅运用于诊病，还可用来辨证，可谓物尽其用矣。整体与局部的结合，深刻揭示了证候相同而病理改变却完全相谬的临床特点。胃肠功能紊乱和胃癌早期均会表现为肝胃不和之证，倘若只注重整体辨证而忽视了局部改变，后果将不堪设想。临床上选择整体调节还是手术治疗，其根据就在于此。病原的致病性与机体反应性的结合，是临床上开展阶段论治的理论依据。众所周知，在感染性疾病的治疗中，杀伤病原微生物则是西药见长，而调节机体的反应性则中医独有优势，"中医善治慢性病"的说法概源于此，这也是形成中西医"分阶段论治"的理论根源。

3 优势互补的原则

优势互补是病证结合法则在治疗方法上的体现或者延续。西医对病的认识及其所采取的治疗措施包括特效药物就是西医的优势，而中医辨证论治所针对的便是个体化，这是中医的不二法门。而且一方之优势正针对另一方之不足，可谓珠联璧合矣。可见，优势互补也有多层次的含义。

（1）单纯西医治疗。对于西医有绝对优势的病种应果断采用此方案，不宜延误。如各类有手术指征的外科疾病以及内科病中各类明确的感染，特别是结核性胸膜炎等。

（2）单纯中药治疗。主要针对已明确西医诊断而无特殊治疗的疾病，如自主神经功能紊乱、肾脏功能紊乱、慢性疲劳综合征等。

（3）中西药物有机结合：①中药为主，西药为辅；②西药为主，中药为辅；③西药中用；④中药西用；⑤中西药物分阶段运用。

总之，正如刘宝厚教授指出的，临床上开展中西医结合的目标是"提高临床疗效"，降低医疗成本，其核心是"找准结合点"。而"病证结合,优势互补"的模式,至少在目前的中西医结合临床实践中具有一定的指导性。在这一原则的指导下,探讨每一个疾病治疗的互补方案,将是一件十分有意义的工作。

(本文原载于《甘肃中医学院学报》,
2013,30(03):91-92.独著。)

"阴阳"琐谈

阴阳学说就其本源而言并不是中医理论的核心，它是古代先哲们阐释生命活动状态以及疾病发生、发展规律的方法论。但是正因为要以之来说明人体生理、病理产生的根源，故而中医学中的阴阳学说既有大"阴阳学说"的普遍性而使得人与自然、社会相通并融为一体，又具有人体小"阴阳学说"的特殊性而自成一体。比如说明人体的生理特点及病理状态时谓："阳者外围而为固也，阴者，藏精而起亟也。""阴不胜其阳，则脉流薄疾，并乃狂。阳不胜其阴，则五脏气争，九窍不利。"（《素问·阴阳应象大论篇》）可见中医学中的阴阳学说是与脏象、经络等中医特色体系融为一体的，没有阴阳的概念，中医学将无从谈起，所以《素问·阴阳应象大论篇》开篇即曰："阴阳者，万物之纲纪，变化之父母，生杀之本始，神明之府也。"紧接着又掷地有声地强调"治病必于阴阳之本"。若欲深刻理解阴阳的涵义，必从此处切入，此其一也。

其二，从阴阳的基本法则可知，事物发展的动力是阴阳的对立性，而阴阳相互对立的前提又是阴阳的互根性。而互根性的具体表现就是"阴损及阳""阳损及阴"以及张景岳创造的"阴得阳升而泉源不竭，阳得阴助而生化无穷"的治疗法则。

其三，任何事物内部存在着阴阳两个方面，也就是事物内部的矛盾性，但阴阳与矛盾的内涵并非完全相同。矛盾只说明事物内部存在着相互对立又相互依存的两个方面，并不规定两个方面的属性。阴阳则不然，它规定了事物内部相互对立、相互依存两个方面的属性，即"阴静阳躁"（《素问·阴阳应象大论篇》）。凡是活动的、上升的、温热的、亢进的皆属于阳,反之则为阴。

其四,为了较为直观地理解阴阳对立以及阴中有阳、阳中有阴的概念,人们创造性地绘制了"阴阳图"即"阴阳鱼图"。黑白两鱼即示对立,两鱼眼说明阴阳互含。但世间万象以及生命活动中的阴阳成分,绝对不可能是以这种平面的黑白分明的形式存在,而永远是立体式的、多维的甚至是"水乳交融"的状态。再者,人们所看到的并不是阴阳潜在的质与量,而只是阴阳质与量调和的外在征象而已。

其五,事物内部的阴阳两个方面保持着调和,从而使事物的性质获得相对的稳定状态。人体的阴阳秉受于父母,先天禀赋本有偏盛、偏衰,加之自然和社会的阴阳之影响,人体阴阳的消长就更复杂了,甚至小至昼夜时辰,大到四季更替,机体的阴阳比例也在不断地变化。正因为如此,生活中的平常人才有可能存在生理差异及性状之偏,即使是同一个人其性情亦常因时因地而异。这种生理状态虽存在阴阳偏盛、偏衰,但依旧属于"调和"的范畴。可见"调和"比"平衡"更具有弹性空间,也就是说调和还包括了一定限度的"不平衡"。从"平衡"到"不平衡",只要不至于"倒塌",或者说在机体能承受的范围之内者,都属于"调和"。难怪社会上有人厌热,有人怕凉,有人凉热皆不适,有人凉热都能行;有人孤僻,有人合群,有人冷淡,有人热情,有人不温不火,但自己及他人都暂且可以承受。很显然,如果离平衡点越远,则离"倒塌"越近,而出现病理反应;一旦有"不平衡"现象出现甚至有"倒塌"迹象者,便是所谓的"亚健康"状态。而所谓养生者,则是根据自身阴阳的偏盛、偏衰状况而选择使阴阳保持调和乃至归于平衡的修炼方法。如此理解和诠释阴阳调和的涵义,会让我们把健康、亚健康、疾病及养生联系在一起。

另外,阴平阳秘并不是单指阴阳两个方面量的绝对相等,很多情况下则决定于阴阳两个方面的特质属性,有的须平分秋色,而有的可二八分成,这大概就是临证时须举一反三、知常达变的奥妙所在吧!

其六,始学中医,认为辨证并非难事,但及至临床日久,才觉要精确辨证真非易事，而最难者，莫非辨"阴阳"，始知"治病并求于阴阳之本"的真谛所在。如今人们的生活、工作环境发生了前所未有的改变，工业污染，农药残留，抗生素超标，加之人们好逸恶劳、贪图享受，极易使机体阴阳失于调和，且临床表现错综复杂，阴阳属性真假难辨。患者自觉畏寒怕冷，却手足心热难耐，又见舌质红、苔黄腻，脉象却是沉细无力，此阴证耶？阳证耶？让人莫衷一是。究其原因，盖与人们所接触毒邪的属性有关。抗生素多性寒易损阳气；激素催生则性热，常常有助火之虞；农药中之重金属则损伤肾小管而致"浓缩—稀释"功能失常而表现为夜尿增多，中医学则称之为"肾失开合"；装饰材料中的甲醛等毒素可致血液病，足见其有伤血之弊，加之今人常常"以酒（包括各种饮料）为浆，以妄为常，卧以入房，欲竭其精（荒淫无度）"（《素问·上古天真论篇》），都是伤精耗气之举。因此，不同阴阳状态的人们受到环境、作息、饮食中不同属性的有害因素侵袭，所形成的阴阳失和状态是千姿百态的，有时表现明显的却往往是假象，"貌似阴虚的阳虚证"和"貌似阳虚的阴虚证"在临床上屡见不鲜，如何在这纷扰的临床表现中拨云见日、去伪存真？笔者拙见，一是要积累临床经验，多见定能识；二是要以舌象、脉象为主；三是深入了解患者的寒热好恶；四是从患者的生活习性中寻找易感因素。其实，人们生活中损阳耗阴的因素时刻存在，而临床征象中又多见到既有阳虚又有阴亏的症状和体征，去除一部分真假阴阳虚损证之外，则大部分患者都是属于阴阳俱损的范畴，用平补阴阳之法亦常能奏效。

另外，在临床上阴阳难辨的状况还存在于已接受过激素细胞毒药物治疗的患者。虽然患者表现为汗多、怕热、满脸疖肿、舌红、苔黄腻、脉滑数等一派热象，但用清热、解毒之品无效，最后用温阳法治愈，足见长期用"虎狼"之化疗药确能导致机体阴阳之机的紊乱，而且还会假象丛生。

（本文原载于《甘肃中医学院学报》，2013，30（04）：69-70.独著。）

血瘀证与活血化瘀（一）

活血化瘀法在临床上运用广泛,且每能获得满意疗效,说明血瘀证在疾病过程中是普遍存在的,而且那种"久病必瘀"的传统观点现在也已被彻底修订,认为有病就有瘀,只是程度不等、特点各异而已。

1　血瘀证的内涵

血瘀证是由不同原因所致的源于血运障碍而引发的一系列病理改变。轻者仅影响血液、血管及组织器官的功能,重者则造成器质性损伤。总结历代医家所论,血瘀证包涵了以下几种病理类型。

1.1　内结为血瘀

《黄帝内经》虽无血瘀一词,但有留血、凝血、血聚、结血、脉不通等名称,其所指即为血瘀。《金匮要略》则明确提出了"内结为血瘀"的论断,是血瘀证最基本的病理特征,也是多数人对血瘀证内涵的基本理解。瘀即瘀阻不通之意,结则是瘀的症结所在。这一病理过程包括了血液的浓、黏、凝、聚直到血栓形成和微循环障碍等病理变化。

1.2　离经之血为血瘀

唐容川之《血证论》有载:"离经之血,与好血不相合,是谓瘀血。"血液一旦离开经脉,则失其所、离其道,无从发挥其温煦、濡润之功效,反而成为阻遏气血运行之障碍而沦为血瘀。这一病理过程不仅是说明离经之血会形成血瘀证,而且常常会出现此瘀血不去则出血不止的现象,盖瘀血不祛新血不生、祛瘀止血之治疗心法从此而出矣。临床上所见的各种出血,如《灵枢·百病始生》曰:"血溢于肠外,肠外有寒,汁沫与血相搏,则并合凝聚而不得散,而积成矣。《诸病源候论》曰:"若因堕落损伤,即血行失度……皆成瘀血。"此"失度"与"离经"实质意义当为一致,皆因"脉者血之府也",血离经脉,失度使然。妇科常见的疾病如宫外孕、子宫内膜异位症、子宫肌瘤、功能性子宫出血、产后恶露不尽等,均为离经之血。

1.3 久病入络为血瘀

此说源于叶天士,其《临床指南医案》中多次提及:"初病在经,久病在络,以经主气,络主血。""初为气结在经,久则伤血入络。""病久、痛久则入血络。"治疗则用辛润通络之旋覆花汤、辛温通络之大黄䗪虫丸类等方药。王清任在《医林改错》中明确定性"久病入络为血瘀"。这一病理过程实际上包括了西医学所谓的增生、坏死、纤维化、硬化、瘢痕等病理改变。

1.4 污秽之血为血瘀

《素问·刺腰痛篇》和《灵枢·邪气脏腑病形》中已提出"恶血",明代王肯堂在《证治准绳·杂病·蓄血篇》中认为 "百病由污血者多",对"血污于下者,桃仁煎、代抵当丸、牛膝膏"治疗,确切提出污秽之血为瘀血的观点。结合西医学所论"污秽之血"可归纳为外源性及内源性"污秽之血","外源性污秽之血"指由生物、理化等因素所"污染"的血液。其中生物性致病因素包括细菌、病毒、螺旋体、细菌内毒素等各种致病性微生物,可使血管内皮细胞损伤,激活凝血因子启动内源性凝血系统,还可相继激活纤溶、激肽和补体系统,引起播散性血管内凝血;化学性因素可见于许多无机或有机化学物质所致的"血液污秽",如一氧化碳与血红蛋白有很强的亲和力,选择性地作用于红细胞,形成碳氧血红蛋白,导致紫绀等血瘀证表现;物理因素如严重创伤、外科大手术或大气压的改变(高山病),前者可因组织严重破坏使大量组织因子进入血液,启动外源性凝血系统,引起播散性血管内凝血。内源性"污秽之血"指由于重要脏器衰竭引起自身代谢产物在血中的堆积，如尿毒症患者血中各种胍类化合物、尿素、肌酐、尿酸增多，肝硬化患者血氨增高，一些代谢性疾病如高脂血症、糖尿病，与正常血液比较属"污秽之血"。此血瘀因其性质是败血、毒血、恶血，故概括为"污秽之血"。

2　血瘀证的外延扩展

传统血瘀证主要以"久病""久虚"立论，因而在一定程度上束缚了人们的思维，随着中西医结合临床研究工作的开展，血瘀证的外延有了进一步的扩展，例如：①张瑞祥提出了"高原血瘀证"的概念。他认为人在高原，大气稀薄，宗气不足，血运推动无力；高原寒冷，血脉凝滞；高原风大，蒸发速度快，津液易竭，无以载血，以上原因构成了"高原血瘀证"的病因、病机。可贵的是他用人参高原片有效地改善了高原血瘀证，从而说明地域之高也是形成血瘀证的原因，不仅丰富了中医学中血瘀理论的外延，也为防治高原病提供了有效的方法。②张绍英在潜水病（一种减压病）的治疗中，观察到患者在极其短暂的时间内出现呼吸困难，头面部发紫如茄、黝黑肿胀，口唇青紫，舌紫暗有瘀点，脉细涩等征象，虽然须采用给氧、强心、脱水、利尿、抗感染或气管切开等紧急抢救措施，但如辅以益气活血化瘀方药（黄芪、党参、川芎、桃仁、红花、赤芍、丹参等）治疗，则患者的抢救成功率明显提高，恢复期显著缩短，说明血瘀证不仅"久病多瘀"，急病、新病亦能致之，从而将血瘀证的存在扩展到疾病的整个过程中。

（本文原载于《甘肃中医学院学报》，
2013，30（05）：73-74.独著。）

血瘀证与活血化瘀（二）

3　血瘀证的诊断

血瘀证的传统诊法完全是依靠症状、体征，其高水平者则参以"久病入络""久病多瘀""离经之血为血瘀"等理念而确定，但在西医学高度发达的今天，运用现代检测手段能为隐性的血瘀证提供诊断参考，而且还能根据治疗前后的指标变化对活血化瘀治法的疗效做出客观评价。譬如血液的浓、黏状态是血瘀证形成的前奏，而依赖血液流变学检测便能准确地反映这种浓、黏状态，其中的血沉、红细胞压积、红细胞电泳时间等指标还能解释其浓、黏状态的形成之因。

3.1　血瘀证的临床特征

3.1.1　面色改变　血瘀者面色黧黑或青紫或晦暗。《灵枢·经脉》曰："手少阴气绝，则脉不通，脉不通则血不流，血不流则色不泽，故其血黑如漆柴者，血先死。"

3.1.2　疼痛　疼痛固定或呈刺痛。《医学集成》曰："通不移处为死血。"《医学四要》云："痛如锥刺，日轻夜重者，血凝也。"《医学心悟》亦曰："血痛者，痛有定处而不移，转侧若刀锥之刺。"

3.1.3　皮肤改变　《金匮要略》曰："内有干血，肌肤甲错。"肌肤甲错实指皮肤粗糙，肥厚，有时可能还有鳞屑增多，皮肤发硬等表现，与肢体麻木一样，皆属气血凝滞、瘀阻脉络、血不荣养筋肤之表现。

3.1.4　舌质特点　舌质青紫或舌体有瘀点、瘀斑，舌脉粗张及舌下瘀血丝，为诊断血瘀证的重要宏观依据。《金匮要略》中已指出："病人胸满,唇萎舌青,口燥,但欲漱水不欲咽……为有瘀血。"

3.1.5　脉象　《丹溪心法》曰："脉涩有死血。"《证治准绳》云："瘀血为病,其脉必涩。"

3.1.6　神志异常　如癫、狂、躁或健忘等。《医林改错》曰："癫狂一症,哭笑不休,詈骂歌唱……乃气血瘀滞。"

3.1.7　出血　包括机体任何部位的出血。

此外,不明原因的低热,女性患者的月经变化,如痛经、月经衍期、色黯有块等都是血瘀之征。

3.2　实验室检测

3.2.1　甲皱微循环观察　存在下列任何一项者即可诊为血瘀证：①甲皱毛细血管襻扭绞、枝生、迂曲；②管襻数减少,管襻长度延长；③有血流速度缓慢、血流状态异常,异常状态有粒状流态,血流分节、充盈不足等,流速缓慢和流态异常一般同时出现；④管襻臂细；⑤微血管压力测定小动脉压和毛细血管压增高；⑥管襻周围出血,包括新鲜及陈旧出血。

3.2.2　凝血指标测定　凝血系统的激活是血瘀存在的前提,具体表现在：①凝血酶原时间（PT）和白陶土部分凝血活酶时间（KPTT）缩短；②血纤维蛋白原（FI）含量增加；③纤维蛋白肽A（FPA）增高是反映血液凝固性升高的一个极为敏感的指标；④Ⅷ因子相关抗原（Ⅷ R Ag）的水平可作为血瘀严重程度的反映；⑤血栓弹力图（TEG）中的 γ 值（反应时间）、K值（凝血时间）缩短,ma值（血栓最大幅度）增加；⑥抗凝血酶Ⅲ（AT-Ⅲ）的活力降低是血瘀存在的重要指标。

3.2.3　纤维蛋白溶解系统指标测定　①优球蛋白溶解时间（ELT）缩短；②血浆纤溶酶原含量降低,纤溶活性增加时,血浆中的纤溶酶原转化为纤溶酶,故纤溶酶原水平降低；③血、尿纤维蛋白（原）降解产物（FDP）阳性。

3.2.4　血小板功能检查　包括血小板黏附性、聚集性、释放反应、存活时间、电泳时间等。

3.2.5　病理学检查　如血管增殖，血管壁纤维蛋白原样物质沉积；襻发生僵直；组织增殖、坏死、变性；脏器纤维化、硬化等。

3.2.6　血液流变学检测　包括全血（比）黏度、血浆（比）黏度、红细胞电泳、红细胞比积、红细胞沉降率、红细胞变形指数、红细胞刚性指数等。

4　活血化瘀法的运用

通常情况下，人们传统地把活血化瘀当作单一的治法去理解，其实欲得活血化瘀之确切疗效，尚需作如下思考。其一，辨证活血是取得疗效的关键。血瘀证虽然包括4种病理改变，但其形成则各有其原因，或因寒凝，或因气滞，或因气虚，或因阴竭，王清任创立的诸逐瘀方因何备受追捧，就是因为准确地运用了气血理论，采用行气活血（血府逐瘀汤）、益气活血（补阳还五汤）、通阳活血（通窍活血汤、少腹逐瘀汤）等法则。

其二，活血化瘀则包括"活其血脉"和"化其瘀滞"两个方面，当然二者之间有密切的内在联系。"活其血脉"是针对血瘀证中的血脉功能失常而言的，血脉的功能失常则表现为供血不足、灌溉不济、濡润不及、血管硬化、坏死、出血、炎症等，"活其血脉"即改善心脑血管功能，血液物理、化学性状，血小板及凝血系统功能，微循环等生理功能；"化其瘀滞"则很明显地针对血运障碍中的"结""凝""聚"环节，包括抗心肌缺血，脑缺血，抑制血小板聚集，抗凝，抗血栓形成等病理状态。至此我们可以发现，血脉不活与瘀滞，既是不同的病理阶段，又是互相关联的，血脉不活的结局就是瘀滞，而瘀滞之后更加加重血脉不活，在临床上轻者仅活其血脉则能已，重者须在此基础上化其瘀滞，也可以称标本兼治矣。

其三，临床上可将活血化瘀法分为以下几个层次运用。

（1）和血法。即针对血脉不和者，为血瘀证之初期或处于萌芽阶段,不和包括血脉不足、血脉不温、血脉不畅、血脉无力等状态,常用的和血之品为当归、川芎、丹参等。和血类药物尚具有养血和血作用,包括当归、丹参、白芍、何首乌、阿胶等,此外,温通经脉的新绛、月季花、代代花、佛手、麻黄、桂枝等也常常扮演和血的角色。

(2)活血法。即针对血脉的浓黏状态及功能明显不足者,常用药物如赤芍、桃仁、红花、姜黄、川牛膝、益母草、三七、郁金、五灵脂、蒲黄、鸡血藤等。

(3)化瘀法。即针对血脉的凝聚甚至有血栓形成者,常用药物有穿山甲、三棱、莪术、水蛭等。

(4)逐瘀法。即针对蓄血证、内有干血、胎死腹中、胞衣难下等,常用破血逐瘀之峻猛方剂,如桃核承气汤、抵挡汤、大黄䗪虫丸等,药用大黄、䗪虫、虻虫等。

(本文原载于《甘肃中医学院学报》,
2013,30(06):79-80.独著。)

慢性肾脏病"毒损肾络"病机概论

大量的临床研究表明,慢性肾脏病(CKD)最显著的临床特征就是肾功能的逐渐减退而最终导致肾衰竭。其发生的机制尽管有不同的学说,但由免疫反应介导而产生的凝血、纤溶、激态、炎性因子的激活与释放,从而导致肾脏血管内皮损伤,出现肾小球硬化与肾纤维化,则是明确不争的事实。造成血管内皮损伤的诸多因子,从中医理论的角度出发,则俱属于"毒邪"且构成肾小球的毛细血管团,即属中医之所谓"肾络"。因此,慢性肾脏病"毒损肾络"的病机认识是基于中西医学理论汇通的结合观点,对慢性肾脏病的临床治疗有积极的指导意义,现概论如此,就正于同道。

1 诸邪丛生,久踞成毒

1.1 脏腑失调,诸邪丛生

"正虚邪实"是慢性肾脏病的病机特点,邪实则普遍认为是病变的诱发因素和病变过程中的病理产物,主要包括血瘀、湿热、水湿、湿浊、风邪等。

血瘀和水湿皆为脏腑功能失调的产物,具体而言,脾肾两脏功能失调,水液运行障碍,血运受阻,反之亦然。故《素问·调经论》云:"瘀血不去,其水乃成。"《血证论》则更为详尽地指出:"血与水本不相离";"病血者未尝不病水,病水者未尝不病血";"血化水,亦发水肿";"积既久,亦能化为痰水"。

不仅如此,水湿聚而不散,也是湿热形成的前提条件和关键环节。因为不仅外感热邪侵入机体与湿邪相抟而成湿热之证,即使是单纯的湿邪入侵,日久化热亦可成湿热;内生湿热证的形成也是先有湿邪,然后郁久化热,而成湿热之证。可见有湿才能形成湿热,只是形成的速度有急有缓,没有湿邪存在的前提条件,单纯的热邪终不能酿成湿热。那么湿邪的实质是什么?有人用组织胺电游子透入试验和出入液量的变化观察, 发现利湿类中药的作用机制除了能促使水湿的排除外,更重要的是能改变机体对组胺的反应性,已知组胺是变态反应的炎症因子, 可见湿邪的存在即昭示了免疫反应的不断进行,许多变态反应性疾病的命名也与湿有关,如湿疹、风湿、类风湿等。

可见有湿就有血瘀,有湿就有湿热。血瘀与湿热证的长期顽固地存在,只是程度不同,特点各异,严重影响了肾脏的康复,是肾脏病过程中继发的重要病理改变,故而有学者发出了"湿热不除,蛋白难消;瘀血不祛,肾气难复"的感叹[1]。至于风邪,则常常是诱发疾病和病情加重的重要因素。《素问·水热穴论》"勇而劳甚则肾汗出,肾汗出逢于风,内不得入于脏腑,外不得越于皮肤,客于玄府,行于皮里,发为胕肿,本之于肾,名曰风水。"及《诸病源候论》"风入于少阴则溺血"的记载就是风邪与肾脏病存在内在联系的原始证明。可见"肾汗出逢于风"能致"风水"。而由于肾属水,寒气通肾,应时于冬,汗出遇寒则直中脏腑而为病。临床上慢性肾脏病患者常于秋末入冬之时或平时遇寒感冒而致病情复发、加重,其理盖出于此。

1.2 诸邪久踞,变生成毒

在中医学领域,毒的内涵和外延是非常丰富的。就致病因素而言,对机体产生毒性作用的各种致病因素,皆可称之为"毒邪"[2]。在慢性肾脏病过程中产生的血瘀、湿热、水湿、湿浊等病理产物以及风邪等诱发因素,长期持久地存在,则会更进一步地造成肾脏的病理损伤。而且这种病理损伤不仅仅是功能性的,还往往导致结构的损伤,故而将诸邪归之为"毒邪",这个被损伤的结构便是肾络。

2 毒损肾络，开阖失度

2.1 肾络与肾气之开阖

络脉是经络的组成部分，是经脉的分支，包括别络、浮络、孙络。肾络则是肾脏的络脉。清·喻嘉言《医门法律·明络脉之法·络脉论》说："十二经生十二络，十二络生一百八十系络，系络生一百八十缠络，缠络生三万四千孙络。自内而生出者，愈多则愈细小。"由此可见，肾络则似现代解剖之毛细血管。肾小球就是毛细血管团，肾小球基底膜的网状结构与先贤对孙络的描述极具异曲同工之妙。《素问·调经论》说："孙络水溢则经有留血"，可见肾脏病的基础病变就在于孙络。

肾气是肾主气化的原动力。在生理状态下，肾气充盈，开阖有度，精微内藏，糟粕泄，是为气化之常态；由于外邪入侵，或邪毒积聚则致肾气不足，气化失司，则致精微外泄，糟粕内停，是为气化之失度。正如《怡堂散记》所说："五脏六腑之精，肾藏而司其输泻，输泻以时，则五脏六腑之精相续不绝。"肾气的气化功能，关键在于开阖有度，外在表现为去粗存精。其实，中医学对肾气气化作用的阐述，与现代医学的研究成果十分相似。当血液经过肾小球时，血液中的所有代谢产物被滤出，而绝大部分有用成分则保留，滤出液体中的绝大部分水和少量有用成分经过肾小管的重吸收，使其不丢失，或失而复得；肾小球有选择的滤过功能和肾小管的重吸收和排泌，不都是一个"开阖"过程吗？再从整体上看，用"开阖"二字可概括小球和小管的功能[3]，小球和小管的结构与功能也正是肾的孙络之所在，肾小球中的毛细血管是血与津液在肾络系统末端发生广泛的交换与流通的结构基础[4]。

2.2 诸毒之损在肾络

在慢性肾脏病过程中，肾功能的损伤主要是指肾小球基底膜的损伤，而近年来研究热点揭示，肾小球损伤的根本表现在血管内皮方面,更加使这一问题简单化。

由免疫反应而最终导致肾小球基膜损伤,其病理过程比较复杂,一般认为与机体的凝血、纤溶和激肽等系统有密切的联系。具体地说是在各种致病因素作为抗原侵入机体后,通过免疫反应产生抗体,当大量的免疫复合物进入血循环或在血循环中形成后,通过补体激活因子Ⅻ,活化的Ⅻ因子不仅能启动凝血系统,使肾小球基膜损伤,同时又能激活纤溶系统,使血浆中无活性的纤溶酶原转化为纤溶酶,纤溶酶不仅能将纤维蛋白(原)逐级裂解为纤维蛋白降解产物(FDP),而且还能激活补体,加强补体系统的免疫损伤作用。Ⅻ因子还可以激活前激肽释放酶,形成激肽释放酶,使激肽原变为激肽,加重肾小球组织的损伤。免疫复合物还可以诱导血小板聚积,引起由血小板介导的纤维蛋白的沉积。血小板又可释放出各种生物活性物质,如血管活性胺,增加毛细血管通透性,促进免疫复合物在血管壁沉积,加重肾小球基膜损伤。此外,免疫复合物沉积还会开启级联的促炎症反应。在补体、免疫复合物等的刺激下,以单核巨噬细胞系统激活,C反应蛋白、白细胞介素1(IL-1)、IL-6和肿瘤坏死因子等为主的促炎性细胞因子释放, 以致缓慢发生和持续存在轻微炎性反应[5]。近年来诸多研究发现,慢性肾脏病,尤其是慢性肾衰竭患者普遍存在着微炎症反应状态。又由于慢性微炎症反应是引起血管内皮损伤的重要因素, 故与肾纤维化有密切的联系。研究表明微炎症状态下细胞因子,如IL-1和TNF-α等,会吸引血液中的一系列的炎症细胞(如白细胞、淋巴细胞、血小板、单核－巨噬细胞等)向系膜区、血管区、肾间质区浸润,并释放一系列的炎性介质导致炎性反应,反过来促进肾脏固有细胞的表型转化。此时,肾脏固有细胞的功能已经改变,开始释放一系列致肾毒性细胞因子、生长因子,如:TGF-β、PDGF、EGF等,这些因子会导致肾间质中的成纤维细胞增生与分化,通过上皮细胞向间充质细胞转分化并向肌成纤维细胞转化。最终导致肾小球硬化,有效功能肾单位数量逐渐消失,肾功能进行性衰竭。在 CKD 的病人中,肾小球毛细血管系统进行性损害同时伴随血管变薄被认为是肾脏损害的中心环节。内皮细胞功能障碍大多将其定义为在某些刺激如乙酰胆碱,缓激肽的作用下,血管舒张功能出现障碍。最新研究表明,血管内皮功能障碍还包括促炎性介质的生成和促血栓形成等[6]。

综上所述,免疫反应产生了水湿之邪,又因导致凝血机制障碍及血小板聚集而形成了血瘀证,与中医学之"内结为血瘀"(《黄帝内经》)、"久病入络为血瘀"(《医林改错》、"离经之血为血瘀"(《血证论》)、"污秽之血为血瘀"(《证治准绳》)的论述颇相吻合。同时,免疫反应所开启的级联的促炎症反应以及微炎症状态的持续存在,与湿热之邪的黏滞、缠绵之性如出一辙。血管内皮损伤的机制阐明,使诸"毒"损伤肾络与开阖失司之理昭然若揭。吴以岭教授的研究结果认为,络病有易滞易瘀、易入难出、易积成形三大特点[7],亦与慢性肾脏病的临床特点一致。

3 解毒通络,肾气来复

3.1 解毒通络法之临床运用

3.1.1 湿热血瘀 脘闷纳呆、口干不思饮、咽喉肿痛、皮肤疖、疮疡、小便黄赤、灼热或涩痛不畅,舌暗红;苔黄腻,脉濡数或滑数。治宜清利解毒,活血化瘀。方用益肾汤加减:紫花地丁、连翘、板蓝根、金银花解毒;赤芍、白茅根凉血清热利水,红花、当归、桃仁、益母草、丹参、泽兰叶活血化瘀通络。若皮肤疖肿,疮疡者加半枝莲、半边莲、七叶一枝花;咽喉肿痛者加白花蛇舌草、山豆根、黄芩或用六神丸;脘闷纳呆、口干不欲饮者,加炒黄连、黄芩、蔻仁、生薏苡仁、炒竹茹;小便灼热、涩痛不畅者,加车前草、土茯苓、萹蓄、瞿麦等。

3.1.2 水阻血瘀 面目四肢浮肿,胸腹胀满,小便少,气短乏力,舌有瘀点或瘀斑,脉细弦或弦涩。治宜利水消肿,活血化瘀。方用当归芍药散加味:白术、茯苓健脾调中,泽泻、车前子、陈葫芦、椒目利水消肿,益母草、当归、泽兰叶、赤芍、川芎、水蛭粉活血化瘀。

3.1.3 湿浊血瘀 面色黧黑或晦暗,纳呆,恶心或者呕吐,身重困倦或精神萎靡,血肌酐、尿素氮增高,舌间暗,脉细涩。治宜化湿降浊,活血化瘀。方用复方大黄煎剂:生大黄、附片、红花、牡蛎水煎灌肠,保留20~30min。并用黄连温胆汤和胃降浊,同时用丹参注射液加入葡萄糖注射液中静脉滴注。

若湿热、湿浊之毒不著,只瘀毒损络者,则采用扶正通络之法。

3.1.4 气虚血瘀 面浮肢肿,面色晦暗,气短乏力,纳差或腹胀,易于感冒,舌淡或有瘀点,舌体胖嫩,脉细弱。治宜益气化瘀。方用补阳还五汤加减:大剂黄芪益气生血、气行则血行,党参更增强益气之力,当归、川芎活血行血,赤芍、泽兰叶、红花化瘀通络,益母草、僵蚕、蝉衣调血中之气,通络脉之瘀,合之共奏益气化瘀的作用。

3.1.5 阳虚寒瘀 浮胖明显,面色㿠白,畏寒肢冷,腰痛,腰膝酸软,神疲乏力,纳呆便溏,性功能低下或月经不调,舌淡胖,边有瘀点或瘀斑,齿印,脉沉细。治宜温阳化瘀。方用济生肾气汤合化瘀药加减:仙茅、仙灵脾、巴戟天、锁阳补肾中之阳,熟地、山茱萸、山药、茯苓、党参、黄芪补脾肾之气,合牛膝、红蕴花、丹皮、泽兰叶、益母草、水蛭粉通络活血化瘀,车前子、泽泻利水祛浊。

3.1.6 阴虚热瘀 头晕,耳鸣,目睛干涩或视物模糊;五心烦热,口干咽燥,腰脊酸痛,梦遗或月经失调,舌黯红少苔,脉细或细数。治宜养阴化瘀。方用知柏地黄汤合化瘀药加减:生地、女贞子、旱莲草滋补肾阴,知母、黄柏、丹皮、菊花坚阴清泄邪热,钩藤平肝,地骨皮清虚火,丹参、益母草、赤芍、红花、泽兰叶和血化瘀通络。

3.1.7 气阴两虚瘀阻 面色无华,少气乏力或易感冒,午后低热或手足心热,口干咽燥或长期咽痛,咽部暗红,舌偏暗红,少苔,脉细或细数。治宜益气养阴化瘀。方用参芪地黄汤合化瘀药:黄芪、太子参、茯苓益气,生地、山茱萸、山药养阴,丹参、红花、川芎、益母草、泽兰叶活血化瘀,泽泻利水。

3.2 解毒通络法之临床疗效

自 20 世纪 70 年代山西学者于家菊先生运用活血解毒法创"益肾汤"治疗慢性肾炎取得新进展,以及甘肃学者刘宝厚教授在国内率先将血液流变学运用于肾小球疾病"血瘀证"的诊断、鉴别诊断和疗效评估以来,国内中医、中西医结合肾脏病研究者对瘀血阻滞肾络的病机特点已成共识,对湿热、水湿、痰浊、风邪等对肾络的损伤以及和瘀血阻滞肾络之间叠加作用也有一定的认识。在治疗方面,叶景华在上述辨证用药的基础上加解毒、泄浊、利湿、祛风的专药。主要用制大黄解毒泄浊祛瘀,用土茯苓以解毒利湿,用留行子以活血祛瘀通络[8]。刘宝厚创通肾络之专方"蛭龙通络胶囊",在临床上取得良好效果[9]。赵玉庸教授针对"肾络瘀阻"确立了益气活血通络治法("肾络通"方剂,黄芪、丹参、川芎、当归、蝉蜕、地龙、僵蚕、乌梢蛇、龟板),应用于系膜增生性肾小球肾炎、膜性肾病、局灶阶段性肾小球硬化、IgA 肾病等多种慢性肾脏病,具有降低蛋白尿,减少尿中红细胞排泄,保护肾功能,延缓肾病进程的作用[10]。于敏等[11]从"毒损肾络"论治慢性肾衰竭胰岛素抵抗,阐明了慢性肾衰竭胰岛素抵抗的病理基础是毒损肾络,并说明其现代病理生理学机制可能是肾内微炎症,提示解毒通络益肾法可通过抑制肾内微炎症,而成为治疗慢性肾衰竭胰岛素抵抗的有效方法。何立群教授[12]创制抗纤灵颗粒剂,主要由丹参、桃仁、当归、牛膝、大黄等组成,可显著降低慢性肾衰竭患者血肌酐和尿素氮,降低蛋白尿,总有效率在 89.55%,显著优于对照组,适用于血瘀型早、中期慢性肾衰竭患者。孙伟教授[13]以络病理论阐释慢性肾脏病,临床运用扶正理虚、养脏和络、活血化瘀、解毒泄浊等法。并指导其研究生对益肾清利和络泄浊法诊治慢性肾衰竭疗效进行临床和实验研究。结果:患者 Ccr 治疗前后基本保持稳定(治疗前 Ccr 29 ± 13.15;治疗后 Ccr 29.59 ± 16. 28,$P > 0.05$)。治疗后观察(22.27 ± 1.69)月表明,Ccr 下降到一定程度后,逐渐表现一段时间的稳定。经益肾清利和络泄浊法治疗后,患者三酰甘油、胆固醇、LDL 水平显著下降($P<0.05$);尿蛋白水平下降($P<0.05$)[13,14]。王洪忠等[15]用除湿祛痰法(肾衰胶囊)治疗慢性肾衰竭 74 例,近期观察该药可提高超氧化物歧化酶(SOD)水平,与对照组 34 例比较差异有统计学意义,对降低尿素氮、肌酐、升高血红蛋白、降低丙二醛(MDA)差异无统计学意义。远期疗效比较组间差异有统计学意义,治疗组生活质量明显高于对照组。黄国东等[16]用清热利湿活血法(复方仙草胶囊)治疗隐匿性IgA 肾病,对照组服用苯那普利片、潘生丁。治疗组总有效率为88.75%,对照组为 65.71%;两组治疗后湿热证积分、血瘀证积分、舌象变化、血液流变学比较、尿红细胞镜检结果、尿蛋白和尿红细胞变化及血生化变化,治疗组均优于对照组。曹广海等[17]运用毒邪学说和络病理论,治疗紫癜性肾炎取得了良好的疗效。

（孙红旭副教授提供了部分资料,在此致谢!）

参考文献

[1]刘宝厚.肾脏病中西医结合的思路与方法[J].中国中西医结合肾病杂志,2008,9(3):189-191.

[2]谢文光,陈可冀.中医学"毒"的含义及其演变[J].中华医史杂志,2008,38(3):169-169.

[3]戴恩来.固护肾气在防治慢性肾脏病中的意义[J].中国中西医结合肾病杂志,2012,13(2):95-97.

[4]雷燕.络病理论探微[J].北京中医药大学学报,1998,21(2):19-23.

[5]张琳,曹式丽.毒损肾络与慢性肾脏病微炎症状态相关性研究[J].中国中西医结合肾病杂志,2011,12(4):363-365.

[6]赵嘉惠.慢性肾脏病与血管内皮功能障碍[J].中国卫生产业,2011,8(2):128-129.

[7]吴以岭.络病病机特点与病机变化[J].疑难病杂志,2004,3(5):282-284.

[8]张彤.叶景华诊治慢性肾脏病经验[J].北京中医药,2008,27(7):508-510.

[9]薛国忠,孙红旭,纪品川,等.蛭龙通络胶囊联合中医辨证论治治疗慢性肾衰竭30例[J].中医研究,2013,26(1):16-17.

[10]丁英钧,蔡冀民,潘莉.慢性肾脏病"肾络瘀阻"共有病机学说及临床意义[J].时珍国医国药,2011,22(3):690-691.

[11]于敏,南征,史耀勋,等.从中医"毒损肾络"论治慢性肾功能衰竭胰岛素抵抗[J].中医杂志,2009,50(7):585-591.

[12]张昕,陈刚,何立群.何立群教授从瘀论治慢性肾脏病经验撷菁[J].中医药信息,2011,28(5):72-75

[13]尹雪皎,孙伟.孙伟运用络病理论治疗慢性肾脏病经验[D].河南中医,2013,33(3):342-344.

[14]郑艳.益肾清利和络泄浊法治疗慢性肾衰竭临床研究[D].南京:南京中医药大学,2007.

[15]王洪忠,张进军,陈之罡,等.除湿祛痰法治疗慢性肾衰竭临床与实验研究[J].中医杂志,1996,37(12):732-734.

[16]黄国东,何小萍,向少伟,等.清热利湿活血法治疗隐匿性IgA肾病的临床观察[J].吉林中医药,2007,27(10):11-14.

[17]曹广海,云鹰,肖华.从毒邪和络病理论治疗小儿紫癜性肾炎[J].世界中西医结合杂志,2009,4(2):138-139.

（本文原载于《中国中西医结合肾病杂志》，
2014,15(02):97-100.独著。）

肾脏生理与病理的中西医汇通观

随着现代医学科学技术的不断发展，中医理论的奥秘遂逐渐被阐释。此时，人们会惊奇地发现，原来中医和西医只不过是用了不同的语言说明着同一个命题。今笔者不揣浅陋，试就肾脏生理与病理的中西医汇通认识简述如次，就正于同道，或于中西医结合诊治肾病有所裨益。

1 关于肾脏的解剖结构

"解剖"一词源于《黄帝内经》。《灵枢·经水》说："若夫八尺之士，皮肉在此，外可度量切循而得之。其死，可解剖而视之。"在中医学的文献中，肾脏有其明确的解剖位置，如《素问·脉要精微论》即谓："腰者肾之府。"《难经·四十二难》则进一步指出："肾有两枚，重一斤一两。"至明代赵献可所著的《医贯》则明确肾脏的位置为"生于脊膂十四椎下，两旁各一寸五分。"《医学入门》又观察到肾脏"里白外紫，如豇豆兮，相合若环。"可见，在肾脏的解剖学认识上，中医和西医的认识完全一致。

2 关于肾的生理、病理

既然中西医在肾的解剖学认识上是统一的，那么在肾功能的阐释上也应该是互通的。对照现代医学中关于肾脏生理功能认识，可以发现，中医学中"肾"功能，除了肾脏自身的功能外，还包括了与下丘脑—垂体—肾上腺及其靶腺的相关联功能，机体物质和水液代谢的激动因子以及生长、发育、生殖功能，甚至血细胞的生成，钙、磷代谢等等均由肾所主。

2.1 肾功能与肾气

现代研究已证实,机体内分泌轴的中枢在下丘脑。沈自尹院士的研究成果表明,下丘脑—垂体—肾上腺及其靶腺的内分泌水平就是中医"肾"的物质基础之一。下丘脑—垂体—肾上腺及其靶腺所分泌的激素的功能与中医所谓的"肾气"的作用极为相似,是机体一切生命活动的动力之源。

中医理论认为,为肾精所化之气,是肾阳蒸化肾阴而成,谓之肾的"内气化",而肾之藏精、主水液代谢等的功能则皆由肾气所司,谓之肾的"外气化"[1]。可见,中医学是用"肾阴""肾阳""肾精""肾气""命门"等既有独立的特性又相互联系的要素来阐释机体生理功能。若下丘脑—垂体—肾上腺及其靶腺的内分泌水平降低,则机体的物质代谢能力不足而致机能障碍,水液代谢失调则水钠潴留而成水肿。至此不难想见,内分泌轴所分泌的激素既具阴液之体,又有激发功能,是典型的"体阴而用阳"之物,与肾气的阴阳二重性不谋而合。用阴阳的二重性来阐释事物的结构与功能的对立统一,是中国先哲们的智慧。

2.2 肾主藏精

现代医学所谓的肾功能则是由肾单位完成的。肾单位则包括肾小球的滤过功能和肾小管的重吸收功能。《素问·六节藏象论》中说:"肾者,主蛰,封藏之本,精之处也。"先天之精即生殖之精,其激发与生成、成熟与溢泄均由肾气统摄,故《素问·上古天真论》说:"女子七岁,肾气盛,齿更发长;二七而天癸至,任脉通,太冲脉盛,月事以时下,故有子。"肾不但藏先天之精,其一身之水谷精微亦有赖于肾气而得到固摄。"肾受五脏六腑之精气而藏之。"(《素问·上古天真论》)肾如何实施对精微物质的封藏?很清楚是通过肾小球的滤过功能以及肾小管的重吸收功能而实现的。如果肾小球的滤过功能或(和)肾小管的重吸收功能发生障碍,则精微物质外泄。亦由于脾胃为水谷精微之源,故肾病极易造成脾胃(土)的损伤而失去对肾(水)的克制作用,甚至会形成被肾(水)反克(侮)的病理格局。从现代医学的生理病理学角度分析则是肾脏病（如肾病综合征)大量蛋白的丢失,导致胶体渗透压下降而出现高度水肿。可见蛋白(特别是白蛋白)的五行属性当属"土"。临床上在积极治疗肾脏病的同时,调理脾胃也能收到一定疗效,或见肾病初起,若脾气健运、纳谷如常者则白蛋白值下降缓慢,其理即在于此。

2.3 肾主水液代谢

肾功能与水液代谢的关系,中西医之观点如出一辙。现代医学中,代谢产物的排泄及调节水、电解质平衡是肾脏最重要的生理功能。正常人每分钟的肾血流量为1200ml,经肾小球滤出的滤液(称为原尿)约120ml,但原尿在流经肾小管时,99%的水和一些有用的物质(如糖)被重吸收,只有代谢废物(如肌酐、尿素氮等)和一些药物则随尿排出体外,所以正常人每日排尿量约为1500ml。另外,排泄物中还有一些代谢阳离子如钾、钠、氢等。肾脏还具有强大的根据机体的需要调节水排泄的能力,以维持体液渗透浓度的稳定。大量饮水,可使尿量达1.5L/h,渗透压降至50mOsm/L;而在失水时,肾可排出非常高的浓缩尿,渗透压达1200mOsm/L,肾的这种功能称为稀释浓缩功能。肾小管各段均有泌氢功能,对调节体内的酸碱平衡尤其是对排泄有机酸起重要作用,根据机体的产酸情况,排泌相应量的酸,同时产生新的碳酸氢根,以补充机体的消耗。

中医学则将肾脏的上述功能概括为"留精泻粗",明·缪希雍《神农本草经疏》云:"肾气者固当留其精而泻其粗也。"精者营养物质,粗即代谢产物。这一功能是通过肾气所司之开阖而实现的。在千载名方"肾气丸"的方药组成中,地黄、山药、山茱萸"三补"固肾精而助阖,丹皮、茯苓、泽泻"泻"去肾浊而助开,就是例证。若将肾小球的滤过功能视为"开",则肾小管的重吸收则属"阖"。开阖有度则粗去精存,开阖失司则精微外泄、浊毒潴留。水液代谢亦复如是,尽管其与肺之宣降、脾之运化有关，但肾之开阖无度则是"水肿"之本。现代医学把急性肾小球肾炎出现水肿的发生机制总结为"球—管失衡"（肾小球滤过功能下降而肾小管重吸收功能正常或略增强，故而导致水钠潴留），即与中医学"开阖失司"之说相契合。

关于水肿"其标在肺"的问题。肺为娇脏，外合皮毛，主一身之表，是机体抵御外邪的首道防线，故叶天士《外感温热病篇》谓："温邪上受，首先犯肺。"大量的临床实践证明，急性肾炎或慢性肾脏病的急性发作，都与感染特别是上呼吸道及皮肤感染密切相关，其发病机制，一般认为是溶血性链球菌与肾小球基底膜的抗原相同而发生了交叉反应之故。从中医学的角度看，上呼吸道及皮肤皆为肺所主，所以肺即为水肿发作之标。早在《黄帝内经》中就有关于外感导致"水肿"的记载，如《素问·水热穴论》云："勇而劳甚，则肾汗出；肾汗出逢于风，内不得入于脏腑，外不得越于皮肤，客于玄府，行于皮里，传为浮肿。本之于肾，名曰风水。"可见，劳甚汗出而冒风，特别是感风寒是形成"风水"（即急性肾炎）的病因，笔者就曾遇到过三人夏天大汗淋漓时在（冰凉的）地下水池洗澡、游泳，两周后均罹患肾炎的病例[2]。

2.4 关于肾主骨、生髓及"精血同源"

《素问·宣明五气篇》说："肾主骨。"《素问·阴阳应象大论》又说："肾生骨髓。"这大概是从肾藏精的功能扩展延伸而来的。现代医学研究已提示了肾主骨髓的实质内涵是肾脏所分泌的 1- 羟化酶的调节作用。维生素 D 在体内必须经肾脏转变成 1,25- 二羟骨化醇后，才能发挥其生理作用，它可以促进肾小管对磷的重吸收，促进骨钙转移和新骨钙化，促进小肠对钙磷的吸收等等。实验研究已证明，不同补肾法在脑梗死大鼠体内能够促骨髓间充质干细胞（BMSCs）向神经元样细胞分化，且补阴类代表方左归丸和阴阳双补类代表方地黄饮子在体内诱导分化的效果优于补阳类代表方右归丸[3]，深刻揭示了"阳化气，阴成形"以及"善补阴者必于阳中求阴，阴得阳升而泉源不竭"的实质内涵。同样,补肾中药也能促进骨髓造血干细胞的分化,这就是所谓的"精血同源"理论。关于血的生成,《灵枢·决气篇》说:"中焦受气,取汁,变化而赤,是谓血。"《灵枢·营卫生会篇》又说:"中焦亦并胃中,出上焦之后,此所受气者,泌糟粕,蒸津液,化其精微,上注于肺脉,乃化而为血。"《灵枢·邪客篇》则说:"营气者,泌其津液,注之于脉,化以为血。"这些论述只明确了造血物质来源于中焦脾胃,对血的化生场所依然模糊不清。直到明清时代,医家们才揭示了血的化生原委。《物理小识》中即指出:"精是血之根。"李中梓则更明确地指出:"气之源头在乎脾,血之源头在乎肾。"将水谷精微"变化而赤"的场所在肾所主宰的骨髓,依靠的是肾气的气化或相火的温煦激发,其物质基础就是现代研究已明确的肾脏分泌的促红细胞生成素,补肾治法显然是发挥了促进作用。从上述血的生成过程,我们可以看出形成贫血的几个关键环节:一是造血原料的缺乏,如营养不良性贫血,主要环节在脾胃的运化功能;二是肾脏分泌的促红细胞生成素不足,是肾性贫血的关键环节,治疗的根本在于改善肾功能;三是骨髓造血过程障碍,如再生障碍性贫血等等。而肾性贫血的发生则主要关乎一、二环节。中医治疗自然要以健脾、补肾为法。至于肾和发的枯荣关系,其实也就是肾所藏之精血对毛发润养作用。发为血之余,而精与血又同根同源,所以常把发作为肾之外候。肾脏病患者也常见有头发的脱落、枯槁,特别是在运用环磷酰氨等细胞毒药物时,头发脱落甚至于全秃,则应视为该类药物对肾之精血的浩劫性损害。

3 关于慢性肾脏病的病机

南征教授首先论述了糖尿病肾病"毒损肾络"的病机特点[4],也有学者将狼疮性肾炎的病机概括为"毒损肾络",笔者则将"毒损肾络"的病机特点推广到所有肾脏病,特别是慢性肾脏病[5]。从现代医学的角度看,由于免疫反应激活了一系列的炎症因子,其中以

TGF-β 最具损伤力,作用于肾小球基底膜的足细胞,使其转向"间充质化",而后者即为肾小球硬化的始动因素。显而易见,以TGF-β 为代表的炎症因子就是损伤肾功能的主要因素。而这些因素在中医学中,往往属于因肺、脾、肾、三焦功能失常所致的代谢产物,如水、湿、痰、饮、瘀等等,特别是血瘀之证,更能切中要害,也可以说诸邪丛生而成毒,最终都以血瘀的形式体现出来,因为血瘀证之内涵即认为"久病入络为血瘀"。何为"络"?脉之细小者为络,肾络即可视为肾小球中的毛细血管网,在慢性肾脏病的过程中肾小球受损甚至逐渐硬化,乃是诸邪孳生并踞而成毒的结果。因此慢性肾脏病"毒损肾络"的病机观,中、西医的认识殊途而同归,只是用不同的语言表达形式而已。慢性肾脏病"毒损肾络"之诸毒丛生过程,则常被阐释为"微炎症"状态而采用清热利湿法;"损络"之成则为"血瘀",故而活血化瘀方能改善肾功能。刘宝厚先生"湿热不除,蛋白难消;瘀血不祛,肾气难复"的学术观点即是对此病机的深刻阐发。

《素问·阴阳应象大论》云:"邪风之至,疾如风雨,故善治者治皮毛,其次治肌肤,其次治筋脉,其次治六腑,其次治五脏。治五脏者,半生半死也。"肾脏病因风邪入侵而发病或复发、加重,须注重防犯[6],至诸毒丛生而肾络受损,甚至肾气衰微,则精微外泄、湿浊潴留,脏病已成,保守治疗确乏良术。原来肾病之难治,古人早有言在先。

参考文献

[1]戴恩来.固护肾气在防治肾脏病中的意义[J].中国中西医结合肾脏病杂志,2012,13(2):95-98.

[2]戴恩来.从拔火罐、刮痧治愈蛋白尿得到的启示[J].甘肃中医学院学报,2014,31(5):91-92.

[3]刘永琦,王倩,颜春鲁.不同补肾法在脑梗死大鼠体内促骨髓间充质干细胞向神经元样细胞分化的作用[J].中国老年学杂志,2013,33(6):1300-1303.

中西汇通之探索

[4]南征.毒损肾络所致消渴肾病机理浅说[J].吉林中医药,2007,27(2):10-12.

[5]戴恩来.慢性肾脏病"毒损肾络"病机概论[J].中国中西医结合肾脏病杂志,2014,15(2):97-100.

[6] 戴恩来.慢性肾脏病患者应保护好"六眼"[J].甘肃中医学院学报,2014,31(3):98-99.

（独著。）

糖尿病证治新解

1 从典籍中求新解

糖尿病在中医典籍中最接近的描述首见于《素问·奇病论篇》，其文曰："帝曰：'有病口甘者，病名为何？何以得之。'岐伯曰：'此五气之溢也，名曰脾瘅。夫五味入口，藏于胃，脾为之行其精气，津液在脾，故令人口甘也。此肥美之所发也。此人必数食甘美而多肥也。肥者令人内热，甘者令人中满，故其气上溢，转为消渴。治之以兰，除陈气也。'"从这段文字中我们可以获得如下信息。

其一，脾瘅是消渴的前奏，消渴则是脾瘅进一步发展的结果，类似于糖尿病前期的"糖耐量异常"阶段，《说文解字》曰："瘅，痨也。"故可以认为脾瘅即是"脾痨"，故脾瘅、消渴均属"虚劳"病的范畴；另一方面也提示该病与"痨虫"感染有密切的联系。脾瘅的初始之症状为"口中发甜"，在当今的临床实践中或被忽略，应当引起重视。

其二，脾瘅、消渴皆因"数食甘美而多肥"起病，其发病病机是脾不行精、"其气上溢"。《说文解字》曰："美，甘也。""肥，多肉也。"其意与现代医学理论认识一致。脾不能为胃行其精气，即是指脾的运化之能失职。若更进一步地深入理解，"运"指精微物质的消化与吸收，"化"则关乎精微物质的转化与利用。可见脾瘅、消渴的病机关键在于"化"的失常，这与西医学之胰岛素抵抗、葡萄糖转运障碍等机制可谓"殊途同归"。

其三，"内热"和"中满"是脾瘅的结局，从而导致了消渴，又是消渴最具特征的临床表现；同时，"内热"耗伤阴精，"中满"导致水湿、痰浊停留，终致恶性循环而变象丛生。所以消渴病机特点为阴虚为本，燥热、痰浊、瘀血为标。

其四，"兰"是治疗消渴病的要药，其功能作用是"除陈气"。"兰"即今之佩兰、藿香、苍术等具有芳香化湿之功效的中药，芳香化湿即是"除陈气"。其实"陈气"就是高血糖症、高脂血症以及高黏血症的病理状态，临床则以痰湿、湿浊、血瘀等形式表现。施今墨先生治疗糖尿病善用苍术，其意盖出于此。《珍珠囊》"能健胃安脾，诸湿肿非此不能除。"《本草纲目》曰："治湿痰留饮……及脾湿下流，浊沥带下，滑泻肠风。"《仁斋直指方》指出："苍术以敛脾精。"

2 从西医学理论中求新解

西医学认为，血中之糖向细胞内转运，所依靠的是胰岛素的生物学效应，胰岛素与细胞膜上的特异性受体结合，发生一系列的生化反应，与糖偶联从而实现对糖的转运与储存；反之，糖的转运与储存就会发生障碍而罹患糖尿病。因此，西医学对糖尿病特别是2型糖尿病的治疗，关键是解决胰岛素的敏感问题。前文已提到，消渴病机特点为阴虚为本，燥热、痰浊、血瘀为标。那究竟什么是"阴"呢？《素问·阴阳应象大论篇》说："阴者，藏精而起亟也。"可见"阴"就是被藏起来的"精"，而"精"当然是指水谷精微。为什么会形成阴虚呢？显然是因为水谷精微不能被"藏"之故。而藏精之功能既与肾有关，更与脾的"化"密不可分。

笔者认为，西医学之糖的转运、储存理论与中医学之藏精机制如出一辙。而其糖尿病与消渴病发病关键也就集中在转运或藏的障碍问题上了。

"阴虚为本"的机制讲清楚了，再谈谈"燥热、痰浊、瘀血为标"的问题。《素问·阴阳应象大论篇》中说："阴虚则内热。"是形成燥热的原因之一。而燥热、痰浊、瘀血之标邪，更直接的根源则是不能进入细胞内而滞留在血管中的糖。笔者认为，正与邪的区别，不在成分而在于其功能。同样是糖,进入细胞者才能发挥作用,而滞留在血管中则有害而无益。高血糖不仅是各种感染孳生的温床,而且损伤血管与神经,如此等等之病变,在中医学中均属燥热、痰浊、瘀血之列。由此可见,消渴病本虚标实之病机,看似矛盾,其实是一个问题的两种表现形式。

探讨机制是为了寻找治疗用药之法。阴虚自然得养阴,毋庸置疑,但常常会产生助湿之弊。而古人认为苦味药泄热、燥湿且"能坚阴"可谓标本兼治;民间常用黄连、黄柏、苦瓜治疗糖尿病,且确有一定的降糖作用,其理就在于此。现代中药药理研究亦证实此类药物即含有一定量的天然胰岛素。但是,苦寒类药物最适宜于燥热之势明显者,若以湿浊为胜,亦应宗前文所述,用"兰"类之药。也有学者专以泄热、燥湿之法立论,用黄连、鸡内金组方,足以借鉴。

当然,就降低血糖而言,以胰岛素为代表的西药其疗效是可靠的,中医中药的优势在于做到个体化的辨证论治,特别是对临床症状明显者尤为重要,中西药有机结合不仅可以消除症状,还可以降低西药的不良反应及用量。至于糖尿病微血管神经病变,中医中药则以活血化瘀等独特的疗法为医界所公认,在此不予赘述。

(本文原载于《甘肃中医学院学报》,

2014,31(01):69-70.独著。)

肾络之病与肾失开阖

慢性肾脏病最显著的临床特征就是肾功能的逐渐减退而最终导致肾衰竭,从中医角度来看,肾功能就是"去粗存精",是通过肾气之主开阖而实现的,开阖之处就在肾络。

1 络脉的生理与病理

1.1 络脉的结构与功能

络脉是经络的组成部分,是经脉的分支。《灵枢·脉度》载:"经脉为里,支而横者为络,络之别者为孙。"清代喻嘉言《医门法律·明络脉之法·络脉论》则更详尽地说明了其组织结构:"十二经生十二络,十二络生一百八十系络,系络生一百八十缠络,缠络生三万四千孙络。自内而生出者,愈多则愈细小。"至于其功能,《灵枢·痈疽》中谓:"中焦出气如露,上注溪谷而渗孙脉……血和则孙脉先满,溢乃注于络脉,皆盈乃注于经脉。"说明络脉具有满溢灌注、渗布血气于全身的生理功能。

1.2 络病的病因、病机

《临证指南医案》曰:"凡经脉直行,络脉横行,经气注络,络气还经,是其常度。"《灵枢·百病始生》谓:"阳络伤则血外溢,阴络伤则血内溢。"《素问·调经论篇》说:"孙络水溢则经有留血。"《临证指南医案》还指出:"数月久延,气分已入血分。""百日久恙,血络必伤。""经几年宿病,病必在络。""久发频发之恙,必伤及络,络乃聚血之所,久病病必瘀闭。""久痛必入络,气血不行。""络脉瘀痹,不通则痛。"此即"久病入络"说和"久痛入络"之说。"经主气,络主血","初为气结在经,久则血伤入络"是"久病入络"的主要理论依据。可见,络病多属缠绵难愈的慢性病或者慢性痛证,络病的病因病机为患者失治、误治,或病势缠绵,日久不愈,只要邪气久羁,必然伤及血络,而成络病。

2 肾络的结构与功能

2.1 肾络的结构

肾络即肾脏之络脉。西医学认为,肾单位是肾结构和功能的基本单位,由肾小体和肾小管组成。肾小体中的毛细血管主要来自肾动脉的分支,进入肾小体后分为 4～5 个初级分支,这与中医的络脉支横别出,逐层细分,随络脉不断分支,络体细窄迂曲的结构特点相似。肾动脉各初级分支形成许多吻合分支的毛细血管袢,与络病学说认识的最末端孙络之间缠袢构成循环的通路相吻合。

2.2 肾络的功能与肾气之主开阖

肾气是肾主气化的原动力。在生理状态下,肾气充盈,开阖有度,精微内藏,糟粕泄外,是为气化之常态;由于外邪入侵,或邪毒积聚则致肾气不足,气化失司,则致精微外泄,糟粕内停,是为气化之失度。正如《怡堂散记》所说:"五脏六腑之精,肾藏而司其输泻,输泻以时,则五脏六腑之精相续不绝。"肾气的气化功能,关键在于开阖有度,外在表现为去粗存精。其实,中医学对肾气气化作用的阐述与西医学的研究成果十分相似。当血液经过肾小球时,血液中的所有代谢产物被滤出,而绝大部分有用成分则保留,滤出液体中的绝大部分水和少量有用成分经过肾小管的重吸收,使其不丢失,或失而复得;肾小球有选择的滤过和肾小管的重吸收和排泌,不都是一个"开阖"的过程吗?再从整体上看,用"开阖"二字也可概括肾小球和肾小管的功能,肾小球和肾小管的结构与功能也正是肾的孙络之所在,肾小球中的毛细血管是血与津液在肾络系统末端发生广泛的交换与流通的结构基础[1]。

3 肾络之病与肾功能衰竭

在慢性肾脏病过程中产生的血瘀、湿热、水湿、湿浊等病理产物以及风邪等诱发因素长期持久地存在，则会更进一步地造成肾脏的病理损伤。而且这种病理损伤不仅仅是功能性的，还往往导致结构的损伤，故而将诸邪归之为"毒邪"。这个被损的结构便是肾络。络主血，络病是与血和血管有关的病证[2]。血管内皮损伤机制的阐明，使诸"毒"损伤肾络与开阖失司之理昭然若揭。吴以岭[3]的研究结果认为，肾络有易滞易瘀、易入难出、易积成形三大特点，这亦与慢性肾脏病的临床特点一致。

4 解毒通络，肾气来复

自20世纪70年代山西学者于家菊先生运用活血解毒法创"益肾汤"治疗慢性肾炎取得了新进展，以及甘肃学者刘宝厚教授在国内率先将血液流变学运用于肾小球疾病"血瘀证"的诊断、鉴别诊断和疗效评估以来，国内中医、中西医结合肾脏病研究者对瘀血阻滞肾络的病机特点已达成共识，对湿热、水湿、痰浊、风邪等对肾络的损伤以及和瘀血阻滞肾络之间的叠加作用也有一定的认识。在治疗方面，叶景华在上述辨证用药的基础上加解毒、泄浊、利湿、祛风的专药，主要用制大黄解毒泄浊祛瘀，土茯苓解毒利湿，王不留行活血祛瘀通络[4]。刘宝厚教授创通肾络之专方蛭龙通络胶囊，在临床上取得了良好的疗效[5]。赵玉庸教授针对"肾络瘀阻"理论确立了益气活血通络治法，并拟定了"肾络通"方剂（药物组成：黄芪、丹参、川芎、当归、蝉蜕、地龙、僵蚕、乌梢蛇、龟板），应用于系膜增生性肾小球肾、膜性肾病、局灶阶段性肾小球硬化、IgA肾病等多种慢性肾脏病，具有降低蛋白尿、减少尿中红细胞排泄、保护肾功能、延缓肾病进程的作用[6]。于敏等[7]根据"毒损肾络"理论研究慢性肾功能衰竭胰岛素抵抗的治疗，结果显示慢性肾功能衰竭胰岛素抵抗的病理基础是毒损肾络,并表明其现代病理、生理学机制可能是肾内微炎症,提示解毒通络益肾法可通过抑制肾内微炎症而成为治疗慢性肾功能衰竭胰岛素抵抗的有效方法。何立群教授创制了抗纤灵颗粒(主要由丹参、桃仁、当归、牛膝、大黄等组成),可显著降低慢性肾功能衰竭患者血肌酐和尿素氮,降低蛋白尿,总有效率达89.55%,适用于血瘀型早、中期慢性肾衰竭患者[8]。

参考文献

[1]吴以岭.络病学[M].北京:中国科学技术出版社,2004:10.

[2]雷燕.络病理论探微[J].北京中医药大学学报,1998,21(2):19-23.

[3]吴以岭.络病病机特点与病机变化[J].疑难病杂志,2004,3(5):282.

[4]张彤.叶景华诊治慢性肾脏病经验[J].北京中医药,2008,27(7):508-510.

[5]薛国忠,孙红旭,纪品川,等.蛭龙通络胶囊联合中医辨证论治治疗慢性肾衰竭3例[J].中医研究,2013,26(1):16-17.

[6]丁英钧,蔡冀民,潘莉.慢性肾脏病"肾络瘀阻"有病机学说及临床意义[J].时珍国医国药,2011,22(30):690-691.

[7]于敏,南征,史耀勋,等.从中医"毒损肾络"论治慢性肾功能衰竭胰岛素抵抗[J].中医杂志,2009,50(7):585-591.

[8]张昕贤,陈刚,何立群.何立群教授从瘀论治慢性肾脏病经验撷菁[J].中医药信息,2011,28(5):72-75.

(本文原载于《甘肃中医学院学报》
2014,31(02):101-102.独著。)

静水流深——中西医学汇通之思维与实践

慢性肾脏病患者应保护好"六眼"

2012年8月中旬的一个上午，门诊上来了一位内蒙古乌海患慢性肾炎的丁先生，问及发病情况，其自述在1988年盛夏，17岁的他和其他2位同伴在一天中午酷热难耐、大汗淋漓时，跳进地下渗水池洗澡，1周后其他2人得了急性肾炎，治疗及以后情况不得而知。半年后他被诊为慢性肾炎，曾一度"治愈"。半年前自觉手胀，尿检蛋白(++)，潜血(+++)，2012年5月在宁夏医科大学附属医院就诊治疗，效果不显著，遂来兰州求治。

这三个人在大汗淋漓时洗冷水澡，都先后得了急、慢性肾炎，说明"汗出遇寒"与肾炎的发病有密切关系。据《素问·水热穴论篇》记载："勇而劳甚则肾汗出，肾汗出逢于风，内不得入于脏腑，外不得越于皮肤，客于玄府，行于皮里，发为胕肿，本之于肾，名曰风水。"可见"肾汗出逢于风"能致"风水"，而由于肾属水，寒气通肾，应时于冬，汗出遇寒则直中脏腑而为病。临床上慢性肾脏病患者常于秋末入冬之时或平时遇寒感冒而致病情复发、加重，其理盖出于此。因此慢性肾脏病患者要注意保护好易感风寒之邪的"六眼"。

(1)汗眼，即汗孔。慢性肾脏病患者的免疫功能低下，最易感冒，而感冒就会导致病情复发或加重。患者平时宜注意保暖，适时增减衣被，加强营养，适当增加富含胡萝卜素、叶酸和维生素C的水果与蔬菜，如萝卜、菠菜、芥蓝、芦笋、南瓜及香蕉、橘子、猕猴桃、桑葚、草莓等。肾功能正常者可适量食用植物蛋白(豆腐)，动物蛋白中牛奶、蛋类的蛋白质属优质蛋白质。同时要注意锻炼，如真气运行法、太极拳、八段锦、五禽戏等，但不可选择高强度项目，否则会适得其反。此外,应增强免疫功能,预防感冒的中、西药物选择一二种即可,如胸腺肽、贞芪扶正胶囊、紫河车胶囊、黄芪、红景天、冬虫夏草等。辨证治疗则以益气固表、健脾补肾为法,采用玉屏风散、桂枝汤等加减。

(2)嗓子眼,泛指"咽部"。足少阴肾之脉"循喉咙,挟舌本",《诸病源候论·小便血候》中"风邪客于少阴则尿血"之说与链球菌感染后肾炎的发病机制有相似之处。可见保持咽部(包括口腔)清洁,消除炎症,对急、慢性肾病患者的病情稳定有十分重要的意义。一是要饭后刷牙或漱口,清除食物残渣;其次要避免零食,特别是咸瓜子、咸花生之类的食品。对咽部(包括口腔)的炎症要积极治疗,急性炎症要采用西药抗炎治疗,慢性炎症则应运用中医养阴清热、温阳伏火、引火归原等法治疗。扁桃腺肿大者可选择扁桃腺摘除术,亦可用中医传统技法(如小烙铁)治疗。

(3)腰眼,即肾俞穴、命门穴。腰为肾之府,风寒之邪可经肾俞、命门直达肾府而致病。慢性肾脏病患者也常常自感腰中发凉、酸困不适,如果卧处潮湿或阴凉、坐靠寒凉之处,则立竿见影。保护"腰眼",一则要注意起居、坐靠,避免"腰眼"受寒;同时还可以自制"暖肾"腰带。若常自感腰眼发凉者,亦可使用金匮肾气丸、右归丸等温肾之剂治之。

(4)脐眼,即神阙穴。神阙为任脉上的阳穴,命门为督脉上的阳穴,二穴前后相连,阴阳和合,是人体生命能源的所在地,所以,古代修炼者把二穴称为水火之官。在《金匮要略》中就记载了脐疗法,后世的阐述更为详细。晋代葛洪记载治疗霍乱时,是把盐放在脐中,灸二七壮;明朝龚廷贤在《万病回春》里用五倍子与醋熬成膏,敷脐治小儿泄泻;李时珍的《本草纲目》也有葱汁敷脐治疗水肿、尿短路的记载;清代吴师机的《理瀹骈文》记载的利用脐疗治病的药方涵盖内、外、妇、儿等病症,应用范围更加广泛;《理瀹骈文》中还记载用大戟红枣膏(大戟粉、枣肉捣成膏)贴脐,有协助排便之功能。慢性肾脏病患者常常出现性功能减退、大便溏薄、女性月经失调等，因此，要时时注意脐部的保暖，特别是女性患者，不可为赶时髦而穿露脐装，必要时还可以佩以护脐腹带，甚至可以取少量食盐放在脐窝，上面放钱币大小的生姜片，再拿艾条灸，便有温脾胃、补肾阳的作用。

（5）手眼，即劳宫穴，在手掌心，握拳屈指时中指尖处，属手厥阴心包经穴。笔者在临床上曾遇到一位肾病综合征患者，常常因用冷水洗衣服而感冒致使病情反复，可见手心受寒也会直通肾脏。另外，临床上因用冷水洗衣服而致"暴聋"者已屡见不鲜，肾开窍于耳，其理亦在寒邪伤肾。因此，慢性肾脏病患者要做到手部保暖，免受寒冷，如果能经常搓热、按压手心，亦不失为一种自我健身、防病治病的有益之法。

（6）脚眼，即涌泉穴，又名地冲，也称肾经井穴，为肾经的首穴。《黄帝内经》说："肾出于涌泉，涌泉者足心也。"涌，外涌而出也；泉，泉水也。涌泉联通肾经的体内、体表经脉，肾经经脉中的高温水液由此外涌而出体表。但涌泉穴位于全身腧穴的最下部，最易受地下寒邪之袭，故有"寒从脚下起"之说，因此只有对涌泉穴保持一定的热度才能使其发挥功能。慢性肾脏病患者常有脚心发凉之感，亦常因脚部受凉而使病情复发或加重，因此要维持病情稳定使疾病向愈，首先必须常穿棉鞋、棉袜，即使在夏天也不能赤脚而行；其次要对脚部特别是脚心经常进行热刺激，包括热水泡脚、搓热脚心、药物烘烤、熏洗、灸疗、贴膏等。

（本文原载于《甘肃中医学院学报》，
2014，31（03）：89-90.独著。）

从拔火罐、刮痧
治愈蛋白尿得到的启示

1 病史介绍

患者高某,男,23 岁,货车司机,未婚,武山桦林人。2014 年 1 月 24 日就诊。自诉在 2005 年备战中考期间,因劳累、淋雨发病,初起头晕、乏力、眼睑浮肿、小便多泡沫。村医以"感冒"诊治,未见好转,且浮肿蔓延到双侧下肢。遂至陇西县人民医院检查尿常规示:蛋白(+++)、潜血(+++)。经用强的松(25mg,每日 1 次,顿服)治疗后尿蛋白转阴而出院,但潜血仍为(++)。后来在激素撤减过程中因腰酸、乏力等症状及化验尿潜血持续存在而就诊于兰州大学第一医院,诊断为慢性肾小球肾炎,经过治疗(用药不详),尿蛋白、潜血均转阴,全身症状也逐渐消失。2013 年 9 月,患者感腰困乏力明显,自汗、眼睑浮肿,尿常规示:尿蛋白(++)、潜血(++)。兰州大学第一医院医师使用激素(30mg,每日 1 次,顿服)治疗,尿蛋白及潜血始终为(++)。2013 年 11 月,患者至甘肃中医学院附属医院住院治疗,对尿蛋白及潜血的疗效仍不够理想。遂经人推荐就诊我处。

2 诊治经过

首诊见:乏力,腰困,稍畏寒,舌质稍红、苔薄微黄,脉沉弱,纳可,二便正常。检查尿常规示:蛋白(++),潜血(++)。辨证为肾阳亏虚、瘀血阻络,以温补肾阳、活血化瘀为治法。至 2014 年 4 月之前,汤药以参芪地黄汤为主随证加减，配合中成药益气健肾胶囊和蛭龙通络胶囊。虽全身症状如乏力、腰困、畏寒等均有明显好转，但尿常规检查，蛋白与潜血仍波动在(+)~(++)，治疗遂陷入困境。2014年3月中旬，在服药的同时，患者接受了拔火罐、刮痧治疗(火罐选穴为夹脊穴，刮痧部位为足少阴肾经循行部位)2次之后，自感身体舒适，精神转佳，小便泡沫消失。尿常规示：蛋白(−)、潜血(++)。中药治疗同前，并嘱患者继续配合拔火罐、刮痧治疗。之后复诊查尿常规均示：蛋白(−)、潜血(+)。

3　诊治体会

3.1　关于肾小球疾病的发病

《素问·水热穴论篇》曰："勇而劳甚则肾汗出，肾汗出逢于风，内不得入于脏腑，外不得越于皮肤，客于玄府，行于皮里，传为浮肿，本之于肾，名曰风水。"《素问·风论篇》曰："以冬壬癸中于邪者为肾风。"王冰注："冬壬癸水，肾主之。"《素问·风论篇》曰："肾风之状，多汗恶风，面庞然浮肿，脊痛不能正立，其色炲，隐曲不利，诊在肌上，其色黑。"《素问·评热病论篇》曰："有病肾风者，面胕庞然壅，害于言。"《中藏经》卷上曰："肾风之状，但踞坐而腰脚重痛也。"《诸病源候论·小便血候》中有"风邪入于少阴则尿血"的论述。可见，逞勇而过劳，或持重而远行，汗出于肾，复逢于风，风则入于少阴而为病，水借风势而起，故曰"风水"。更因冬与壬癸之水同气，所以冬季是肾病的高发季节。该病例发病于劳累、淋雨之后，与古代医家之论述完全契合。因此，探讨用中医药治疗肾病的法则，应从经典中求之。

3.2　拔火罐及刮痧的作用机制

拔火罐疗法为中医之传统和特色疗法，其原理是当机体外感六淫邪气特别是阴寒之邪或内伤虚损，导致脏腑功能失调、气血津液不归正化而产生一系列的病理产物如瘀血、痰饮、湿浊等，此阴寒之邪及病理产物留滞于机体脏腑、经脉而得不到及时清除时,进一步演变为致病因素。拔火罐通过罐内的空气负压人为地造成皮肤毛孔的扩大和局部毛细血管的破裂出血,将体内的病理产物从毛孔中排出体外,从而达到祛寒除湿、疏通经络、活血化瘀、拔毒泻热、消肿止痛之目的。刮痧是指使用刮痧器具沾上介质,刮相关部位或穴位,使得局部皮肤充血发红,然后用撮痧、挑痧和放痧方法,达到活血化瘀、舒经通络之目的。西医学证实,刮痧具有改善局部血液循环,加快细胞新陈代谢,促进体内代谢废物、毒素的加速排除,提高人体免疫力的作用。

3.3　对疑难病症应综合治疗

在本则病例的治疗过程中,笔者对该病肾阳亏虚、瘀血阻络的病机认识是准确的,所采用的温补肾阳、活血化瘀的治法及所施用的以参芪地黄汤为主随证加减,配合中成药益气健肾胶囊和蛭龙通络胶囊等汤、药亦是恰当的,但临床疗效却一直徘徊不前,而在辅以拔火罐和刮痧疗法之后,病情得以控制,这说明拔火罐和刮痧所产生的祛寒除湿、活血化瘀之功,有效地加强了药物的治疗作用。可见,对疑难病症,临床上宜采用综合的治疗措施。

（本文原载于《甘肃中医学院学报》,2014,31(05):91-92.独著。）

前列腺增生症的辨治捷法

前列腺增生症是老年男性人群中最常见的病证之一。临床表现由普通的小便频数、余沥不尽、烧灼不适到排尿刺痛、尿等待、尿无力、尿线变细、尿分叉,甚至小便点滴而出、夜尿频多而影响睡眠,伴精神疲倦、恍惚,小腹胀满,烦闷而痛不欲生,严重影响人们的生活质量。中医治疗此病,若能识其要害,辨其差异,确能获得满意的临床疗效。现将辨治体会总结如下。

1 中西合参,探明病理

前列腺增生症,顾名思义,临床诸症皆由腺体增生肥大而壅堵尿道,导致排尿受限甚至发生障碍。西医学认为腺体的增生与机体随着年龄的增长而雌、雄激素的分泌失调密切相关,而雌、雄激素的水平,即是中医阴阳平衡的物质基础。《素问·上古天真论篇》中说:"丈夫八岁,肾气实,发长齿更;二八肾气盛……五八肾气衰。"《素问·灵兰秘典论篇》云:"膀胱者,州都之官,津液藏焉,气化则能出矣。""膀胱不利为癃,不约为遗弱。"(《素问·宣明五气篇》)可见膀胱的气化是肾气司开阖的功能表现之一。而年届40岁以上,肾气已渐衰,膀胱开阖失司,出现小便排泄障碍。至于肾气的虚衰与腺体增生之间的关系,即是因虚而致实的结果,肾气不足则湿聚痰凝、精败血瘀。除此而外,腺体增生还与足厥阴肝经之病相关。《灵枢·经脉》云:"肝足厥阴之脉,起于大指丛毛之际,上循足跗上廉,去内踝一寸,上踝八寸,交出太阴之后,上腘内廉,循股阴,八毛中,环阴器,抵小腹。""肝所生病者,遗溺闭癃。"肝主疏泄、调畅情志,若长期郁闷寡欢,则是促进腺体增生的重要因素,这与临床上此类患者常见有情志失调或因情志失调而使病情加重的状况十分契合。总之,前列腺增生症的病因、病机是年长肾气渐衰、肝失条达而致痰瘀互结致病。

2 瘀结为基,须辨寒热

痰瘀互结是前列腺增生症的病理基础,是每个患者以及在整个病程中均普遍存在的病理特征。但患者的临床表现却千差万别,不仅是前列腺增生的程度与临床表现存在着一定的差别,有的患者在体检时发现腺体明显增生而临床症状微乎其微,或个别患者虽痛苦不堪可检查结果并无大碍;就临床表现而言,也存在着明显的个体差异,总的说来,患者的个体差异就在于属寒属热,可见区别差异的方法就是中医的辨证之法,其实腺体增生的程度与临床表现之间的差异也是患者的个体差异使然。从本源上讲,肾气虚衰则具体表现为肾阴亏虚甚至兼见阴虚火旺及肾阳不足,进而寒凝经脉者。但临床上所见的常为本虚标实之象,且以湿热与寒凝之标实为主,前者常见有小便艰涩不通或刺痛,五心烦热,口干,舌红、苔少或黄腻,脉滑数等症状、体征,临床上多为合并感染者;后者则表现为神疲乏力,畏寒肢冷,或得温则适,遇寒冷天气或坐处湿冷便加重,阴部潮湿,舌淡胖、有齿印,脉沉细无力,若见尺脉浮大无力者多伴有遗精之症。肝气郁结者,则常伴有烦躁、易怒、会阴部憋胀等症状。

3 温清分治,莫忘散结

湿热下注或膀胱湿热者,治宜清热利湿,可选用龙胆泻肝汤或八正散加减,对有发热、乏力、腰困等全身症状,特别是肝气郁结证患者,应选前者;而以局部尿路刺激征为主者宜选后者。笔者临床常用恩师刘宝厚教授创立之"尿感汤",药物组成:忍冬藤、土茯苓、萹蓄、瞿麦、生薏苡仁、马齿苋、益智仁、乌药、王不留行等。湿热既除,即转滋阴降火以顾其本,常以知柏地黄汤为主方。

寒凝经脉者,法当温经散寒,常用暖肝煎化裁。药用:小茴香、肉桂、干姜、当归、枸杞子、台乌药、茯苓、沉香等。特别是沉香,能振奋肾阳,助推肾之气化,开窍通便,临床运用颇具心得,用量一般在6~10g。阴寒若消,当继以温补肾阳,右归饮、肾气丸等皆可选用。

在以上处方的基础上,必须加入:①活血化瘀之剂,常用华良才教授创立的"活血通精"汤(鸡血藤、当归、赤芍、何首乌、桃仁);②软坚散结药,如王不留行、皂角刺(湿热者最为贴切)、浙贝母、荔枝核、橘核、牡蛎、炮穿山甲等,依据临床情况选加2~4味即可;③疏肝解郁药,如柴胡、枳壳、郁金等。疼痛明显者,常用芍药甘草汤以缓急止痛,芍药用量宜大,一般在30g以上,甘草10g左右,对阴部拘挛、抽痛者效果显著,亦可加乳香、没药、川楝子等;尿频者则应配伍缩泉丸。

4　证之临床,屡用屡验

上述之理法方药运用于临床,每每能获得满意的疗效,现撷2例为证。

病案1:患者兰某,男,73岁,退休干部,有高血压病史。2013年4月5日初诊。主诉:小便不利、灼热1周,加重1d。自述1周前因与家人生气喝闷酒而出现尿频、尿急、灼热不适,尿线逐渐变细,进而出现尿等待、无力,自服三金片后,似有所缓解,至昨晚加重,小便点滴而出,且疼痛、憋胀难忍,一夜几乎未眠,就诊排号期间,已烦不可耐,要求立即诊治。刻诊:患者精神不振,舌质黯红、有瘀斑,舌苔黄厚腻,脉弦滑。彩超检查诊断为前列腺增生并尿潴留。辨证为膀胱湿热、湿瘀互结,治以清热利湿、化瘀散结。处方:忍冬藤30g、土茯苓30g、生薏苡仁30g、益智仁15g、乌药10g、王不留行10g、皂角刺15g、荔枝核15g、橘核15g、鸡血藤15g、赤芍15g、桃仁

10g、柴胡 10g、枳壳 20g、乳香 10g、没药 10g、川楝子 20g。水煎 2 次兑匀,约 450ml,分 3 次服,1 剂 /d,3 剂。嘱忌烟酒、辛辣刺激之品,调畅情绪。起初患者怀疑疗效,认为中药起效较慢,无法快速起效,结果服药 1 次就取得了显著的效果,小便即通。

病案 2:患者云某,男,63 岁,退休工人。2012 年 10 月 19 日初诊。主诉:"小便频数,夜间尤甚"半年余。自述半年前无明显原因出现尿频,尤以夜间为甚,逐渐出现尿等待、无力,已在当地治疗月余,中西药均服用过,疗效不显,遂经他人介绍求治于此。刻诊:患者面色灰暗不华,精神疲惫,每遇天气变冷或坐处凉冷便觉会阴部不适,遇暖则宜。舌质黯淡、胖大,有齿痕及瘀斑,舌苔薄白略显水滑,寸、关脉沉细,迟脉虚浮。彩超检查诊断示:前列腺轻度增生。观前医所处之方,皆为清热利湿之寒凉方药,遂辨证为寒凝经脉、湿瘀互结,治以温经散寒、化瘀散结。处方:小茴香 10g、肉桂 10g、干姜 10g、当归 15g、枸杞子 15g、台乌药 15g、茯苓 15g、沉香 10g、益智仁 15g、王不留行 10g、鸡血藤 10g、荔枝核 15g、橘核 15g、当归 10g、赤芍 10g、桃仁 10g。水煎 2 次兑匀,约 450ml,分 3 次服,1 剂 /d,取 3 剂。嘱患者注意保暖,忌辛辣刺激之品。患者服药后因效果很好,遂自行取药 20 剂连续服用,明显好转,因希望祛除病根,1 月后复诊,以右归饮加减善后。

(本文原载于《甘肃中医学院学报》,
2015,32(01):76-77.独著。)

幽门螺杆菌开启的中西汇通之门

笔者从医、从教20余年,在体悟中医、西医特别是中西两种医学汇通的过程中认识到:西医学(包括现代科学技术手段)的每一次发明,都将成为揭示中医学科学内涵的有力证据,幽门螺杆菌的发现就是其中之一。

1 幽门螺杆菌与所致之病

20世纪80年代初,澳大利亚学者马歇尔和沃伦在他们的实验室里发现幽门螺杆菌,进一步的研究证实,这种细菌的感染与慢性胃病(包括各种慢性胃炎、胃及十二指肠球部溃疡、胃 – 食管反流等)的发生有十分密切的关系,而且还是第一个可致癌的原核生物,从而颠覆了此前慢性胃病必病机制的认识定论,开创了以消除幽门螺杆菌为主治疗慢性胃病的新时代,马歇尔和沃伦因此而获得了2005年诺贝尔生理学和医学奖。如今,随着对幽门螺杆菌研究的不断深入,许多"原因不明"的疾病也与幽门螺杆菌的感染"沾亲带故"。现已探明,除了慢性胃病外,胃癌、肝性脑病、原发性头痛、斑秃、血小板减少症、原发性雷诺氏病、缺铁性贫血、贫血性心脏病、慢性气管炎、亚甲炎、乔本氏病、慢性荨麻疹、银屑病、糖尿病、儿童发育迟缓等的病因,皆与其有关。

2 半夏泻心汤治疗慢性胃炎的机制

众所周知,慢性胃炎的临床特点是以上腹部胀满且食后加重为主。从中医学的角度看,此则属于"痞满""胃痞"之类的病症。虽然早在《黄帝内经》中已有关于"痞满"的记载,但是临床诊治之理法方药则首见于《伤寒论》。张仲景认为"痞"是由伤寒"误下"所致，曰："脉浮而紧，而复下之，紧反入里，则作痞，指之濡，但痞气耳。"从该书所载的 5 个"泻心汤"(大黄黄连泻心汤、附子泻心汤、半夏泻心汤、生姜泻心汤、甘草泻心汤)的方剂组成来看，除却大黄黄连泻心汤为纯寒剂之外，其余 4 方均为寒热混用。以方测证，则知"痞"证病机之本在于"结"，而且以寒热之结为主，单纯热结者次之。治疗寒热互结，便须用辛开苦降之法，附子泻心汤治"心下痞"而复恶寒、汗出者；生姜泻心汤则是在半夏泻心汤的基础上加 4 两(12g)生姜而成，意在加强温散水湿之力，用于寒生热轻之痞；甘草泻心汤则独增甘草至 4 两(12g)，旨在加强补中益气之力，于中虚兼湿生热轻者较适。可见半夏泻心汤是辛开苦降的基础方剂。由于该证是由小柴胡汤证误下而致，故半夏泻心汤亦是由小柴胡汤化裁而来，以黄连易柴胡，干姜改生姜而成。方中干姜、半夏辛温升散，黄连、黄芩苦寒泻下，构成辛开苦降之格局而专以消痞，人参、甘草、大枣扶助中气而行佐使之用。笔者在临床运用半夏泻心汤加减治疗以痞满为主症之慢性胃病，疗效甚为显著，一般按原方使用即可取效，偏热、偏寒者只需调整方中寒热药物之剂量便可。千百年来，半夏泻心汤之所以屡用屡验，活人无数，从中医药学的角度来看，当归功于医圣张仲景的制方精湛，而从西医学的角度看，幽门螺杆菌的感染则是慢性胃炎的罪魁祸首，既然半夏泻心汤对慢性胃炎有良好的治疗效果，则必然与抑制或杀灭幽门螺杆菌的作用机制有关。一方面，幽门螺杆菌感染西医称为炎症，中医则称为湿热；另一方面，幽门螺杆菌是在胃酸环境中滋生的病邪，而胃酸则属于阴寒之物，故而酿成寒热错杂之态。半夏泻心汤中的黄连、黄芩在抑制幽门螺杆菌的生长中起到关键的治疗作用，但须与温化寒湿之半夏、干姜合用，才能在抑制病菌的同时改变病菌的生存环境，还避免了苦寒药伤阳助阴、温燥药助火之虞，再加上扶助正气的人参、甘草、大枣，使胃之功能恢复正常。幽门螺杆菌的发明，为半夏泻心汤的神奇之效做了科学注脚。

3 "补土生金"治法的新解

"补土生金"是中医学的治疗法则,脾属土,肺为金,"补土生金"即采用健脾益气法治疗肺系疾病。在生理上,脾气健旺是肺气宣畅充足的前提;在病理上,脾失健运,水湿停留,必致湿饮内生,进而影响肺气失宣,变生咳痰之症,故有"脾为生痰之源,肺为贮痰之器"之说。在临床中对于慢性支气管炎的治疗普遍主张急以治肺、缓则治脾,即在急性发作期,出现发热、恶寒、咳嗽、气喘者,应以宣肺祛邪为主,待病情缓解,仍有咳痰、气短、乏力之症者,便以健脾燥湿化痰为法,代表方剂有五味异功散、香砂六君子汤、参苓白术散、补中益气汤等,这是中医学中最负盛名的经典法则和千古相传之宝,业界无人不知、无人可疑。随着幽门螺杆菌研究的深入,"补土生金法"的科学内涵也得以揭示,有研究表明,上消化道与幽门螺杆菌相关之炎症可能通过一种非肾上腺素能、非胆碱能感觉神经通路引起支气管炎的发生,而非过去所谓直接源于呼吸道感染者;既然肺部的炎症与胃肠道疾病有关,那么治疗则应从脾胃中焦着手,消除幽门螺杆菌,改善胃肠环境,即可斩断胃肠与肺部的病理通路,从而达到治疗的目的。这无疑是对"脾为生痰之源,肺为贮痰之器"论点的最佳注解,也将成为现代版的"脾肺相关"之说。

另外,从缺铁性贫血、贫血性心脏病与幽门螺杆菌感染的相关性则可以诠释"脾为后天之本""脾虚则心血失养"等中医命题,而儿童发育迟缓也与幽门螺杆菌感染有关,又对"小儿感染后脾虚综合征"这一中西医结合的新概念赋予了新的合理的说法,使人耳目一新。

对幽门螺杆菌之研究,将会开启更多的中医汇通之门。

(本文原载于《甘肃中医学院学报》,
2015,32(02):83-84.独著。)

《金匮要略》中的结缔组织病

医圣张仲景所著《金匮要略》中有《百合狐惑阴阳毒病脉证治第三》一章,论述了"百合""狐惑""阴阳毒"等 3 种疾病的诊治方法,使人颇为不解的是,张仲景为何把在中医看来并不相关的 3 种疾病放在一起讨论? 以下就此进行浅析。

1 百合病与干燥综合征

《金匮要略·百合狐惑阴阳毒病脉证治第三》曰:"百合病者,百脉一宗,悉致其病也。意欲食复不能食,常默默然,欲卧不能卧,欲行不能行,欲饮食,或有美时,或有不用闻食臭时,如寒无寒,如热无热,口苦,小便赤,诸药不能治,得药则剧吐利,如有神灵者,身形如和,其脉微数。"这段原文并没有记载"百合病"津亏生燥的临床表现,而是一组因久病所致的神情抑郁症状;但是"肺朝百脉",今"百合病者,百脉一宗,悉致其病也"。故知本病的病位在肺,而且从"百合病,不经吐、下、发汗,病形如初者,百合地黄汤主之。百合地黄汤方:百合七枚(擘),生地黄汁一升"的遣方用药中得知津亏肺燥为其主要病机。

干燥综合征(SS)是累及外分泌腺的慢性自身免疫性疾病,常侵犯唾液腺、泪腺和汗腺。外在表现为一派"干燥"症状:在口腔轻者仅为唾液黏稠,较重时口干,甚至对干燥食品无法湿润而吞咽困难,或大便秘结;在眼部,感觉眼干燥、痒痛、灼热或异物摩擦感;在呼吸道表现为鼻腔干燥、结痂、鼻出血、咽喉干燥、声音嘶哑、干咳、痰液黏稠及呼吸困难等。干燥综合征在中医学文献中无类似的病名记载,依其临床表现,在古典医籍中属"燥症"范畴。刘完素曰:

"诸涩枯涸,干劲皴揭,皆属于燥。"《痹病论治学》则称之为"燥痹"。

本病之所以表现为"干燥",是因为机体的水液代谢异常,津液敷布障碍。津液的敷布主要依靠肺的宣发、肃降和通调水道之职。《素问·经脉别论篇》曰:"饮入于胃,游溢精气,上输于脾,脾气散精,上归于肺,通调水道,下输膀胱,水精四布,五经并行。"若津液输布障碍,则外不能濡养肌肤,内不能洒陈于六腑,因而产生一系列干燥症状。"肺为水之上源",从脾转输而来的津液要靠肺气的宣发肃降才能输布全身,因此肺的功能正常对于保证津液的代谢起到至关重要的作用。肺能宣发,则水液能向上、向外,将水液输布到体表,经相应组织器官利用后,化为汗液排出体外,通过呼吸也排出部分水分;肺能肃降,水液能向下、向内,肺将水液输布到内脏,经内脏利用后,在肾的气化作用下,化为尿液自膀胱而出。李中梓言:"肺主气,气调则脏腑诸官听其节制,无所不治。"《医门法律》曰:"人生之气,禀命于肺,肺气清肃,则周身之气莫不服从而顺行。"可见水津失布,责之于气,"肺为娇脏",易为燥邪所伤,肺气为邪所郁,不能宣行而为病。其变有三:一是治节失权,不能通调水道,水津不布,产生一派燥象;二是气机失畅,化热伤阴,病久及肾,伤及五脏根本,临床每见口干咽燥、目涩神昏、腰膝酸软、倦怠乏力、五心烦热、舌面干燥、苔少舌裂、女子经少、经闭等症;三是气病及血,则血脉瘀阻,"气为血阻,不得上升,水津因不得随气上升"(《血证论》),不得滋润而干燥,并两目干涩,肌肤甲错,若"瘀热以行"则可出现黄疸。基于上述理论,干燥综合征应从肺论治,而滋阴润肺的百合地黄汤可谓是张仲景创立的从肺论治干燥综合征的首张专方。笔者曾在此方基础上加强宣肺化痰之力治疗1例干燥综合征患者,获得长期稳定之效。

2 狐惑病与白塞氏综合征

白塞氏综合征(Behcet syndrome)最初的描述主要是指复发性

口腔溃疡、阴部溃疡和眼色素膜炎的三联征，是 1937 年由土耳其皮肤科医生 Behcet 报告的，但后来认识到该病不仅侵犯眼、口及生殖器，还是可使全身多个系统受累的血管炎性疾病，只不过各系统及器官病损发生的时间先后不同。有些患者先出现 1~2 种器官的病损，以后才有其他器官的病损，由此给诊断带来一定难度。

《金匮要略·百合狐惑阴阳毒病脉证治第三》曰："狐惑之为病，状如伤寒，默默欲眠，目不得闭，卧起不安，蚀于喉为惑，蚀于阴为狐，不欲饮食，恶闻食臭，其面目乍赤、乍黑、乍白。蚀于上部则声嗄。"这段原文所记载的狐惑病确与西医学所报道的白塞氏综合征属同一种疾病，而且从治疗的方药甘草泻心汤分析，该病的病因、病机为脾胃虚弱、寒热互结。因为甘草泻心汤方系半夏泻心汤加甘草 4 两（12g）而成，意在增强补中益气之力，而黄芩、黄连、半夏、干姜所奏之辛开苦降之功才是该方的核心所在，而且从黄芩、黄连的运用上亦可说明该病的发生与火热之邪相关联，火热之邪即是西医之所谓炎症。西医学研究亦证明，白塞氏综合征患者有三分之一过去患过结核病或者正在患结核病，部分患者经过治疗结核后，不仅结核治愈，而且白塞氏综合征症状也有所好转，也有人发现单纯疱疹病毒和溶血性链球菌与本病有关。可见中、西医对此病的认识虽论述方法不同，但其理相通，殊途而同归。笔者在临床上所治疗过的白塞氏综合征皆以泻心汤为主方加减用药，常能获得一定的疗效，足见古人制方之神奇。

3 阴阳毒与系统性红斑狼疮

系统性红斑狼疮（SLE）是一种涉及许多系统和脏器的自身免疫性疾病，患者体内存在多种自身抗体，发病机制主要是由于免疫复合物的形成。本病可累及皮肤、浆膜、关节、肾及中枢神经系统等，病情呈反复发作与缓解的交替过程。本病以青年女性多见，发病形式多样，但以皮疹最为常见，约 40% 的患者有面部典型红斑，称为蝶形红斑。急性期有水肿、色鲜红,略有毛细血管扩张及鳞片状脱屑,严重者出现水疱、溃疡、皮肤萎缩和色素沉着。《金匮要略·百合狐惑阴阳毒病脉证治第三》曰:"阳毒之为病,面赤斑斑如锦纹,咽喉痛,唾脓血。""阴毒之为病,面目青,身痛如被杖,咽喉痛。"其临床表现与系统性红斑狼疮的面部皮损极为相似。其实,"阳毒""阴毒"就是"阴阳毒"这种病的 2 种证型,升麻鳖甲汤是张仲景发明的治疗该病的专方,主要药物是升麻、鳖甲、当归。笔者曾用此方治疗 1 例系统性红斑狼疮患者,疗效显著。病例:张某,女性,48 岁,宁夏中卫农民。面部蝶形红斑反复加重 10 余年,在宁夏医科大学附属医院确诊为系统性红斑狼疮。就诊时面部红斑色鲜红,毛细血管扩张,有些地方脱屑,有些地方还有水疱,双下肢轻度水肿,尿蛋白(++),血红蛋白 100g/L,肝肾功能正常。自觉畏寒、乏力、腰困,面部痒痛,舌质淡暗、体胖,苔白,脉沉细。治宜温补脾肾、解毒消肿。方用升麻鳖甲汤合济生肾气汤加减。先后随证出入,共服药 30 余剂,红斑消褪,水肿消失,尿蛋白转阴。

4　结语

从以上论述可以看出,"百合病""狐惑病""阴阳毒"等 3 种疾病均属于西医学中所谓的结缔组织病,近 2000 年前张仲景就把这些现在才能诊断的疑难疾病归为同类进行讨论,不能不使人惊叹古人医术的精妙。

(本文原载于《甘肃中医学院学报》,
2015,32(03):66-67.独著。)

激素抵抗型肾病综合征的
中西医结合治疗思路

激素抵抗型肾病综合征（steroid resistant nephrotic syndrome, SRNS），是指经足量激素（glucocorticoid, GC）治疗 12 周无效的原发性肾病综合征（PNS），约占 PNS 的 20%，是临床上导致 PNS 难治的主要原因之一，50%SRNS 患者 5 年内进展为终末期肾病，10 年肾存活率仅为 40%[1]。目前，肾病综合征治疗首选药物仍为糖皮质激素，而患者对激素治疗的敏感性是决定疾病转归的重要因素。现代医学对于激素抵抗型肾病综合征的治疗，除了排查影响激素疗效的因素之外，于真正的激素抵抗，尚乏良术。因此，深入挖掘中医相关领域理论，以理立方，以期增加激素的敏感性，具有重要的现实意义。

1 激素抵抗的发生机制

SRNS 的形成原因及其机制相当复杂，已有的研究结果显示可能与糖皮质激素受体的信号途径异常、免疫功能紊乱、各种感染、足细胞相关基因突变及 PNS 的病理类型不同等因素密切相关。

1.1 糖皮质激素受体（glucocorticoid receptor, GR）与糖皮质激素抵抗

首先，GR 数量减少与糖皮质激素抵抗的发生紧密相关。糖皮质激素的作用十分广泛，其作用机制包括两方面，一方面主要通过与其受体结合而调节相关基因的转录和表达，另一方面则通过与

GR 结合后的非基因效应、与膜受体结合后的生化效应以及与低亲和力受体结合后而发挥作用,故 GR 的数量减少和(或)亲和力的下降与激素抵抗密切相关。研究表明[2],与激素敏感型患者相比较,激素抵抗型患者 GR 下调更显著,提示导致激素抵抗的可能机制之一是 GR 表达下调。此外,GR 结构异常也是导致 GC 耐药的原因之一。GR 的 5 种亚型,以 GRα 与 GRβ 的相关研究为多,GRα 是经典的糖皮质激素配体结合蛋白,其通过与糖皮质激素的结合,从而能够调节糖皮质激素应答基因的表达,而 GRβ 则不能与糖皮质激素进行结合,也不具有转录激活作用,但是其能够以不同浓度依赖的方式抑制 GRα 的生物学效应,从而参与调节机体组织对糖皮质激素的敏感程度。再次,热休克蛋白(HSP90)是 GC-GR 效应全程伴侣蛋白,其能使配体受体复合物结合牢固,促进活化的 GR 向核内定向转运并与 DNA 结合,从而发挥其药理作用。因此,HSP90 的异常表达及亚细胞的分布变化是导致内源性、外源性糖皮质激素抵抗的重要机制[3]。

1.2 免疫功能因素与激素抵抗

T 淋巴细胞根据其表型的不同可将其分为辅助性 T 淋巴细胞(CD$_4^+$)和抑制杀伤性 T 淋巴细胞(CD$_8^+$)。CD$_4^+$T 细胞依据其分泌的细胞因子的类型不同分为 4 个亚群 Th1、Th2、Treg 和 Th17,其中 Th1 细胞主要表达白细胞介素 -12、肿瘤坏死因子和干扰素 -γ,介导机体的细胞免疫应答;Th2 细胞主要表达多个白细胞介素如 IL-4、IL-6、IL-10 和 IL-13,介导机体的体液免疫应答。有研究结果显示,Th1/Th2 之间平衡状态的失调与糖皮质激素抵抗的形成密切相关[4]。此外,细胞因子及免疫球蛋白的异常也与糖皮质激素抵抗有关联。同时,GR 与核因子(NF)-κB、激活蛋白 -1(AP-1)等转录因子之间的相互作用影响着 SRNS 患者对糖皮质激素的反应。GR 能够通过与抑炎基因的结合使抑炎基因得到进一步活化,继而影响NF-κB 及 AP-1 等转录因子的表达,从而阻断其信号转导通路和抑制促炎性因子的生成。高表达的 NF-κB 及 AP-1 也可以通过抑制激素与 GR 结合,从而减少 GR 的高表达,促进促炎性因子的表达,从而使机体对糖皮质激素产生耐药性[5]。Matsuda 等[6]研究结果表明,肾病综合征患者对糖皮质激素产生抵抗的原因是机体内 NF-κB 的自动激活进一步抑制了 GR 的高表达,从而导致患者机体对激素产生抵抗。

1.3 遗传因素与糖皮质激素抵抗

近年来,随着基因组学研究的不断发展,越来越多的证据表明编码足细胞相关蛋白的基因变异是部分 SRNS 的病因[7]。目前基因学调查分析显示 30% ~ 40% 的 SRNS 患者与足细胞相关蛋白基因 HS1、NPHS2、WT1、ACTN4、CD2AP、TRPC6、PLCE1、INF2 和 LAMB2 等的基因变异有关[8]。存在该类基因突变的 SRNS 患者一般对环磷酰胺、环孢素 A 等免疫抑制剂治疗不敏感。

1.4 PNS 的病理类型与激素疗效的关系

目前,肾病综合征患者病理类型与糖皮质激素(GC)疗效的关系已被广泛认同。早在 1989 年,我国学者就发现局灶性节段性肾小球硬化(FSGS)及膜性肾病(MN)对激素的反应较差[9]。国外也有研究[10]报道 FSGS 是激素抵抗型肾病综合征(SRNS)的主要病理类型。有学者[11]发现肾小球病理类型之间,特别是微小病变性肾病(MCD)、系膜增生性肾炎(MsPGN)和 FSGS 之间存在转型。重复肾活检发现一些初治表现为 MCD 的病例可逐渐转向 MsPGN 和 FSGS 等病理类型转变,继而转为继发性激素抵抗,证明激素疗效的差异与肾脏病理类型的转变也有一定的关系[12]。

2 SRNS的治疗

2.1 排除影响激素疗效的一般因素,即排除所谓的假抵抗因素

(1)研究发现,年龄为 14 ~ 24 岁患者较其他年龄组患者对激素的敏感性要高, 究其可能是该年龄组患者主要病理类型为轻微

病变型,同时青少年患者病变较轻,对激素的反应较好。随着年龄的增长,激素的敏感性下降,年龄超过50岁的患者,则激素的敏感性显著降低,且毒副反应的发生率显著升高。

(2)NS的患者出现低T3、T4血症时,口服甲状腺素片治疗后,NS完全缓解时间、泼尼松用量及住院天数较对照组明显减少。因此,临床应当重视NS患者的低T3、T4血症的治疗[13]。

(3)感染是NS反复发作的首要因素。尽早发现和控制感染,明确感染病灶,选择敏感、无肾毒性的抗生素抗感染治疗,是使RNS患者缓解的关键。

(4)低蛋白血症,血液中游离激素浓度增高,其代谢速度加快,作用时间相对缩短,疗效相对减弱,同时肠黏膜存在的严重水肿引起消化吸收障碍,使用口服剂型激素使药物难以完全吸收,相当于激素用量不足,影响疗效发挥,对这类患者应改为静脉用激素[14]。

(5)NS时容易出现血栓、栓塞并发症,特别是在出现深静脉主干血栓,影响肾脏的血液循环,患者可出现肾病综合征加重以及对激素抵抗。给予抗凝、溶栓治疗,一般选择普通肝素、低分子肝素或华法林维持治疗,此外尚需监测凝血酶原时间。

(6)激素使用不规范。糖皮质激素使用时当遵循足量、慢减、适当维持原则,然而临床治疗过程中存在的各种原因,导致NS频繁复发。如部分患者激素剂量不足、减量过快,疗程持续不够,维持时间不够,甚至自行停药的不规范治疗[15]。

2.2 规范的西药治疗

目前,由于SRNS激素抵抗的机制尚不明确,故其治疗困难重重,可应用的药物十分有限,且疗效不理想,现在临床上多以甲泼尼龙(MP)冲击辅以泼尼松或免疫抑制剂如环磷酰胺、环孢素A、来氟米特以及雷公藤多苷等治疗。

2.3 中药的增敏作用

笔者长期临床实践发现,肾病综合征中医辨证为脾肾阳虚证的患者,且在运用激素治疗的过程中阳虚证候不易改善者,疗效较差,而当辅以温补肾阳药物时,临床治疗状况常常能得到较大的改观,说明温补肾阳药物对激素有明显的增敏作用,同时也从临床实践层面上证明了激素抵抗型肾病综合征患者脾肾阳虚证候存在的事实。从中药学之四气五味理论去分析,激素当属"燥热药",依据"寒者热之"治法原则,脾肾阳虚证用温补肾阳法应该见效的,但为何长期服之而阳虚证候不易改善呢?这大概就是王冰所谓"热之不热,是无火也"之故。治当"益火之源,以消阴翳"。方可选用右归丸、金匮肾气丸、真武汤、济生肾气丸等。特别是右归丸,明代医家张景岳根据《难经·三十六难》中"其左者为肾,右肾为命门"的理论而创制。因右肾属火主阳,故"右归"是温阳补肾,使元阳(命火)得归其原之义。右归丸方中用附子、肉桂、鹿角胶温补之品为君药培补肾中元阳,温里祛寒。熟地、山茱萸、枸杞、山药滋阴益肾,补脾养肝,填精补髓,取"阴中求阳"之义,是为臣药。佐以菟丝子、杜仲滋补肝肾,强健腰膝,配以当归养血和血,共补肝肾精血,是为佐药。诸药合用,以温肾阳为主,而阴阳兼顾,肝脾肾并补。肾阳得复,气化归常,温煦推动功能强健,血脉运行通畅,提高了药物与血浆白蛋白的结合率,使得药物的治疗效应显著升高。现代药理研究表明,右归丸具有调节下丘脑-垂体-甲状腺、肾上腺、性腺轴的作用,能抑制激素诱导的胸腺细胞凋亡,有效促进肾病综合征患者生理机能的恢复,值得在肾病综合征患者激素撤退过程中应用。

临床研究发现,SRNS患者在临床均表现为脾肾阳虚证,以尿蛋白的转阴作为判断疗效的主要指标,右归丸治疗组的有效率高于对照组,且根据"肾病综合征症状分级量化表"分值计算治疗前后变化,治疗组在症状体征改善方面也优于对照组,这表明对于SRNS患者,辅以温补肾阳法治疗其临床疗效明显优于单纯使用激素治疗者。实验研究结果表明,右归丸对SRNS患者的增敏作用可能与其降低多耐药基因1(MDR1)、P-gp170的表达相关。从中医角度来分析,这两个指标可以看作是"阴翳"之物,通过右归丸温补肾阳,起到"益火之源"的作用,从而消除"阴翳"。研究还显示,右归丸能上调 SRNS 患者的 $GR\alpha$ 数量,从而改善激素抵抗,提高临床疗效;而对 $GR\beta$,治疗组虽然在一定程度上能降低其表达,但在规定的疗程内观察到其降低的幅度尚没有显著性,提示右归丸对于 SRNS 患者的 $GR\beta$ 数量尚没有明显的调节作用[16]。有研究表明[17],对激素作用效应起决定作用的是 $GR\alpha/GR\beta$ 之间的比值,比值高与激素敏感性有关,而比值低则产生激素抵抗;$GR\alpha/GR\beta$ 比例失衡,$GR\beta$ 的过高表达是导致继发性激素抵抗的重要因素。从中医阴阳理论角度对 $GR\alpha$、$GR\beta$ 进行阐释,可以认为 $GR\alpha$ 属于"阳"的范畴,$GR\beta$ 属于"阴"的范畴。而 $GR\alpha$、$GR\beta$ 表达比例的失衡,在机体则表现为阴阳的失衡,SRNS 患者体内 $GR\alpha$ 表达低,而 $GR\beta$ 的表达高,与"阳虚阴盛"的病理类型相似。而治疗组通过右归丸对肾阳的补助,增高了 $GR\alpha$ 表达,也表明了这一阐释的合理性。笔者还观察到温补肾阳法对激素抵抗型肾病综合征患者的免疫功能也有显著的调节作用。治疗前,治疗组和对照组的 IgG、IgA、C_3、C_4 均降低,IgM 升高,两组间比较差异无统计学意义($P>0.05$);治疗后,治疗组的 IgG、IgA、C_3 均有升高,其中 IgG 升高显著,IgM 明显下降,C_4 变化不明显,对照组则变化不明显,治疗组 IgG、IgM 与对照组比较差异均有统计学意义($P<0.05$);治疗前,两组的 $CD_3^+\%$、$CD_4^+\%$、CD_4/CD_8 比值均较正常人显著降低,$CD_8^+\%$ 稍高,两组间比较差异无统计学意义($P>0.05$);治疗后,两组的 $CD_3^+\%$、$CD_4^+\%$、CD_4/CD_8 比值均上升,$CD_8^+\%$ 下降,且治疗组变化更显著,对照组治疗前后间比较差异无统计学意义($P>0.05$),治疗组与治疗前、同期对照组比较则差异有统计学意义($P<0.05$)[18]。说明免疫功能的紊乱也是造成激素抵抗的原因之一。可见温阳法对激素的增敏作用也是通过多种效应靶点而实现的。

参考文献

[1]Gipson DS, Chin H, Presler TP, et al. Differential risk of remission and ESRD in childhood FSGS[J]. Pediatric Nephrology, 2006, 21(3):344-349.

[2]杜娟.流式细胞术检测糖皮质激素受体评价激素反应性及人参总皂苷作用的研究[D].上海:第二军医大学, 2008.

[3]Kang KI, Meng X, Devin-Leclerc J, et al. The molecular chaperone Hsp90 can negatively regulate the activity of a glucocorticosteroid-dependent promoter [J]. Proceedings of the National Academy of Sciences of the United States of America, 1999, 96(4):1439-1444.

[4] 王惠萍,毛云英,王玲,等.原发性肾病综合征患儿T细胞亚群与激素耐药的关系[J].中国儿童保健杂志,2007,15(2):152-153.

[5]Adcock IM, Barnes PJ. Molecular mechanisms of corticosteroid resistance [J]. CHEST Journal, 2008, 134(2):394-401.

[6]Matsuda A, Tanaka A, Muto S, et al. A novel NF-κB inhibitor improves glucocorticoid sensitivity of canine neoplastic lymphoid cells by up-regulating expression of glucocorticoid receptors [J]. Research in Veterinary Science, 2010, 89 (3):378-382.

[7]周琼秀,陈楠.成人激素抵抗性肾病综合征遗传学机制[J].肾脏病与透析肾移植杂志,2013,22(1):70-74.

[8]Benoit G, Machuca E, Antignac C. Hereditary nephrotic syndrome: a systematic approach for genetic testing and a review of associated podocyte gene mutations[J]. Pediatric Nephrology, 2010, 25(9):1621-1632.

[9]应伟中,丘长斌,林善锬,等.成人原发性肾病综合征的病理类型、临床特征和疗效的关系[J].上海医科大学学报,1989(3):213-216.

[10]D'Agati VD, Kaskel FJ, Falk RJ, Focal segmental glomerulo-sclerosis [J]. New England Journal of Medicine, 2011, 365(25):2398-2411.

[11]朱光华,杨友,俞全胜,等.激素耐药肾病的几种病理类型[J].临床儿科杂志,2005,23(4):220-221.

[12]冯仕品.肾脏病理类型与肾病综合征激素耐药的关系[J].中华实用儿科临床杂志,2008,23(17):1319-1320.

[13]王秀琴,刘桂琴.肾病综合征患儿血T3、T4水平及其对激素疗效影响

中西汇通之探索

的临床探讨[J].临床儿科杂志,2001,19(3):171-173.

[14]余凤仙.难治性肾病综合征原因分析[J].临床和实验医学杂志,2010,9(18):1416-1417.

[15]周慧.难治性肾病综合征的原因分析及治疗对策[J].中国老年学杂志,2013,33(4):968-969.

[16]戴恩来,施云剑,王蕾,等.右归丸对激素抵抗型肾病综合征的增敏作用及对其耐药基因的影响[J].中国中西医结合肾病杂志,2014,15(12):1052-1055.

[17]Lewis-tuffin LJ,Cidlowski JA. The Physiology of Human Glucocorticoid Receptor β(hGRβ) and Glucocorticoid Resistance[J]. Annals of the New York Academy of Sciences, 2006, 1069(1):1-9.

[18]戴恩来,卫建辉,贾宝岗,等.右归丸对激素抵抗型肾病综合征增敏作用及免疫功能的影响[J].中医研究,2015,28(1):23-25.

（本文原载于《中国中西医结合肾病杂志》,2015,16(07):565-567.独著。）

谈温阳法对激素的增敏作用

目前,肾病综合征治疗的首选药物仍为糖皮质激素,而患者对激素治疗的敏感性是决定疾病转归的重要因素。激素抵抗的形成原因及其机制相当复杂,可能与糖皮质激素受体的信号途径异常、免疫功能紊乱、各种感染、足细胞相关基因突变及原发性肾病综合征的病理类型不同等因素密切相关, 由于这些复杂因素之间的因果关系至今尚未完全明了, 因此要从根本上解决激素的抵抗问题是有困难的。然而这些复杂因素存在的个体状态, 则是可以把握的。中医学中"证"的含义就是指疾病在不同个体、不同时间具体的反应状态,所以通过中医之辨证,则能反映这一状态,再进行论治,则能改善机体的疾病存在状态。只要状态发生改变,激素的敏感性也就会发生变化。

1 激素抵抗型肾病综合征的中医证型

近年来,随着基因组学研究的不断发展,越来越多的证据表明编码足细胞相关蛋白的基因变异是部分激素抵抗型肾病综合征的病因[1],遗传因素为先天所赋,遗传缺陷则为先天不足,而肾属先天之本,故激素抵抗型肾病综合征的病机根本在于肾。临床又发现,肾病综合征的患者出现低 T3、T4 血症时,口服甲状腺素片治疗后,其完全缓解时间、泼尼松用量及住院天数较对照组明显减少[2],而低 T3、T4 血症的临床表现则是阳虚证。可见,激素抵抗型肾病综合征的中医证型为肾阳虚证。

2 激素抵抗型肾病综合征的治则方药

笔者在长期临床实践中发现，肾病综合征中医辨证为脾肾阳虚证且在运用激素治疗的过程中阳虚证候不易改善的患者疗效较差，而当辅以温补肾阳药物时，临床治疗状况常常能得到较大的改观，说明温补肾阳药物对激素有明显的增敏作用，同时也从临床实践层面上证明了激素抵抗型肾病综合征患者脾肾阳虚证候的存在事实。从中药学之四气五味理论分析，激素当属"燥热药"，依据"寒者热之"的治法原则，脾肾阳虚证用温补肾阳法是应该见效的，但为何长期服之而阳虚证候不易改善呢? 这大概就是王冰所谓"热之不热，是无火也"之故。治当"益火之源，以消阴翳"。方可选用右归丸、金匮肾气丸、真武汤、济生肾气丸等。特别是右归丸，明代医家张景岳根据《难经·三十六难》中"其左者为肾，右肾为命门"的理论而创制。因右肾属火主阳，故"右归"是温阳补肾，使元阳(命火)得归其原之义。右归丸方中用附子、肉桂、鹿角胶温补之品为君药，培补肾中元阳，温里祛寒；熟地黄、山茱萸、枸杞子、山药滋阴益肾，补脾养肝，填精补髓，取"阴中求阳"之义，是为臣药；佐以菟丝子、杜仲滋补肝肾，强健腰膝，配以当归养血和血，共补肝肾精血，为佐药。诸药合用，以温肾阳为主，阴阳兼顾，肝脾肾并补。肾阳得复，气化归常，温煦推动功能强健，血脉运行通畅，提高了药物与血浆白蛋白的结合率，使得药物的治疗效应显著升高。现代药理研究表明，右归丸具有调节下丘脑 - 垂体 - 甲状腺、肾上腺、性腺轴的作用，能抑制激素诱导的胸腺细胞凋亡，有效促进肾病综合征患者生理机能的恢复，值得在肾病综合征患者激素撤退过程中应用。

3 温阳法对激素的增敏作用

临床研究发现，激素抵抗型肾病综合征患者在临床均表现为脾肾阳虚证，以尿蛋白的转阴作为判断疗效的主要指标，右归丸治疗组的有效率高于对照组,且根据"肾病综合征症状分级量化表"分值计算治疗前后变化,治疗组在症状、体征改善方面也优于对照组,这表明对于激素抵抗型肾病综合征患者,辅以温补肾阳法治疗其临床疗效明显优于单纯使用激素治疗者。实验研究结果表明,右归丸对激素抵抗型肾病综合征患者的增敏作用可能与其降低多耐药基因 1(MDR1)、P 糖蛋白 170(P-gp170)的表达相关。从中医角度来分析,这两个指标可以看作是"阴翳"之物,通过右归丸温补肾阳,起到"益火之源"的作用,从而消除"阴翳"。研究还显示,右归丸能上调激素抵抗型肾病综合征患者的人糖皮质激素受体 α(GRα)数量,从而改善激素抵抗,提高临床疗效;而对人糖皮质激素受体 β(GRβ),治疗组虽然在一定程度上能降低其表达,但在规定的疗程内观察到其降低的幅度尚没有显著性,提示右归丸对于激素抵抗型肾病综合征患者的 GRβ 数量尚没有明显的调节作用[3]。有研究表明[4],对激素作用效应起决定作用的是 GRα/GRβ 之间的比值,比值高与激素敏感性有关,而比值低则产生激素抵抗;GRα/GRβ 比例失衡,GRβ 的过高表达是导致继发性激素抵抗的重要因素。从中医阴阳理论角度对 GRα,GRβ 进行阐释,可以认为 GRα 属于"阳"的范畴,GRβ 属于"阴"的范畴。而 GRα、GRβ 表达比例的失衡,在机体则表现为阴阳的失衡,激素耐药型肾病综合征(SRNS)患者体内 GRα 表达低,而 GRβ 表达高,与"阳虚阴盛"的病理类型相似。而治疗组通过右归丸对肾阳的补助,增高了 GRα 表达,也表明了这一阐释的合理性。笔者还观察到温补肾阳法对激素抵抗型肾病综合征患者的免疫功能也有显著的调节作用。治疗前,治疗组和对照组的免疫球蛋白 G(IgG)、免疫球蛋白 A(IgA)、C_3、C_4 均降低,IgM 升高,2 组间比较差异无统计意义($P > 0.05$);治疗后,治疗组的 IgG、IgA、C_3 均升高,其中 IgG 升高显著,免疫球蛋白 M(IgM)明显下降,C_4 变化不明显,对照组则变化不明显,治疗组 IgG、IgM 与对照组比较差异均有统计意义($P < 0.05$);

治疗前,2 组的 $CD_3^+\%$、$CD_4^+\%$、CD_4/CD_8 比值均较正常人显著降低,$CD_8^+\%$稍高,2 组间比较差异无统计意义($P>0.05$);治疗后,2 组的 $CD_3^+\%$、$CD_4^+\%$、CD_4/CD_8 的比值均上升,$CD_8^+\%$下降,且治疗组变化更显著,对照组治疗前后组间比较差异无统计意义($P>0.05$),治疗组与治疗前、同期对照组比较则差异有统计意义($P<0.05$)[5]。说明免疫功能的紊乱也是造成激素抵抗的原因之一。可见温阳法对激素的增敏作用也是通过多种效应靶点而实现的。

综上所述,脾肾阳虚是激素抵抗型肾病综合征的普遍证型,因而温补脾肾之右归丸不仅能改善患者的阳虚之证,同时能增加激素的敏感性,实验研究的结果也初步证明了这一点。

参考文献

[1]周琼秀,陈楠.成人激素抵抗性肾病综合征遗传学机制[J].肾脏病移植与透析杂志,2013,22(1):70-74.

[2]王秀琴,刘桂琴.肾病综合征患儿血 T3、T4 水平及其对激素疗效的临床探讨[J].临床儿科杂志,2001,19(3):171-173.

[3]戴恩来,施云剑,王蕾,等.右归丸对激素抵抗型肾病综合征的增敏作用及对其耐药基因的影响[J].中国中西医结合肾病杂志,2014,15(12):1052-1055.

[4]Lewis LJ Cidlowski JA.The Physiology of Human Glucocorticoid Receptor β(hGRβ) and Glucocorticoid Resistance[J]. Annals of the New York Academy of Sciences, 2010, 1069(1):1-9.

[5]戴恩来,卫建辉,贾宝岗,等.右归丸对激素抵抗型肾病综合征增敏作用及免疫功能的影响[J].中医研究,2015,28(1):23-25.

(本文原载于《甘肃中医学院学报》,
2015,32(04):85-86.独著。)

再谈血府逐瘀汤

血府逐瘀汤是临床常用方,也是屡见奇效的名方,为清代医家王清任所创,由柴胡、枳壳、芍药、川芎、当归、地黄、桃仁、红花、桔梗、怀牛膝、甘草等药物组成。《医林改错》中列所治病症为头痛、胸痛、胸不任物、胸任重物、瞀闷、食自胸右下、饮水即呛、急躁、心跳心忙、心里热、不寐、夜不安、小儿夜啼、呃逆、干呕、天亮出汗、俗言肝气病、晚发一阵热、夜睡梦多等 19 种。笔者现就对血府逐瘀汤的认识探讨如下。

1 血府逐瘀汤概述

从血府逐瘀汤的组成可以看出,该方是在四逆散与桃红四物汤的基础上加桔梗、牛膝而成。岳美中先生认为血府逐瘀汤的组方之妙在于"动药和静药配伍得好"(《岳美中医话集》)。中医之气血理论认为,血之与气,并行而互生:血为气之母,气为血之帅,气行则血行,气虚、气滞则血瘀。就"气帅血行"而言,气虚如推力不足,气滞则如石绊脚,均影响血液的正常运行。从西医学角度分析,血液在血管中的运行失常,不外乎与血管的舒缩功能失常、心脏的推动力不足以及血液成分的改变相关联。血管内皮舒张因子——一氧化氮(NO)是用来表示血管收缩与舒张功能的常用指标,而 NO 是否就是中医概念上的"气"暂且不论,关键是它的表达失常而导致的血管收缩,影响血液之运行,则与气滞而血瘀可谓殊途同归。中药药理学研究也表明,疏肝理气之品皆具有解痉挛之功效,也从另一角度阐释了气滞与血管痉挛的关联性。因此,血府逐瘀汤中用四逆散之疏肝理气,用桃红四物汤之活血化瘀,标本兼治,又用柴胡、桔梗一提,牛膝一引,使之升降有常,从而达到行气活血的功效。

"血府"一词,最早载于《黄帝内经》。《素问·脉要精微论篇》说:"夫脉者,血之府也。"王清任在《医林改错》中却认为:"血府即人胸下膈膜一片,其薄如纸,最为坚实,前长与心口凹处齐,从两胁至腰上,顺长如坡,前高后低,低处如池,池中存血,即精汁所化,名曰血府。"又说:"膈膜以上,满腔皆血,故名血府。"可见,关于"血府"一词,王清任的认识不仅与《内经》相左,而且还自相矛盾。但他又有"胸中血府"之说,似又与《内经》的认识一致,"胸中血府"亦即胸中之脉。尽管王清任对血府的认识不甚明了,但其对"胸中血府"易致血瘀而形成"血府血瘀"之证,并创血府逐瘀汤来治疗,不能不说是一种创举。从血府逐瘀汤所治病症条目来看,绝大部分为居心胸部的病变,如胸痛、胸不任物、胸任重物、食自胸右下、呃逆、饮水即呛、干呕以及心神不宁所致的头痛、天亮出汗、心里热、瞀闷、急躁、梦多、不眠、小儿夜啼、心跳心忙、夜不安、肝气、晚发一阵热等。这些症状都与西医学的动脉硬化症的表现相一致。

2 冠心病、心绞痛

血府逐瘀汤治疗心绞痛,疗效是十分肯定的,这是中医药发展史上的一座丰碑。对于胸痹、心痛的系统辨证治疗,始于汉代张仲景《伤寒杂病论》,他在《金匮要略·胸痹心痛短气脉证并治第九》中提出了"阳微阴弦"的病机,所载方剂以理气、化痰、通阳为主,并未涉及活血化瘀。20 世纪 50 年代始,陈可冀等开展活血化瘀治疗冠心病在国内影响深远,其临床所用之方就是血府逐瘀汤,其后的"冠心Ⅱ号"方等皆由该方化裁而出。

冠心病除了胸痛之外,还常见胸不任物或胸任重物之貌似矛盾的症状,这正体现了疾病在不同机体的特殊性。在"胸任重物"条件下,王清任有记载云:"一女二十二岁,夜卧令仆妇坐于胸方睡,已经二年,余亦用此方,三付而愈。"其实这一症状早在《金匮要略》中就有记载:"肝着之病,其人常欲蹈其胸上,先未苦时,但欲饮热,旋覆花汤主之。"

3　不明原因的胸痛

临床上常见有不明原因的胸痛、胸闷之症状,也有伴低热、自汗或盗汗者。笔者 20 年前曾治愈 1 例患者,因胸闷、干咳、盗汗、发热(体温正常)而疑为肺结核病而作了许多相关检查,但终未能确诊。观其所服中药,遍用滋阴剂、调和营卫剂,甚至有甘温除热剂。皆首用有效,旋即症状如初,患者十分痛苦。在追问病史中,患者忆起曾与人打架,胸部遭人拳击。遂处以血府逐瘀汤,3 剂后症状有所改善,又服 7 剂,痊愈,随访至今未复发。

4　头面部手术后头痛

王清任虽然立"通窍活血汤"专治头痛,但血府逐瘀汤的第 1 条也是"头痛",可见对于头痛者 2 方可以参合而用。10 年前,头痛患者前来就诊,病史 3 年余,中、西医治疗均不见效,严重影响日常工作。详追发病起因,回忆头痛缓慢发生于一次眼科手术之后。笔者认为,手术乃是金创之伤,必有离经之血,离经之血即为血瘀,遂处以血府逐瘀与通窍活血之合方,需要注意的是麝香一味,王清任说:"通窍全凭好麝香。"因患者自己尚存质量上乘之麝香,故服药后,效果显著。

5　结语

首先,对于胸膈至头的疼痛之症,有血瘀之证者用之取效最易,此人皆能之;其次,对于宏观的血瘀征象不足而诸法无效者,宜大胆用之,此即中医之"怪病怪瘀"之思路也;再次,外伤(包括手术)引起的诸症亦是本方最佳的适应证;最后,对于罹病已久的患者,初起服用该方,有可能头痛之症加剧,必须坚持 3～4d,症状自然转轻。笔者在用该方加减治疗头痛的实践中,所遇 2 例患者服用 1 剂后,头痛皆加重,坚持服用后才缓解,这时需要医者胆大心细,赢得患者的信任。

（本文原载于《甘肃中医学院学报》,
2015,32（05）:70-71.独著。）

再谈"病证结合"

笔者在《病证结合,优势互补》(《甘肃中医学院学报》2013年第3期)中明确提出了"病"是对疾病普遍规律的反映,而"证"则是疾病在不同时段、不同个体的特殊性,辨证即是辨疾病的个体差异等学术观点,得到了同行们的普遍关注,今就相关问题再作一探讨,就正于热心读者。

1 《黄帝内经》对疾病的认识发人深省

西医学中的许多疾病早在《黄帝内经》时代已有很深入的认识,譬如西医之"糖尿病",在《素问·奇病论篇》中载:"帝曰:有病口甘者,病名为何? 何以得之? 岐伯曰:此五气之溢也,名曰脾瘅。夫五味入口,藏于胃,脾为之行其精气津液在脾,故令人口甘也,此肥美之所发也,此人必数食甘美而多肥也。肥者,令人内热,甘者令人中满,故其气上溢,转为消渴。治之以兰,除陈气也。"不但认识到此病为"数食甘美而多肥"之人多发,而且还关注到糖尿病前期的表现——"脾瘅",同时还记载了治疗糖尿病的专药——"兰"类中药。诸如此类的记载在《黄帝内经》中甚为丰富,由此可见,古人对疾病的认识是很早的,也是很深刻的。

2 《伤寒杂病论》的诊断模式即为"病证结合"

我们知道,《伤寒论》的篇名均冠以"×××病脉症并治",这就明确建立了对外感热病的"病""证"二级诊断体系:先辨病,再辨证。《伤寒论》对病的诊断即以初始的典型症状和体征为依据,因受检查手段的限制,只能采用宏观的观察方法,如"太阳之为病,脉浮,头项强痛而恶寒""少阳之为病,口苦、咽干、目眩也""阳明之为病,胃家实是也"等,然后才遵循"知犯何逆,随证治之"的原则进行辨证论治。至于《金匮要略》的诊断体系,其"病证结合"的架构就更加明确了。每一个杂病单列,先总论病机,再辨证处方。可见,只说《伤寒杂病论》开创了辨证论治的先河是片面的,构建"病证结合"的诊断体系也是张仲景的一大创举。只是时至今日,辨病还有新的内容,仅仅依靠张仲景时代的技术水平来辨病,是远远不够的,因为古人受到时代的限制,其所谓病,只能以直觉的宏观的体态反应为基础,所以有不少称之为病的,实质仍然是证的概念。譬如以疟病来说,并非都是疟原虫病,胸痹也并非都是心血管病。它不能像西医学那样,以微观的细胞结构变化、代谢变化为基础。因此,提到辨病,最好是与西医学相结合。

3 中西医"病"名之异同

前已提及,古人对疾病的认识由于检查手段的限制,只能从临床症状及体征中总结出规律。对于临床症状或体征独特的疾病,则易于总结,其病名已基本与西医学之病名相同,如感冒、哮病、肺痨、痢疾等,而大部分病则仍以临床症状或体征的形式存在着,如头痛、咳嗽、胃脘痛等。中医之所谓病,是从证的发生、发展、特征等方面综合而来,是概念性的,有"证"的含义,没有结合西医学作深入的检查,所以和西医学的病名可能相一致,也可能不一致。譬如肺痈、肠痈等,基本和西医学的病名肺脓肿、阑尾炎相同,而三阴病、三阳病以及奔豚、中风等,只是证的综合,作为病名,实不完善。其实在西医学的诊断体系中,许多情况下也仍以某一个临床表现的形式进行着诊断,如高血压病、某某综合征等。

4 "病""证"概念的内涵各有优点,又各失偏颇

有人曾形象地描述西医和中医的区别,说"西医注重人的病,

中医注重病的人"，其实这也就是"病"和"证"的内在区别。"病"揭示疾病发生、发展的普遍规律，故而只要病的诊断一致，则治疗用药基本相同，其最大的特点是真正达到"治病求本"的目的，换句话说，也容易"根治"。而缺点是忽略了机体之间的差异，也忽视了疾病不同阶段的体质状况，"只见疾病不见人"，从而导致同一种治疗方案而疗效却不尽相同，甚至还会出现"病的情况好转，人的状态恶化"的局面。证是病的个体反应，所以辨证施治是有道理的。但同样的证，可以是不同的病，不同的病则有其不相同的发展变化与预后，所以证的消失，还不能绝对肯定就是病的痊愈，因为它可能是由于药物的作用，使体态反应出现暂时性改善或改变。山东中医药大学李克绍先生曾记述了自己只辨证而未辨病的深刻教训：单纯辨证还是不足，必须与辨病相结合，而辨病还要与西医学相结合。

5 "病证结合"是传承，更是发展

张仲景开创了"病证结合"的先河，我们现在倡导的是传承古人的诊断模式，加之现代微观检查手段日新月异的发展，使"病"的诊断更加客观化，在"辨病"的前提下，再进行个体化的辨证论治，同时结合对"病"的特殊治疗。这种新的"病证结合"模式，不论是对病的诊断水平，还是辨证的准确性，抑或是在中西药的"相济为用"方面都将是一个全新的平台，无疑是对古人的发展。其实历代医家从来都没有停止过对"病证结合"的探索："一味单方，气死名医"，讲的就是辨病、治病的重要性；说"年轻医生有方无药，老中医有药无方"，也是说随着临床经验的丰富，在辨证的基础上，逐渐加上了治病之"药"，体现的也是"病证结合"；"黄连治痢""茵陈退黄""常山截疟""头痛必用川芎"等记载，也说明了古人对专病、专药的不懈探索；岳美中等老中医学家们道出的"辨证论治加专病专药"的治病秘籍，也是不折不扣的"病证结合"。那么如何挖掘"专病专药"？除了从浩瀚的中医中药典籍中寻求答案外，借鉴现代中药药理学研究成果也不失为一条有益的途径,比如大黄排毒、青蒿抗疟原虫、冬虫夏草对肾小管小球的再生、丹参的扩冠作用等。

由于中医的辨证所依据的是临床症状和体征,如果在临床上只有病而不见其症状、体征,则应直接治病,不需辨证用药。譬如高血压病无症状者,宜予单纯的西药降压治疗,若兼见头晕、头痛、烦躁、易怒、口苦、口干、目赤者便伍以龙胆泻肝汤,在血压下降的同时,症状亦消,患者感觉良好;若只有症状而不能明确诊断,或已有诊断但西医没有特殊药物治疗时,辨证论治则可以大显身手,如疲劳综合征、腰肌劳损、神经衰弱等。"病证结合"不仅是诊断,更重要的是治疗上中西药物合理的取舍与有机的结合。

(本文原载于《甘肃中医学院学报》,
2015,32(06):97-98.独著。)

科学实验之为证

扶正抑瘤汤对肿瘤细胞周期及端粒酶影响的实验研究

我们在观察扶正抑瘤汤抗肿瘤作用[1]的基础上,进行了扶正抑瘤汤对肿瘤细胞周期及端粒酶活性影响的实验研究,现将结果报告如下。

1 材料和方法

1.1 材料

1.1.1 动物与瘤株 实验动物用健康昆明种小鼠,体重(20±2)g,由兰州生物制品研究所动物供应室提供。肿瘤瘤株用S180(腹水型),由北京中国医学科学院药物研究所提供。

1.1.2 药物 扶正抑瘤汤(FY)由红芪、当归、莪术、墓头回等中药组成;扶正汤(F)由红芪、当归组成;抑瘤汤(Y)由莪术、墓头回组成。上述方剂均按原方比例水煎浓缩成1g/ml的药液。选用国家准字号抗肿瘤新药天仙胶囊(T,批号990602)作为阳性对照,将药研成极细末,配成0.1g/ml的药液。以上药液均在4℃以下贮存备用。

1.1.3 试剂与仪器 端粒酶试剂盒由华美生物工程公司提供。细胞周期检测用流式细胞仪,美国库尔特公司产品,型号为Epics-XL。PCR扩增仪为EP公司产品(型号:2400)。

1.2 方法

昆明种小鼠84只,雌雄各半,随机分为7组,每组12只。分别为:生理盐水(NS)正常对照组,NS(荷瘤)阴性对照组,FY 大剂量组、FY 小剂量组、Y 组、F 组各治疗组,T 组(阳性对照组)。FY 大、FY 小、Y、F、T 各组的灌胃药物剂量分别为 24、12、12、12、1g/kg。于灌胃第 6d 接种 S180,瘤株接种按《抗肿瘤药物体内筛选规程(草案)》[2]进行,在小鼠右前腋下的皮下接种 S180 瘤株,接种肿瘤细胞数约为 2×10^6/只。用药第 18d,称体重,处死动物,剖取瘤块,称重,立即送检。

1.3　细胞周期测定

取新鲜标本适量,置于 Hank 溶液中剪成 $1mm^3$ 左右小块,边剪边在 Hank 溶液中搅动,促使细胞释出;当细胞数达到 1×10^6/ml 以上时,用 200 目和 350 目的尼龙网各过滤 1 次。滤液离心后去除上清液,加入 70%乙醇 3ml 固定,置于 4℃冰箱保存。测试前,上述悬液用 PBS 洗涤 2 次,置于 37℃恒温箱中 30min,再加入 1%碘化丙啶(PI) 0.2ml,调整细胞数为 1×10^6/ml 后上机检测。测定前用鸡红细胞校准仪器,使变异系数(CV)在 4%以内。测定 $G_{0/1}$、S、G_2+M 期比率。

1.4　端粒酶活性检测

包括端粒提取、端粒酶重复序列扩增和产物杂交检测,均按试剂盒要求严格操作。端粒酶的活性值用 OD 值表示。

1.5　统计学方法

实验数据均采用社会科学统计软件包(SPSS)处理,两均数间的比较用 t 检验。

2　结　果

2.1　各组小鼠细胞周期检测结果比较

见表 1。阴性对照组肿瘤细胞 $G_{0/1}$ 期比率为 36.6%,S 期比率为 51.10%;与之相比,扶正抑瘤汤各治疗组及 T 组的肿瘤细胞 $G_{0/1}$ 期比率均升高,S 期比率降低,统计学处理差异有显著性($P<0.001$)。在各治疗组中,以 FY 大组的影响最大,$G_{0/1}$ 期的比率上升至

68.80%，S 期的比率下降为 20.10%。与其他各治疗组之间存在显著差异($P<0.001$)。Y 组与 F 组之间则无差异($P>0.05$)。

表 1 各组小鼠 $G_{0/1}$、S 及 G_2+M 期比较(% , $\bar{x}\pm s$)

组别	n	$G_{0/1}$	S	G_2+M
阴性对照	12	36.60 ± 5.60	51.10 ± 5.60	12.10 ± 0.50
FY 大(24g/kg)	11	$68.80 \pm 5.90^*$	21.10 ± 2.10	11.10 ± 0.80
FY 小(12g/kg)	10	$54.27 \pm 4.50^*$	34.80 ± 2.27	10.30 ± 0.84
Y(12g/kg)	11	$48.56 \pm 5.90^*$	38.95 ± 3.55	12.40 ± 1.45
F(12g/kg)	12	$48.94 \pm 6.60^*$	40.30 ± 5.60	10.60 ± 0.90
T(1g/kg)	10	$47.40 \pm 7.80^*$	40.30 ± 5.10	10.02 ± 1.10

注:与阴性对照组比较 $*P<0.001$

2.2 各组端粒酶活性比较

见表 2。阴性对照组端粒酶活性(OD)值为 1.10,各治疗组的端粒酶活性(OD 值)均下降,与阴性对照组差异显著($P<0.001$),以 FY 大组的 OD 值(0.57)下降显著。

表 2 各组小鼠肿瘤细胞端粒酶比较(OD 值 $\bar{x}\pm s$)

组别	n	端粒酶(OD)
正常对照	8	–
阴性对照	8	1.10 ± 0.43
FY 大(24g/kg)	8	$0.57 \pm 0.04^*$
FY 小(12g/kg)	8	$0.61 \pm 0.05^*$
Y(12g/kg)	8	$0.70 \pm 0.13^*$
F(12g/kg)	8	$0.66 \pm 0.12^*$
T(1g/kg)	8	$0.63 \pm 0.03^*$

注:与阴性对照组比较 $*P<0.001$

3 讨论

DNA 和 RNA 是细胞繁殖和遗传的物质基础,起着遗传信息贮存、自我复制和控制蛋白质合成的重要作用。如果 DNA 和 RNA 的合成受到抑制或破坏,必然会直接影响到细胞的增殖。在细胞的增殖周期中,G_1 期即 DNA 合成前期,此间合成 RNA、蛋白质和所需前体物质。S 期即 DNA 合成期,是细胞增殖周期的关键阶段,此间将进行 DNA 遗传物质的复制, 以及合成组蛋白等重要物质,DNA 含量增加 1 倍,继而进入 G_2 期即 DNA 合成后期,它为 M 分裂期作准备。肿瘤细胞有很强的增殖能力,主要体现在 S 期的 DNA 的合成活跃、复制旺盛。

流式细胞技术是现代国际较新的技术,它能快速、准确、简便地分析细胞周期各时相的分布,已成为肿瘤的早期诊断、临床治疗方案设计、监测肿瘤预后、探索抗肿瘤药物作用的机理等最重要的一项技术[3]。国内已有一些学者应用此项技术分析一些抗肿瘤中药对肿瘤细胞增殖周期所产生的不同作用[4],但复方的体内实验研究报道尚不多见。本实验是在证实 FY 确有较高的抑瘤率和小鼠生命延长率的同时,应用流式细胞技术分析其抗肿瘤机理。

端粒是位于人类线性染色体末端的重复 DNA 序列,其作用是保护染色体末端不被降解,防止染色体相互融合、重组,从而保证了细胞的正常分化与繁殖[5]。但细胞在增殖过程中要不断地丢失端粒,当端粒长度缩短到某一特定长度时,细胞则会停止增殖而出现衰亡。肿瘤细胞的增殖与正常细胞相比异常快速,因而端粒的丢失也就更快,为了维持染色体末端的稳定,此时便激活了端粒酶。端粒酶是一种由 RNA 和蛋白质组成的核糖核蛋白酶, 能以自身的RNA 组分为模板从头合成端粒以补偿细胞分裂时染色体末端(端粒)的缩短[6]。在大部分正常人细胞中没有端粒酶活力,而肿瘤细胞中端粒酶却特异性地表达。因此,端粒酶活性是可靠的肿瘤标记和肿瘤细胞的增殖指标[7],抑制端粒酶的活性则能达到抑制肿瘤细胞增殖速度的目的。

从实验结果可以看出，FY 对肿瘤细胞的抑制靶点是在 DNA 合成的 S 期，对处于 S 期的肿瘤细胞有抑制作用，G_1 向 S 进程的肿瘤细胞 DNA 合成和复制受到阻抑，造成了 $G_{0/1}$ 期细胞的大量堆积，S 期细胞的比率下降，从而使得肿瘤细胞的增殖速度减慢。同时各治疗组的端粒酶活性值均低于阴性对照组，尤以 FY 大组的抑制作用明显，说明肿瘤细胞的端粒酶活性被抑制是影响上述肿瘤细胞增殖周期进程的机理之一。本实验结果揭示了 FY 抗肿瘤作用的部分细胞分子机制。

参考文献

[1]李四强,赵健雄,朱玉真,等.扶正抑瘤汤抗肿瘤作用的实验研究[J].中华实用中西医杂志,2001,(14):1060–1061.

[2]徐叔云,卞如廉,陈修.药理实验方法学[M].第 2 版.北京:人民卫生出版社,1991:11.

[3]Seckinger D,DNA content in human cancer [J]. Arch pathol lab Med, 1989,113: 619.

[4]谢锦玉,高玉民,沈联慈,等.流式细胞术分析大蒜油对癌细胞DNA 合成及细胞周期的影响[J].中国中西医结合杂志,1992,12(2):92–94.

[5]Kim NW,Piatyszek MA,Prowse KR,et al.Specific association of human telomerase activity w ith immortal cells and cancer[J]. Science,1994,266:2011–2015.

[6]Chong L,Steensel B,Broccoli D,et al.A human telomeric protein [J]. Science,1995,270:1663–1670.

[7]McEachern MJ,Blackburn EH.Runaway telomere elongation caused by telomerase RNA gene mutations[J]. Nature,1995,376(6539): 403–409.

(本文原载于《中国中西医结合杂志》,2001,10(21): 760–762.其他作者:赵健雄,朱玉真,张玉红,王学习。)

右归丸对激素抵抗型肾病综合征的增敏作用及对其耐药基因的影响

原发性肾病综合征(primary nephrotic syndrome, PNS)在肾脏病中属于常见病。糖皮质激素(glucorticoids, GC)是目前治疗 PNS 的首选药物。临床上发现,有部分患者对激素的反应性差,表现为激素抵抗型肾病综合征(steroid resistant nephrotic syndrome, SRNS),占 PNS 的 10%~20%,治疗棘手,易反复和迁延不愈,多预后不良。作者采用右归丸结合糖皮质激素治疗阳虚型 SRNS 取得了较单纯西医治疗明显的疗效。为进一步阐明阳虚型 SRNS 与耐药基因之间的关系,为温阳法治疗 SRNS 提供理论依据,设计了本试验。

1 资料与方法

1.1 临床资料

2013 年 3 月~2014 年 1 月甘肃中医学院附属医院肾病科门诊和住院治疗的 SRNS 患者 40 例,按随机数字表法分为对照组和治疗组,对照组采用常规西医治疗,治疗组在常规西医治疗的基础上给予右归丸。其中治疗组 20 例,平均年龄 35 岁,男女比例为 1∶0.9;对照组 20 例,平均年龄 33 岁,男女比例为 1∶1.2,两组患者在年龄、性别方面差异无统计学意义($P>0.05$),具有可比性。

1.2 诊断标准

1.2.1 西医诊断标准 参照 2006 年中华医学会肾病分会所

确定 PNS 的诊断标准确诊为 PNS 后，同时具备以下任何一项者，即可诊断为 SRNS:①经正规 GC 标准治疗 4～8 周无效应者;②按正规 GC 标准治疗 4～8 周内有效,但再次发作后经治无效应者。

1.2.2　中医证候诊断标准　参照 2002 年版《中药新药临床研究指导原则》[1]、2006 年版中华中医药学会肾病分会《原发性肾病综合征的诊断、辨证分型及疗效评定》[2]拟定。

1.3　纳入标准

①符合西医激素抵抗型肾病综合征诊断标准。②符合中医水肿(脾肾阳虚证)诊断标准,其主证表现为:全身浮肿,面色㿠白,畏寒肢冷,腰脊冷痛(腰膝酸痛),纳少或便溏(泄泻或五更泄泻)。次证表现为:精神萎靡,性功能障碍,或月经失调,苔白,舌嫩淡胖,有齿痕,脉沉细或沉迟无力。③年龄 18 岁～65 岁。④患者本人或者家属知情同意。

1.4　排除标准

①确诊存在泌尿系统解剖异常;②伴有原发性心血管、肝脏及造血系统和精神、神经系统疾病者;③未按规定用药,无法判定疗效,资料不全或中途停止治疗等影响疗效者。

1.5　治疗方案

对照组:按照人民卫生出版社第 8 版《内科学》中肾病综合征的激素治疗方案进行治疗,醋酸泼尼松片主要成分为泼尼松,规格为 5mg×100 片/瓶,浙江仙琚制药股份有限公司生产。

治疗组:在上述治疗的基础上给予右归丸(北京同仁堂股份有限公司同仁堂制药厂,规格:9g×10 丸),每次 1 丸,每日 3 次,口服。

1.6　观察指标以及方法

1.6.1　临床指标　一般情况、浮肿程度及激素疗效。

1.6.2　实验室指标　①SRNS 患者治疗 1 月后、治疗 2 个月后尿常规中尿蛋白的变化, 由甘肃中医学院附属医院检验科尿化学分析仪进行测定;②SRNS 患者治疗 1 月后、治疗 2 个月后外周血单个核细胞多耐药基因 1（multidrug resistance gene 1, MDR1）、P- 糖蛋白 170（P-glycoprotein 170, P-gp170）及糖皮质激素受体 α（glucocorticoid receptor α, GRα）、糖皮质激素受体 β（glucocorticoid receptor β, GRβ）的表达。以上四项指标表达量的检测均在甘肃中医学院中心实验室进行检测。

1.6.3　对 SRNS 患者中医证候的变化情况　根据《中药新药临床研究指导原则》分级量化原则，主、次症状统一按照程度区分为正常、轻度、中度、重度，分别对应 0、1、2、3 分，其中舌脉另作描述，不计入评分。见表 1。

表 1　中医症状分级量化原则

	症状	重度（3 分）	中度（2 分）	轻度（1 分）	正常（0 分）
主症	全身水肿	全身水肿	眼睑及双下肢水肿	晨起眼睑水肿	无水肿
	小便	尿量和次数明显减少	尿量和次数减少	尿量和次数略减少	小便正常
次症	面色无华	面色萎黄无华	面色无华	面色欠润	面色红润
	神疲倦卧	精神疲乏，喜卧	精神疲乏，少动	精神不振，不影响活动	精神如常，活动自如
	纳少便溏	纳呆，水样便	食欲不振，大便稀溏	食欲下降，大便不成形	食欲正常，大便成形
	胸腔、腹腔积液	大量胸腔、腹腔积液	中等量腹腔积液	少量腹腔积液	无腹腔积液

1.7　疗效评价

参照《中医病证诊断疗效标准》[3]制定。疾病疗效评定标准参照中国中西医学会肾病专业委员会于 2003 年制定的疗效评定标准[2]。

1.8　统计学方法

所有原始资料用 SPSS19.0 中文版软件进行统计分析。计量资料用($\bar{x}\pm s$)表示,用 t 检验;计数资料用构成比表示,用 χ^2 检验,$P<0.05$ 为差异有统计学意义。

2 结果

2.1 两组患者中医临床疗效统计分析

治疗组加用右归丸治疗,到第 2 月末,治疗组临床症状评分明显减少 5 分,对照组减少 0.5 分,治疗组和对照组临床症状分值变化差异有统计学意义($P<0.01$)。见表 2。

表 2 两组患者临床症状分值比较($\bar{x}\pm s$)

组别	例数	1 月末	2 月末	差值 d
治疗组	20	15.75 ± 4.06	15.25 ± 3.33	−0.50 ± 0.16
对照组	20	13.11 ± 3.30	8.11 ± 3.69	−5.00 ± 2.18

注:$P=0.012$(假设方差相等),$P=0.013$(假设方差不相等)

2.2 24h 尿蛋白变化统计分析

经秩和检验,SRNS 治疗组 20 例患者中有效 20 例, 总有效率 100%;对照组 20 例患者中有效 12 例,总有效率为 60.00%;SRNS 治疗组总有效率优于对照组,差异具有统计学意义($P<0.05$)。见表 3。

表 3 两组患者 24h 尿蛋白变化(例)

组别	例数	有效	无效	总有效率 /%
治疗组	20	12	8	60.00
对照组	20	20	5	100.00*

注:与对照组对比,*$P<0.05$

2.3 两组治疗 1 月末、2 月末的 MDR1、P-gp170 以及 GRα、GRβ 的表达

以上指标的结果判定采用目的基因（β-actin）与管家基因 Ct 值之差 ΔCt 来判断目的基因的含量，目的基因的数目越多，ΔCt 值越低。所有数据用 SPSS19.0 中文版进行分析。SRNS 治疗组 MDR1 值下降，SRNS 对照组上升，两组 ΔCt 值差异有统计学意义（$P<0.05$）。同时，治疗组和对照组 P-gp170 值都有所降低，且 SRNS 治疗组下降较 SRNS 对照组下降明显（$P<0.05$）。GRα 的 ΔCt 值下降，而对照组则上升，两组变化差值 ΔΔCt 值比较差异有统计学意义（$P<0.01$），而 GRβ 的 ΔCt 两组前后变化差值比较差异无统计学意义（$P>0.05$）。见表 4。

表 4 两组治疗 1 月末、2 月末 MDR1、P-gp170、GRα、GRβΔCt 值的比较（$\bar{x}\pm s$）

组别	例数	时间	MDR1	P-gp170	GRα
治疗组	20	1 月末	3.90 ± 0.81	20.35 ± 1.62	9.26 ± 1.43
		2 月末	$4.71 \pm 0.96^{\triangle}$	$17.33 \pm 1.12^{\triangle}$	$8.24 \pm 1.55^{\triangle}$
对照组	20	1 月末	3.47 ± 1.32	19.33 ± 2.29	9.23 ± 1.12
		2 月末	$2.75 \pm 1.18^{\#}$	$19.01 \pm 1.13^{\#}$	$9.68 \pm 1.15^{\#}$

注：各组内治疗前后比较，$^{\triangle}P<0.05$；治疗后两组间比较，$^{\#}P<0.05$

3 讨论

目前，肾病综合征治疗首选药物仍为糖皮质激素，而患者对激素治疗的敏感性是决定疾病转归的重要因素。从理论上讲，凡能影响 GC 生物利用（如代谢、分布等）、GR 数量、GC-GR 结合能力、GC-GR 介导的下游基因调控等过程中的任何一个环节的因素，都有可能影响 GC 的生物学效应，产生耐药性。

肾病综合征属中医学"水肿""虚劳""腰痛"等范畴，因临床上患者多以水肿为主要和首发表现而多从"水肿"进行辨证论治。虽

然产生水肿的病因繁多(诸如风邪、水湿、疮毒以及瘀血等),病机转化和病理变化复杂,但其根本原因在于体内津液的代谢障碍,而津液代谢障碍之根本原因,在于机体气化功能之失常,而气化功能之失常,主要责之于肾,尤以肾阳之亏虚为主。《素问·水热穴论》曰:"其本在肾,其末在肺……肾者,胃之关也,关门不利,故聚水而从其类也。上下溢于皮肤,故为胕肿,胕肿者,聚水而生病也。"充分证明了肾之气化在机体津液代谢中的根本性作用。

长期的临床实践发现,肾病综合征中医辨证为脾肾阳虚证的患者,且在运用激素治疗的过程中阳虚证候不易改善者,疗效较差,而当辅以温补肾阳药物时,患者对激素的敏感性明显增强。本研究结果表明,SRNS患者在临床均表现为脾肾阳虚证;以尿蛋白的转阴作为判断疗效的主要指标,右归丸治疗组的有效率高于对照组,且根据"肾病综合征症状分级量化表"分值计算前后变化,治疗组在症状体征改善方面也优于对照组。表明对于SRNS,辅以温补肾阳法治疗其临床疗效明显优于单纯使用激素治疗者。究其理论依据,可能属王冰所谓"热之不热,是无火也"之证,因为从药物的"四气五味"分析,激素当属辛甘大热之剂,用热药却依然不热,则是肾中元阳虚衰之故,确应"益火之源,以消阴翳"。右归丸是明代医家张景岳根据《难经·三十六难》中"其左者为肾,右肾为命门"的理论而创制,因右肾属火主阳,故"右归"是"温阳补肾,使元阳(命火)得归其原"之义。

实验研究结果表明,右归丸对SRNS患者的增敏作用可能与其降低MDR1、P-gp170的表达相关。有学者曾做过儿童原发性肾病综合征P-gp170与GC耐药关系的研究,认为PNS患儿外周血淋巴细胞中P-gp170的表达与GC反应性有关,SRNS患儿PBMC P-gp170的表达高于GC敏感者[4-6]。从中医角度来分析,这两个指标可以看作是"阴翳"之物,通过右归丸温补肾阳,起到"益火之源"的作用,从而消除阴翳。本研究还显示,右归丸能上调SRNS患者的

GRα 数量,从而改善 GC 抵抗,提高临床疗效;而对 GRβ,治疗组虽然在一定程度上能降低其表达,但在规定的疗程内观察到其降低的幅度尚没有显著性,提示右归丸对于 SRNS 患者的 GRβ 数量尚没有明显的调节作用。有研究表明[7],对 GC 作用效应起决定作用的是 GRα/GRβ 之间的比值,比值高与 GC 敏感性有关,而比值低则产生 GC 抵抗;GRα/GRβ 比例失衡,GRβ 的过高表达是导致继发性 GC 抵抗的重要因素。从中医阴阳理论角度对 GRα、GRβ 进行阐释,根据试验结果,可以认为 GRα 属于"阳"的范畴,GRβ 属于"阴"的范畴。而 GRα、GRβ 表达比例的失衡,在机体则表现为阴阳的失衡,SRNS 患者体内 GRα 表达低,而 GRβ 的表达高,与"阳虚阴盛"的病理类型相似。而治疗组通过右归丸对肾阳的补助,增高了 GRα 表达,也表明了这一阐释的合理性。

综上所述,通过本研究发现,SRNS 患者经中西医结合治疗后其症状与体征改善明显,疗效明显优于单纯西药治疗。其作用机制可能与右归丸降低患者耐药基因 MDR1、P-gp170 的表达、上调 GRα 的表达,从而增加 SRNS 患者对糖皮质激素的敏感性有关。但因本研究样本量少,研究周期较短,研究结果代表性不强,故设计和实施更加科学合理的大样本随机对照试验将是下一步研究的重点。

参考文献

[1]郑筱萸.中药新药临床研究指导原则(试行)[M].北京:中国医药科技出版社,2002:156-162.

[2]中华中医药学会肾病分会.原发性肾病综合征的诊断、辨证分型及疗效评定[J].上海中医药杂志,2006,40(10):51-52.

[3]中医病证诊断疗效标准编委会.中医病证诊断疗效标准[M].北京:中国医药科技出版社,2012:52.

[4]Stachowski J,Zanker CB,Runowski D, et al.Resistance to therapy in pri-

科学实验之为证

mary nephrotic syndrome: effect of MDR1 gene activity [J]. Pol Merkuriusz Lek, 2000, 8(46):218-221.

[5]Diaz-Borjon A, Richaud-Patin Y, Alvarado de la Barrera C, et al. Multidrug Resistance-1 (MDR-1) in rheumatic autoimmune disorders. Part Ⅱ. Increased P-glycoprotein activity in lymphocytes from systemic lupus erythematosus patients might affect steroid requirements for disease control[J]. Joint Bone Spine, 2000, 67(1):40-48.

[6]Tsujimura S, Saito K, Nakayamads S, et al. Clinical relevance of the expression of the expression of P-glycoprotein on peripheral blood lymphocytes to steroid resistance in patients with systemic lupus erythematosus [J]. Arthritis Rheum, 2005, 52(6):1676-1683.

[7]Lewis-Tuffin LJ, Cidlowski JA. The physiology of human glucocorticoid receptor beta(hGR beta) and glucocorticoid resistance[J]. Ann N Y Acad Sci, 2006, 1069:1-9.

(本文原载于《中国中西医结合肾病杂志》,2014,15(12);
为甘肃省科技计划项目(B 类计划 No.1212RT2A076);
其他作者:施云剑,王蕾,张杰,孙红旭,贾宝岗。)

右归丸对激素抵抗型肾病综合征增敏作用及免疫功能的影响

肾病综合征是以肾小球异常免疫机制引起的炎症损伤为基础病理的一组症候群。目前,糖皮质激素(glucorticoids,GC)仍是治疗原发性肾病综合征(primary nephrotic syndrome,PNS)的首选药物。临床发现,大部分患者对 GC 敏感或者部分敏感,但仍有部分患者对 GC 的反应差,表现为激素抵抗型肾病综合征(steroid resistant nephrotic syndrome,SRNS),占 PNS 的 10%~20%,且迁延不愈,易进展为终末期肾衰竭 (endstage renal disease,ESRD)[1]。2013 年 1 月~2014 年 1 月,笔者采用右归丸联合西药治疗 SRNS 20 例,总结报道如下。

1 一般资料

选择本院肾病科住院的 SRNS 患者 40 例, 采用随机数字表法随机分为治疗组和对照组。治疗组 20 例,其中男 12 例,女 8 例;年龄 26~45 岁,平均(35.41±4.67)岁;病程 0.5~1.5 年,平均(1.42±0.23)年。对照组 20 例,其中男 11 例,女 9 例;年龄 26~48 岁,平均(37.02±3.15)岁;病程 0.5~1.7 年,平均(1.51±0.14)年。两组一般资料对比,差别无统计学意义($P > 0.05$),具有可比性。

2 诊断标准

西医诊断按照《实用内科学》[2]相关诊断标准。中医诊断按照

《中医病证诊断疗效标准》[3]和《中医内科学》[4]中水肿的诊断标准，辨证为脾肾阳虚型。

3 试验病例标准

3.1 纳入病例标准

①符合西医和中医诊断标准；②年龄 18～60 岁；③辨证为脾肾阳虚型；④本人或家属知情同意者。

3.2 排除病例标准

①不符合诊断标准和试验病例标准者；②确诊存在泌尿系统解剖异常者；③伴有原发性心血管、肝脏、造血系统和精神、神经系统疾病者；④未按规定用药，无法判定疗效，资料不全或中途停止治疗等影响疗效者。

4 治疗方法

对照组给予小剂量激素联合注射用环磷酰胺（由山西普德药业股份有限公司生产，批号 04131208）静脉冲击治疗。治疗组在对照组治疗基础上加服右归丸（由北京同仁堂股份有限公司同仁堂制药厂生产，批号 4013594），每次 1 丸，每日 3 次，口服。

两组均以治疗 1 个月为 1 个疗程，治疗 2 个疗程后判定疗效。

5 观测指标

5.1 临床指标

观测临床疗效、水肿消退时间及中医症状评分的变化。所有中医症状按照《中药新药临床研究指导原则》[5]分级量化标准，分为重度、中度、轻度、无症状 4 个等级，分别记为 6 分、4 分、2 分、0 分。见表 1。

表 1　中医症状分级量化标准

症状		重度(6分)	中度(4分)	轻度(2分)	无症状 (0分)
主症	全身水肿	全身水肿	眼睑及双下肢水肿	晨起眼睑水肿	无水肿
	小便	尿量和次数明显减少	尿量和次数减少	尿量和次数略减少	小便正常
次症	面色无华	面色萎黄无华	面色无华	面色欠润	面色红润
	神疲倦卧	精神疲乏,喜卧	精神疲乏,少动	精神不振,不影响活动	精神如常,活动自如
	纳少便溏	纳呆,水样便	食欲不振,大便稀溏	食欲下降,大便不成形	食欲正常,大便成形
	胸腔、腹腔积液	大量胸腔、腹腔积液	中等量腹腔积液	少量腹腔积液	无腹腔积液

注:舌苔、脉象单独描述,不计分

5.2　实验室指标

观测 24h 尿蛋白定量,血常规、肝功能、肾功能相关指标,以及外周血免疫球蛋白 IgG、IgA、IgM 和 T 淋巴细胞 CD_3^+、CD_4^+、CD_8^+ 的变化;计算 IgG/IgM 及 CD_4^+/CD_8^+ 的比值。

6　疗效判定标准

按照第七届全国中西医结合肾病学术会议制订的《肾脏疾病诊断与治疗及疗效标准专题讨论纪要》[6]相关标准。完全缓解:临床症状、体征完全消失,尿蛋白总量 <0.2g/24h,血浆清蛋白正常,血清胆固醇及肝肾功能检查均正常。显著缓解:临床症状、体征基本消失,尿蛋白总量 ≥0.2g/24h~<1.0g/24h,血浆清蛋白 >30g/L,血清胆固醇及肝肾功能检查均正常。部分缓解:水肿基本消失,尿蛋白总量≥1.0g/24h～≤3.0g/24h,血浆清蛋白正常或接近正常,肝肾功能检查正常。无效:未达到部分缓解标准。

7 统计学方法

采用SPSS19.0统计分析软件处理。计量资料数据以均数$(\bar{x})$±标准差(s)表示,组间比较采用t检验;计数资料组间比较采用χ^2检验;等级资料组间比较采用Ridit分析。以$P<0.05$为差别有统计学意义。

8 结果

8.1 两组疗效对比

见表2。两组疗效对比,经Ridit分析,u=2.92,P<0.01,差别有统计学意义。

表2 两组疗效对比

组别	例数	完全缓解	显著缓解	部分缓解	无效有效率/%
治疗组	20	6	8	4	290.00
对照组	20	1	5	5	955.00

8.2 两组水肿消退时间、尿蛋白转阴时间对比

见表3。

表3 两组水肿消退时间、尿蛋白转阴时间对比 $d,\bar{x}\pm s$

组别	例数	水肿消退时间	尿蛋白转阴时间
治疗组	20	3.18±1.44	17.44±3.05
对照组	20	5.46±2.25**	25.32±3.61**

注:与对照组对比,**P<0.01

8.3 两组治疗前后中医症状积分对比

见表4。

表4 两组治疗前后中医症状积分对比(分,$\bar{x}\pm s$)

组别	例数	时间	全身水肿	小便短少不利	面色无华	神疲倦卧	纳少便溏	胸腔、腹腔积液	总积分
治疗组	20	治疗前	3.95±2.12	3.67±1.42	2.89±0.45	3.68±1.12	3.27±1.21	1.87±1.11	24.35±4.01
		治疗后	0.65±0.37**##	0.52±0.67**##	0.68±0.17**	1.03±0.54	0.48±1.05**#	0.34±0.18**	0.52±2.12**##
对照组	20	治疗前	3.77±1.18	3.79±1.41	3.27±1.29	2.52±2.04	1.85±1.20	1.65±0.71	25.08±3.27
		治疗后	1.22±0.65**	1.15±0.44**	0.83±1.05**	0.87±0.85**	1.10±0.31*	0.44±0.16**	12.34±2.03**

注:与同组治疗组相比,*$P<0.05$,**$P<0.01$;与对照组治疗后对比,##$P<0.01$

8.4 两组治疗前后血清 IgG、IgA、IgM、IgG/IgM 对比

见表5。

表5 两组治疗前后血清 IgG、IgA、IgM、IgG/IgM 对比($\bar{x}\pm s$)

组别	例数	时间	IgG(g/L)	IgA(g/L)	IgM(g/L)	IgG/IgM
治疗组	20	治疗前	5.13±2.42	1.16±0.67	1.89±0.57	1.03±0.20
		治疗后	9.38±3.67**	1.85±0.49**	1.52±0.41*	2.32±0.35**##
对照组	20	治疗前	4.89±2.65	1.31±0.68	1.83±0.48	1.01±0.33
		治疗后	7.81±3.23**	1.77±0.52*	1.69±0.59	1.54±0.47**

注:与同组治疗组相比,*$P<0.05$,**$P<0.01$;与对照组治疗后对比,##$P<0.01$

8.5 两组治疗前后 CD_3^+、CD_4^+、CD_8^+、CD_4^+/CD_8^+对比

见表6。

表6 两组治疗前后 CD_3^+、CD_4^+、CD_8^+、CD_4^+/CD_8^+对比($\bar{x}\pm s$)

组别	例数	时间	IgG(g/L)	IgA(g/L)	IgM(g/L)	IgG/IgM
治疗组	20	治疗前	54.12±3.46	30.12±4.02	41.75±3.52	0.81±0.12
		治疗后	67.64±4.52**#	48.27±4.36**#	26.81±3.04**##	1.78±0.14**##
对照组	20	治疗前	53.57±4.43	30.63±3.59	39.64±3.47	0.79±0.15
		治疗后	60.61±3.92**	35.18±4.01**	31.22±2.95**	1.14±0.13**

注:与同组治疗组相比,**$P<0.01$;与对照组治疗后对比,#$P<0.05$,##$P<0.01$

9 讨论

肾病综合征是临床常见的肾小球疾病之一，主要发病机制是免疫系统功能异常导致肾小球损伤[2]。目前,肾病综合征治疗首选药物仍为GC;但经常规GC治疗不能取得完全缓解的SRNS,由于尚无理想的药物治疗,50%患者将在诊断SRNS后的5年内进展为ESRD[7]。笔者临证发现:肾病综合征脾肾阳虚型患者往往对GC不敏感或敏感性较低。脾肾阳虚型肾病综合征病机主要为肾阳不足,温煦无力,蒸腾水气不利,气不化水,阳虚则不能推动血脉运行,即"热之不热,是无火也"。肾属少阴,主水,肾阳为全身阳气的根本,肾阳充旺,则全身脏腑功能健旺;肾阳不足,则阳化不及,出现水液代谢失常。故笔者采用温补肾阳法,可增加肾中阳气,温煦肾阴,"益火之源,以消阴翳",方选《景岳全书》之右归丸。本研究发现:GC辅以右归丸治疗肾病综合征脾肾阳虚型,患者的症状和相关指标均有显著改善,部分甚至趋近正常或者正常。

本研究结果显示:SRNS 患者血清 IgG 水平降低,IgM 水平升高,其比值降低,表明 GC 的敏感性与血清 IgG、IgM 水平及其比值有关。此与国内外研究的结果一致。吴天慧等[8]研究显示:IgG/IgM

的比值越低,激素敏感性越差。Ranjit 等[9]研究发现:SRNS 患者的血清免疫球蛋白 IgG 水平及 IgG/IgM 比例明显降低。本研究发现:右归丸可以通过调节 IgG、IgM 水平及升高二者比值,进而增加 GC 敏感性;此亦证实了右归丸能够提高机体免疫功能。机体免疫调节系统的重要细胞是 T 淋巴细胞,CD_4^+/CD_8^+ 比值是反映细胞免疫平衡以及对激素敏感与否的敏感指标[10,11]。肾阳虚证辅助性 T 细胞降低,且多为功能降低如免疫细胞减少[12]。本研究显示:肾病综合征脾肾阳虚型患者的血清 CD_4^+ 水平较正常人显著降低,CD_8^+ 则升高,CD_4^+/CD_8^+ 比值下降;治疗后,CD_4^+ 水平明显升高,CD_8^+ 降低,CD_4^+/CD_8^+ 比值升高。此与国内的研究结果是一致的。王惠萍等研究[13]认为:NS 患 PBMC 内 IL-4 表达与 GC 敏感性呈明显正相关。有研究[14]发现:肾病综合征患者的 CD_4^+/CD_8^+ 细胞比值与血清 IgG 水平呈显著正相关,与 IgM 水平呈明显负相关。笔者认为:右归丸可能是通过增加血 CD_4^+ 水平,促使 Th2 分泌 IL-4,升高 CD_4^+/CD_8^+ 比值,进而提高 GC 敏感性的。

本研究表明:温补肾阳之中药对机体细胞免疫和体液免疫具有双向调节作用,可有效维持 GC 在体内的水平,减轻外源性激素对肾上腺皮质的反馈抑制作用,防止因长期大剂量 GC 治疗导致的肾上腺皮质萎缩,从而提高机体免疫力。本研究结果显示:患者经右归丸治疗后血 IgG、CD_4^+ 明显上升,IgM、CD_8^+ 下降,CD_4^+/CD_8^+ 及 IgG/IgM 比值显著升高, 表明右归丸具有增加 GC 敏感性的作用,从而提高临床疗效,其机制可能与调节机体的免疫功能有关。有研究[15]证实:补肾方药右归饮除直接作用于免疫功能,很可能相当一部分作用是通过神经内分泌功能改善来影响免疫功能的恢复。赵敏等[16]研究证实:温补肾阳的右归胶囊能显著提高肾阳虚模型大鼠辅助性 T 细胞的数量,减少 CD_8^+ T 淋巴细胞的数量,增强 NK 细胞的活性,从而增强肾阳虚模型大鼠的获得性免疫功能。

综上所述,采用右归丸联合西药治疗 SRNS,可改善患者病情,在一定程度上延缓或减少 ERSD 的发生,提高患者的生存质量;这与右归丸对 SRNS 具有增加 GC 敏感性的作用是密切相关的,其机制可能与调节机体的免疫功能有关。但由于本研究的样本量较小,尚有待于大样本、更深层次的研究加以明确其具体机制。

参考文献

[1]李小会,雷根平,潘冬辉.难治性肾病综合征的中西医研究进展[J].中国中西医结合肾病杂志,2013,14(1):87-89.

[2]陈灏珠,林果为,王吉耀.实用内科学[M].14 版.北京:人民卫生出版社,2013.

[3]国家中医药管理局.中医病证诊断疗效标准[M].北京:中国医药科技出版社,2012:52.

[4]吴勉华.中医内科学[M].9 版.北京:中国中医药出版社,2012:124.

[5]郑筱萸.中药新药临床研究指导原则[M].北京:中国医药科技出版社,2002:167.

[6]叶任高,陈裕盛,方敬爱.肾脏病诊断与治疗及疗效标准专题讨论纪要[J].中国中西医结合肾病杂志,2004.4(5):249-251.

[7]Gipson DS, Chin H, Presler TP, et al.Differential risk of remission and ESRD in childhood FSGS[J].Pediatr Nephrol,2006,21(3):344-349.

[8]吴天慧,李志辉,段翠蓉.激素敏感型和耐药型肾病综合征患儿血清免疫复合物的水平及其意义[J].医学临床研究,2012,29(2):286-290.

[9]Ranjit RR, Eliza R, Mohammed HR,et al.Serum immunoglobulin G,M and IgG: IgM ratio as predictors for outcome of childhod nephrotic syndrome[J].World J Peditr,2009,5(2):127-131.

[10]Pichler,Sfetsos K,Badics B, et al.Lymphocyte imbalance in viligo patients indicated by elevated CD4+/CD8+ T cell ratio [J].Wien Med Wochenschr,2009, 159(13-14): 337-341.

[11]Stachowski J,Barth C,Michal kiewicz J,et al.Th1/Th2 balance and CD45 positive T cells subsets inprimary nephritic syndrome [J].Pediatr Nephrol,2000,14(8-9): 779.

[12]刘永琦,王文.虚证的免疫学本质[J].中国中医基础医学杂志,2003,9(3):7-13.

[13]王惠萍,毛云英,辛芳琴,等.肾病综合征患儿T细胞亚群与激素敏感关系的研究[J].实用医技杂志,2006,13(15):2706-2707.

[14]张秋业,董增义,杨美玉.单纯性肾病综合征患儿血T细胞亚群和免疫球蛋白改变及二者关系的探讨[J].实用儿科临床杂志,1992,7(6):290.

[15]许得盛,沈自尹,王文健.右归饮、四君子汤、桃红四物汤调节肾虚、脾虚、血瘀证患者免疫功能的观察[J].中国中西医结合杂志,1999,19(12):712-714.

[16]赵敏,周安方,徐安莉,等.右归胶囊对肾阳虚大鼠免疫功能影响的实验研究[J].湖北中医药大学学报,2013,15(1):18-20.

（本文原载于《中医研究》,2015,28(02):13-16.
为甘肃省科技计划项目（B类计划）；
其他作者：卫建辉,贾宝岗,孙红旭,薛国忠,马鸿斌。）

槲皮素对阿霉素致大鼠肾小球硬化的干预作用

　　肾小球硬化（glomerulosclerosis）是多种肾脏疾病发展的最终结局，严重威胁着人们的健康。因此，如何延缓肾小球硬化以减少终末期肾病的发生是目前肾脏病防治的重点。近年来，有研究指出槲皮素对肾脏损伤有保护作用。到目前为止，大多数研究都集中在槲皮素的抗氧化作用[1]。然而，槲皮素对肾脏保护作用的精确机制尚未阐明。为此，本实验通过采用单侧右肾切除术加两次尾静脉注射阿霉素建立大鼠肾小球硬化模型，观察槲皮素对肾小球硬化的干预作用。

1　材料与方法

1.1　实验材料

　　1.1.1　实验动物　健康 SPF 级雄性 SD 大鼠 42 只，体重（200±20）g，由甘肃中医药大学科研实验动物中心提供，动物合格证号：SCXK（甘）2015-0002。

　　1.1.2　药物和试剂　槲皮素（批号：1002018301，美国 Sigma 公司）；阿霉素（批号：H14023143，山西普德药业股份有限公司）；Rabbit Anti-ZO-1（批号：ab96587，abcam）；Rabbit Anti-Nephrin（批号：ab136894，abcam）；α-SMA（批号：YM3365，ImmunoWay）；Rabbit Anti-FSP-1（批号：ab197896，abcam）；1C 紫外／可见光分光光度

计,美国 Bio-Rad,型号:273BR 07207;蛋白质印迹电泳仪,美国 Bio-Rad,型号:Powerpac;X 光片冲洗机,美国柯达,型号:ZC-C2;蛋白质印迹电泳 – 转膜系统,美国 Bio-Rad,型号:Mini-PROTEAN Tetra MP4。

1.1.3　实验器材　酶标仪（美国 BIO-RAD 公司,IMARK）,Thermo Scientific 微量加样枪,上海艾研生物科技有限公司,台式高速离心机(DYNAMICA 公司,VElOCITY 18R),精密电子分析天平(美国奥豪斯公司,DV314C),Eppendorf 移液器(芬兰)。

1.2　实验方法

42 只 SPF 级雄性 SD 大鼠,适应性饲养 1 周,随机分为 6 组:正常组(5 只)、假手术组(5 只)、模型组(8 只)、槲皮素(低、中、高剂量组)各 8 只。参照张丽芬等[2]造模方法制备大鼠阿霉素肾小球硬化模型。假手术组仅剥离肾包膜而不切除右肾,尾静脉只注射同等剂量的生理盐水。模型组与各干预组大鼠于术后第 7d 和第 28d 分别于大鼠尾静脉注射阿霉素 5mg/kg、3mg/kg。槲皮素低、中、高剂量组参照文献[3]分别给予槲皮素 25mg/(kg·d)、50mg/(kg·d)、100mg/(kg·d)进行灌胃,正常组、假手术组与模型组灌胃等容积生理盐水,按 1ml/(kg·d)的剂量给药,连续灌胃 8 周。灌胃过程中,各干预组和模型组大鼠因鼻出血而各死亡 1 只。分别于槲皮素干预 0、2、4、6、8 周将大鼠置于清洁代谢笼收集 24h 尿液,检测 24h 尿蛋白。槲皮素干预 8 周末心脏采血处死大鼠,检测 BUN、Scr、CHO、TG、TP、ALB,行 HE 染色观察肾组织病理学改变,取肾组织标本,石蜡包埋,切成 5μm 的切片,乙醇脱水,用 HE 染色。采用 Raij[4]等的半定量方法评估肾小球硬化程度并计算肾小球硬化指数（Glomeru-losclerosis Index,GSI）,每张切片均观察 20 个完整肾小球,根据肾小球硬化程度评分,分为 0 ~ 4 级:0 级:肾小球正常;1 级:每个肾小球硬化面积 < 25%;2 级:每个肾小球硬化面积为 25% ~ 50%;3 级:每个肾小球硬化面积为 50% ~ 75%;4 级:每个肾小球硬化面积

为 75%～100%。以选取肾小球的平均积分反映全肾平均硬化指数（GSI）：GSI=[（1×n_1+2×n_2+3×n_3+4×n_4）/每张切片肾小球总数]×100%（n_1 代表 1 级损害肾小球数目，n_4 代表 4 级损害肾小球数目）。用 Western blot 技术检测 ZO-1、Nephrin、α-SMA 以及 FSP-1 的表达，即取肾组织各 100mg 后匀浆，提取蛋白，测定蛋白浓度，配置 12% 的分离胶和 5% 的浓缩胶，转膜，用 5% 的脱脂奶粉封闭 1h。GAPDH 抗体（1：4000）、α-SMA、FSP-1、ZO-1 和 Nephrin 蛋白，其稀释比例均为 1：1000, 1：4000，摇床室温孵育 2h，用 PBST 洗 3 次，每次 10min，曝光，并用 Image J 软件分析密度值。

1.3 统计学处理

实验数据用均数±标准差（$\bar{x}\pm s$）表示。采用 SPSS18.0 统计软件进行数据处理，结果采用单因素方差分析，两组间的比较采用 t 检验（Student's test），方差齐性则用 Levene's 进行检验，方差不齐时采用 Tamhane's t_2 检验；$P<0.05$ 为差异有统计学意义。

2 结果

2.1 24h 尿蛋白量

表 1 各组大鼠 24h 蛋白尿定量的比较（$\bar{x}\pm s$, mg）

组别	n	干预 0 周	干预 2 周	干预 4 周	干预 6 周	干预 8 周
正常组	5	5.15±0.51	5.16±0.53	5.38±0.42	5.20±0.42	5.40±0.37
假手术组	5	5.78±0.43	5.94±0.80	5.84±0.39	5.52±0.45	5.56±0.46
模型组	7	39.46±1.92*	54.56±4.21*	68.24±4.84*	81.06±4.18*	90.90±3.73*
中剂量组	7	37.91±1.95*	41.44±2.21*#	49.15±1.51*#	56.20±1.96*#	62.40±2.94*#
低剂量组	7	38.73±3.96*	47.00±4.60*#	55.40±6.19*#	60.73±3.18*#	68.74±2.41*#
高剂量组	7	38.23±3.36*	44.34±2.35*#	44.91±3.51*#	50.80±3.85*#	58.16±4.35*#

注：*$P<0.05$ 与正常组相比；#$P<0.05$ 与模型组相比

大鼠 24h 尿蛋白见表 1。正常组和假手术组尿蛋白量无明显变化,差异无统计学意义($P>0.05$)。模型组和干预组大鼠尿蛋白量明显增多,差异有统计学意义($P<0.05$)。槲皮素干预 0 周时,槲皮素各干预组与模型组相比,尿蛋白量均无统计学意($P>0.05$)。自槲皮素干预 2 周起,在同一时间点各干预组尿蛋白量均较模型组呈剂量依赖性降低,差异有统计学意义($P<0.05$)。

2.2 血生化

大鼠血生化水平见表 2。正常组与假手术组相比,血生化无明显变化,差异无统计学意义($P>0.05$)。模型组大鼠 BUN、Scr、CHO 和 TG 的表达量增多,TP 和 ALB 的表达量减少,差异有统计学意义($P<0.05$)。槲皮素干预组 BUN、Scr、TC 和 TG 的表达量呈剂量依赖性地减少,而 ALB 的表达量增多,差异有统计学意义($P<0.05$)。

表 2　各组大鼠不同血生化含量($\bar{x}\pm s$)

组别	n	TP (g/L)	ALB (g/L)	TG (mmol/L)	T C (mmol/L)	BUN (mmol/L)	Scr (μ mol/L)
正常组	5	62.00 ± 2.86	38.08 ± 1.33	1.24 ± 0.15	1.17 ± 0.04	5.64 ± 0.39	29.40 ± 1.53
假手术组	5	60.78 ± 1.86	36.06 ± 1.09	1.60 ± 0.21	1.48 ± 0.08	7.38 ± 0.38	43.40 ± 1.78
模型组	7	52.90 ± 2.07*	14.20 ± 1.15*	12.3 ± 1.60*	10.6 ± 0.91*	17.39 ± 2.35*	98.57 ± 9.59*
低剂量组	7	61.46 ± 3.94#	22.37 ± 1.95*#	6.99 ± 0.33*#	5.42 ± 0.40*#	12.67 ± 0.53*#	71.57 ± 4.10*#
中剂量组	7	59.86 ± 3.97#	26.04 ± 2.56*#	4.51 ± 2.10#	4.28 ± 0.82*#	11.16 ± 1.36*#	61.57 ± 7.76#
高剂量组	7	60.61 ± 1.68#	30.84 ± 1.59*#	2.31 ± 0.29*#	2.77 ± 0.21*#	8.99 ± 0.40*#	45.29 ± 2.81*#

注:*$P<0.05$ 与正常组相比;#$P<0.05$ 与模型组相比

2.3 肾组织病理

正常组与假手术组大鼠肾组织在 HE 染色高倍镜下肾小球、管结构正常。模型组大鼠 HE 染色高倍镜下肾小球系膜基质增多,胶原纤维增生,球囊粘连,肾小球毛细血管堵塞,发生玻璃样变,出现硬化灶,病变肾小球周围的小管内出现蛋白管型。槲皮素干预组大鼠肾组织的病理损伤较模型组明显减轻,以高剂量组减轻最明显(如图 1)。正常组和假手术组大鼠肾小球无明显硬化灶,差异无统计学意义（P>0.05）；模型组大鼠硬化指数明显高于正常组和假手术组，差异有统计学意义（P<0.05）；槲皮素干预组大鼠的硬化指数较模型组呈剂量依赖性降低，差异有统计学意义（P<0.05），如表3。

2.4 Western blot

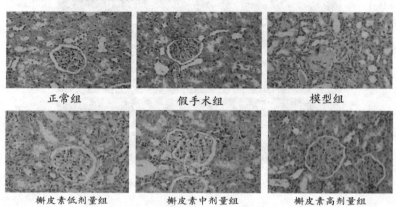

图1 各组大鼠肾组织的病理变化（HE,40×10）

表3 各组大鼠肾小球硬化指数（$\bar{x}\pm s$）

组别	n	CSI
正常组	5	0
假手术组	5	0.03 ± 0.03
模型组	7	2.33 ± 0.23*
低剂量组	7	1.75 ± 0.17*#
中剂量组	7	1.68 ± 0.16*#
高剂量组	7	1.30 ± 0.13*#

#P<0.05 与模型组相注 *P<0.05 与正常组相比；#P<0.05 与模型组相比

正常和假手术组 ZO-1 和 Nephrin 表达量多，α-SMA、FSP-1 表达量少，差异无统计学意义（P>0.05）；模型组大鼠肾组织中 ZO-1 和 Nephrin 表达量少，α-SMA、FSP-1 表达多，差异有统计学意义（P<0.05）；槲皮素干预组呈剂量依赖性地促进 ZO-1 和 Nephrin 表

达,抑制 α-SMA、FSP-1 的表达,差异有统计学意义($P<0.05$)。如
图 2 和 3。

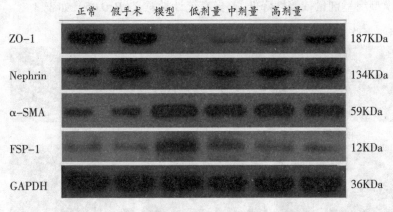

图 2 肾组织 ZO-1、Nephrin、α-SMA 及 FSP-1 蛋白的电泳趋势图

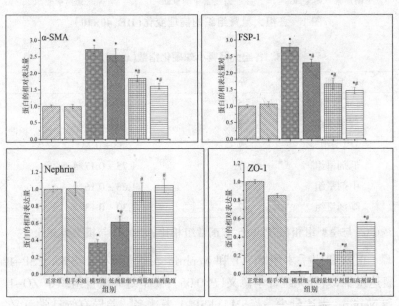

图 3 肾组织 α-SMA、FSP-1、ZO-1 和 Nephrin 蛋白的相对表达量

静水流深——中西医学汇通之思维与实践

3 讨论

肾小球硬化是以进行性的细胞外基质（ECM）堆积和肾小球固有细胞成分的减少为特征。不论病因如何，足细胞损伤是所有FSGS 的共同表现[5]。足细胞损伤在肾小球硬化的起始和进展中起关键性作用[6]。当足细胞受到 ADR 刺激时可以发生 EMT[7]。ADR 诱导的肾小球病理学改变类似于人类局灶性肾小球硬化[8]。阿霉素及其代谢产物可以导致活性氧的产生，并经一系列变化而最终导致膜滤过屏障病变引起蛋白尿[9]。足细胞足突上的 Nephrin 和 ZO-1 在维持裂孔隔膜的结构完整性和功能健全性中起着重要作用，二者的异常改变是足细胞损伤的重要标志[10]。Nephrin 是构成 SD 的核心蛋白，其表达异常能使足突的正常结构发生改变，从而干扰足突与基底膜的相互作用，使足细胞从基底膜剥离、脱落，基底膜裸露，球囊粘连，最终形成肾小球硬化[11]。 α-SMA 由转化生长因子 β（trans-for-ming growt factor-β，TGF-β）刺激产生，是上皮细胞 EMT 发生过程中的标志蛋白之一[12]。而 FSP-1 目前被公认为是 EMT 早期非常重要的分子事件，FSP-1 在局灶节段性肾小球硬化患者肾足细胞高表达，且表达量与肾小球硬化程度密切关联[13]。

槲皮素（Quercetin,3,3',4',5,7-五羟基黄酮）是一种广布于饮食、蔬菜、水果和葡萄酒中的黄酮类化合物[14]。稳心草中黄酮类化合物的含量较高且抗氧化损伤最强的是槲皮素[15]。黄酮类化合物槲皮素具有抗氧化、抗炎、降血脂以及免疫调节等多种生理效应[16,17]。

本实验采用单侧右肾切除术加两次尾静脉注射阿霉素建立肾小球硬化模型，通过 HE 染色观察到大鼠肾组织发生局灶节段性肾小球硬化和广泛的肾间质纤维化，同时肾小球足细胞 Nephrin 和ZO-1 蛋白表达均明显下调，足细胞 EMT 标志物 α-SMA、FSP-1表达上调。经槲皮素干预后可显著改善大鼠肾小球硬化和肾间质纤维化，同时，肾组织中 Nephrin 和 ZO-1 蛋白表达均较模型组有所上调，α-SMA、FSP-1下调，说明槲皮素可从基因和蛋白水平保护肾小球足细胞，并抑制肾小管 - 间质细胞的表型转化，减轻肾小球硬化程度。本实验为开发和利用黄酮类化合物槲皮素等这种天然植物单体研制提供了实验依据，但槲皮素保护肾脏的具体分子机制还需体外实验进一步研究。

参考文献

[1]Almaghrabi OA.Molecular and biochemical investigations on the effect of Quercetin on oxidative stress induced by cisplatin in rat kidney[J].Saudi Journal of Biological Sciences,2015,22(2)：227-231.

[2]张丽芬,黄文政,朱小棣,等.阿霉素肾病肾小球硬化动物模型的研究[J].中国中西医结合肾病杂志,2005,6(4):195-199.

[3]Wang C,Pan Y,Zhang Q-Y,Wang F-M,et al.Quercetin and Allopurinol Ameliorate Kidney Injury in STZ-Treated Rats with Regulation of Renal NLRP3 Inflammasome Activation and Lipid Accumulation [J].Plos One,2012,7 (6)：e38285.

[4]Raij L,Azar S,Keane W.Mesangial immune injury,hypertension,and progressive glomerular damage in Dahl rats[J].Kidney Int,1984,26(2)：137.

[5]D´Agati VD.Pathobiology of focal Segmental glomerulosclerosis：new Developments[J].Curr Opin Nephrol Hypertens,2012,21(3)：243-250.

[6]Kriz W.The pathogenesis of'classic'focal segmental glomerulosclerosis-lessons From rat Models[J].Nephrol Dial Transplant,2003,18(6)：vi39-vi44.

[7]Kang YS,Li Y,Dai C,et al.Inhibition of integrin -linked kinase blocks podocyte epithelial -mesenchymal transition and ameliorates proteinuria [J].KidneyInt,2010,78 (4)：363-373.

[8]Liu S,Jia Z,Zhou L,et al.Nitro-oleic acid protects against adriamycin-induced nephropathy in mice [J].American Journal of Physiology-Renal Physiology,2013,305(11)：F1533-F1541.

[9]张伟,王莉,何轶,等.幼年大鼠阿霉素肾病模型的复制[J].中国中西医结

合肾病杂志,2012,13(12):1068-1070.

[10]Machado JR, Rocha LP, Neves PD, et al. An overview of molecular mechanism of nephrotic syndrome [J].International Journal of Nephrology,2012:937623.

[11]袁博寒,朱晓玲,王永钧.复方积雪草防治局灶节段性肾小球硬化模型大鼠足细胞损伤的实验研究[J].中国中西医结合肾病杂志,2013,14(6):480-483.

[12]Van Meeteren LA,ten Dijke P.Regulation of endothelial cell plasticity by TGF-β[J].Cell Tissue Res,2012,347(1): 177-186.

[13]Samejima K,Nakatani K,Suzuki D.Clinical significance of fibroblast-specific protein-1 expression on podocytes in pa-tients with focal segmental Glomerulosclerosis[J].Nephron Clin Pract,2012,120(1): c1-c7.

[14]Choi S,Ryu KH,Park SH,et al.Direct vascular actions of quercetin in aorta from renal hypertensive rats [J].Kidney Research and Clinical Practice,2016,35(1): 15-21.

[15]董建勇,贾忠建,高丽萍.赶山鞭黄酮化合物抗 PC12 细胞 DNA 氧化应激损伤的作用[J].上海中医药杂志,2006,40(12):68-70.

[16]Zhao Namula,Mei Wang,Li Xue en.Biological macro-idea and criterion of osteopathic fracture immobilization in China's traditional mongolian medicine[J].Journal of Traditional ChineseMedicine,2012,32(1): 114-118.

[17]Yuan Y,Ma S,Qi Y,et al.Quercetin inhibited cadmium -induced autophagy in the mouse kidney via inhibition of oxidative stress[J].Journal of Toxicologic Pathology,2016,29(4):247-252.

(本文原载于《中国中西医结合肾病杂志》,
2019,20(02):101-104.为国家自然科学基金资助项目;
其他作者:陈凤,刘一帆。)

科学实验之为证

白细胞介素-10和肿瘤坏死因子-α 在肾小球硬化模型大鼠中的表达与意义

肾小球疾病是临床常见的自身免疫病，其临床发病与免疫相关的炎性反应存在密切联系，其中细胞免疫参与并介导局灶节段性肾小球硬化的发生，其介导的肾脏损伤是肾小球疾病的始发因素。经阿霉素（ADR）诱导的大鼠肾病模型与人类的微小病变及局灶节段性肾小球硬化（focal segmental glomerulosclerosis，FSGS）相似，最终导致终末期肾病。本实验通过建立 ADR 诱导的大鼠肾小球硬化模型，分析了循环中而不是局部肾组织中的免疫因子功能的状态，以进一步探讨肾小球硬化发生的机制，从而为可能的免疫治疗提供实验依据。

1 材料与方法

1.1 实验材料

1.1.1 动物 健康 SPF 级雄性 SD 大鼠 20 只，体质量（200 ± 20）g，由甘肃中医药大学科研实验中心提供，动物合格证号：SCXK（甘）2015—0002。

1.1.2 药品及试剂 ADR 即盐酸多柔比星，购自山西普德药业股份有限公司，国药准字 H14023143。临用前用生理盐水配制成质量浓度为 2mg/ml 的水溶液；肌酐（Scr）检测试剂盒（德国罗氏诊断有限公司，批号 YZB/GER 2889—2013），尿素氮（BUN）检测

静水流深——中西医学汇通之思维与实践

198

试剂盒（Roche Diagnostics GmbH，批号 YZB/GER 0795－2014），大鼠肿瘤坏死因子（TNF）-α ELISA kit 检测试剂盒（中国欣博盛生物科技有限公司，批号 ERC102a），大鼠白细胞介素（IL）-10 ELISA kit 检测试剂盒（中国欣博盛生物科技有限公司，批号 ERC004）。

1.1.3 仪器 IMARK 酶标仪（美国 BIO-RAD 公司），Thermo Scientific 微量加样枪（上海艾研生物科技有限公司），VEIOCITY 18R 台式高速离心机（DYNAMICA 公司），DV314C 精密电子分析天平（美国奥豪斯公司），Eppendorf 移液器（芬兰）。

1.2 实验方法

1.2.1 分组及造模 将 20 只 SPF 级雄性 SD 大鼠适应性饲养 1 周后随机分为正常组（5 只）、假手术组（5 只）及模型组（10 只）。参考张丽芬等[1]造模方法制备大鼠 ADR 肾小球硬化模型。模型组于大鼠右背行右肾切除术,术后第 7d,尾静脉注射 ADR 5mg/kg,间隔 21d 后再次注 ADR 3mg/kg,建立大鼠肾小球硬化模型;假手术组剥离右肾包膜,尾静脉注射等剂量生理盐水;正常组仅尾静脉注射等剂量生理盐水。

1.2.2 指标测定 于术后 1、3、5、7、9、11 周将大鼠置于清洁代谢笼收集 24h 尿液,采用全自动生化分析仪检测 24h 尿蛋白定量;于术后 11 周心脏采血并处死大鼠,采用全自动生化分析仪检测血清 Scr、BUN,并计算脾脏指数（spleen index, SI）、胸腺指数（thymus index,TI）;行 HE 染色观察肾组织病理学改变,采用 Raij 等[2] 的半定量方法评估肾小球硬化程度，计算肾小球硬化指数（glomerulosclerosisindex,GSI）；采用 ELISA 法检测血清 IL-10、TNF-α 。

1.3 统计方法

采用 SPSS18.0 统计软件进行数据分析，计量资料服从正态分布时以 $\bar{x}\pm s$ 表示,采用单因素方差分析。$P<0.05$ 表示差异有统计

学意义。

2　结果

2.1　一般情况

正常组和假手术组大鼠精神较模型组好,反应灵敏,体质量增长较快,体毛光滑、紧贴皮肤,饮食、水正常,大便成形;模型组大鼠精神萎靡,反应迟钝,体质量增长缓慢,有弓背耸肩现象,蜷卧少动,体毛发灰发暗,脱毛,饮食、水减少,大便稀溏。术后11周,除模型组死亡3只外,其余2组均未死亡。大鼠死亡可能为ADR毒性以及手术本身刺激导致。

2.2　3组大鼠造模前后体质量变化情况比较

与正常组比较,假手术组造模后大鼠体质量无明显变化,差异无统计学意义($P>0.05$);与正常组和假手术组比较,模型组造模后大鼠体质量显著下降,差异均有统计学意义($P<0.05$)。详见表1。

表1　3组大鼠造模前后体质量变化情况比较($\bar{x}±s$)

组别	n	体质量/g	
		造模前	术后11周
正常组	5	238.60±8.26	442.00±25.68*
假手术组	5	242.80±12.99	435.80±25.61*
模型组	7	240.40±8.18	370.71±19.97

注:与模型组比较 *$P<0.05$

2.3　3组大鼠24h尿蛋白定量比较

与同期正常组比较,假手术组24h尿蛋白定量无明显变化,差异均无统计学意义($P>0.05$);与同期正常组和假手术组比较,模型组24h尿蛋白显著升高,差异均有统计学意义($P<0.05$)。详见表2。

表2　3组大鼠24h尿蛋白定量比较($\bar{x}\pm s$)

组别	n	尿蛋白定量 /(mg/24h)					
		术后1周	术后3周	术后5周	术后7周	术后9周	术后11周
正常组	5	5.10 ± 0.53*	5.15 ± 0.51*	5.16 ± 0.53*	5.38 ± 0.28*	5.20 ± 0.42*	5.40 ± 0.37*
假手术组	5	5.43 ± 0.46*	5.78 ± 0.43*	594 ± 0.80*	5.84 ± 0.39*	5.52 ± 0.45*	5.56 ± 0.46*
模型组	7	28.97 ± 1.46	39.46 ± 1.92	54.56 ± 4.21	68.24 ± 4.84	81.06 ± 4.18	90.90 ± 3.73

注:与同期模型组比较 *P<0.05

2.4　3组大鼠血清 BUN、Scr 含量比较

与正常组比较,假手术组血清 BUN、Scr 含量无明显变化,差异均无统计学意义($P>0.05$);与正常组和假手术组比较,模型组血清 BUN、Scr 含量显著升高,差异均有统计学意义($P<0.05$)。详见表3。

表3　3组大鼠血清 BUN、Scr 含量比较($\bar{x}\pm s$)

组别	n	BUN/(mmol/L)	Scr/(μmol/L)
正常组	5	6.04 ± 0.78*	31.80 ± 5.54*
假手术组	5	6.86 ± 0.45*	37.60 ± 6.43*
模型组	7	17.39 ± 2.53	98.57 ± 10.36

注:与模型组比较 *P<0.05

2.5　3组大鼠 SI 及 TI 比较

与正常组比较,假手术组 SI 及 TI 无明显变化,差异均无统计学意义($P>0.05$);与正常组和假手术组比较,模型组 SI 及 TI 显著降低,差异均有统计学意义($P<0.05$)。详见表4。

表4　3组大鼠 SI 及 TI 比较($\bar{x}\pm s$)

组别	n	SI	TI
正常组	5	1.930 ± 0.096*	1.350 ± 0.098*
假手术组	5	1.740 ± 0.071*	1.240 ± 0.074*
模型组	7	1.210 ± 0.019	0.660 ± 0.011

注:与模型组比较 *P<0.05

2.6 3组大鼠肾脏大小及病理变化

2.6.1 肉眼观察 正常组与假手术组大鼠肾脏大小、形态正常,颜色鲜红,质韧,表面光滑,触之有弹性;模型组大鼠肾脏体积较大,颜色苍白,表面粗糙。

2.6.2 光镜下观察 正常组与假手术组大鼠肾组织在高倍镜下肾小球和肾小管结构正常;模型组大鼠肾小球系膜增宽,系膜基质增多,胶原增生,球囊粘连,肾小球内毛细血管闭塞,发生玻璃样病变,出现硬化灶,病变肾小球周围的小管上皮细胞颗粒状变性,部分肾小管内可见蛋白管型,肾小管间质有炎细胞浸润,纤维组织增生明显。详见图1。正常组大鼠 GSI 为 0,假手术组为 0.03 ± 0.03,模型组为 2.20 ± 0.31,与正常组比较,假手术组 GSI 无明显变化,差异无统计学意义($P > 0.05$);与正常组和假手术组比较,模型组 GSI 显著升高,差异均有统计学意义($P < 0.05$)。

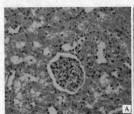 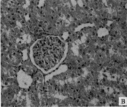 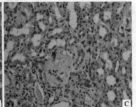

A.正常组 B.假手术组 C.模型组

图1 3组大鼠肾脏病理变化(HE,40×10)

2.7 3组大鼠血清 TNF-α、IL-10 表达量比较

与正常组比较,假手术组血清 TNF-α、IL-10 表达量无明显变化,差异均无统计学意义($P > 0.05$);与正常组和假手术组比较,模型组血清 TNF-α 表达量显著升高,血清 IL-10 表达量显著降低,差异均有统计学意义($P < 0.05$)。详见表5。

表5　3组大鼠血清 TNF-α,IL-10 表达量比较($\bar{x}\pm s$, pg/ml)

组别	n	TNF-α	IL-10
正常组	5	116.12 ± 8.38*	5.75 ± 0.35*
假手术组	5	117.10 ± 7.52*	5.77 ± 0.44*
模型组	7	194.70 ± 5.64	2.95 ± 0.23

注:与模型组比较 *P<0.05

3　讨论

ADR 肾病大鼠模型首次报道于 20 世纪 80 年代初, 其诱导的肾小球病理学改变类似于人类局灶性肾小球硬化[3]。肾小球疾病是常见的自身免疫病, 免疫损伤是多数肾小球疾病发生过程中的共同环节, 几乎所有肾小球疾病的发病过程都有免疫学机制的参与[4]。免疫介导损伤在肾小球疾病过程中是始动因素, 而炎症往往是免疫介导的结果,免疫诱导的炎症是其发病的主要原因,免疫复合物沉积于肾小球,或激活某些免疫途径而引起组织损伤[5,6]。其中细胞免疫参与并介导局灶节段性肾小球硬化的发生, 其介导的肾脏损伤是肾小球疾病的始发因素。胸腺和脾脏是机体重要的免疫器官,二者的质量与免疫功能以及其中的免疫细胞数量有关,其脏器指数可在一定程度上反映机体免疫功能的强弱[7]。淋巴细胞可分为 2 个亚群, 即 Th1 亚群和 Th2 亚群,TNF-α 是由 Th1 亚群分泌的多效性细胞因子[8],亦是众多细胞因子中引起肾小球免疫损伤的关键因子[9],能导致系膜细胞的增殖与硬化,最终导致终末期肾病的发生[10]。IL-10 是由 Th2 亚群分泌的,具有抗炎作用,可促进体液免疫,抑制细胞免疫,参与肾脏的防御、修复等,是目前公认的炎症与免疫抑制因子。当 Th1 亚群和 Th2 亚群失衡时,可导致相关免疫性疾病的发生[11]。另有研究表明,IL-10 可抑制单核巨噬细胞的抗原递呈功能及抗原特异的 T 细胞增殖,能够抑制炎症、肾小球硬化进程及间质纤维化,并能改善慢性肾脏病的肾功能[12,14]。

本研究结果显示,正常组和假手术组 24h 尿蛋白定量无明显变化,模型组 24h 尿蛋白定量明显增多;术后 11 周,模型组血清BUN、Scr 含量显著升高,提示大鼠肾功能降低;模型组大鼠的胸腺、脾脏萎缩,体质量较正常组和假手术组减轻,提示 ADR 肾小球硬化大鼠出现免疫功能异常;病理形态学结果显示,模型组大鼠肾小球发生玻璃样病变,出现硬化灶,肾小管内可见有蛋白管型,纤维组织增生明显;模型组大鼠血清 TNF-α 表达量增多,IL-10 表达量减少,提示 ADR 肾病大鼠细胞因子出现紊乱,Th1 亚群和 Th2亚群失衡。血液生化、尿蛋白及肾组织病理学的改变,提示肾小球硬化大鼠模型建立成功。

综上所述,本实验通过单侧右肾切除术加 2 次尾静脉注射ADR 成功建立了肾小球硬化模型,大鼠出现蛋白尿,低蛋白血症,BUN、Scr 均明显升高,符合肾小球硬化的表现。另外,从分子水平上证明了肾小球硬化大鼠 IL-10 和 TNF-α 的异常表达,即肾小球硬化的发生与 IL-10 和 TNF-α 的异常表达有关,从而为进一步探讨阻断相关细胞因子表达而延缓肾小球硬化提供新的思路。

参考文献

[1]张丽芬,黄文政,朱小棣,等.阿霉素肾病肾小球硬化动物模型的研究[J].中国中西医结合肾病杂志,2005,6(4):195-199.

[2]Raij L,Azar S,Keane W. Mesangial immune injury,hypertension and progressive glomerular damage in Dahl rats [J]. Kidney Int,1984,26:137.

[3]Liu S, Jia Z, Zhou L, et al. Nitro-oleic acid protects against adriamycin-induced nephropathy in mice [J]. Am J Physiol Renal Physiol. 2013, 305(11): FI533-FI541.

[4]所建华,马菊英.蛋白尿与免疫损伤机制的研究[J].中国社区医师(医学专业),2011,13(26):216-217.

[5]Sancho A, Pastor M C, Bayes B, et al. Posttransplant inflammation

associated with onset of chronic kidney disease [J]. Transplant Proc, 2010, 42(8): 2896–2898.

[6]Tsuruoka S,Kai H,Usui J,et al. Effects of irbesartan on inflammatory cytokine concentrations in patients with chronic glomerulonephritis[J]. Intern Med, 2013, 52(3): 303–308.

[7]管斯琪,陈培丰,祝雨田,等.熟地黄多糖对阿霉素致小鼠骨髓抑制及免疫功能损伤的影响[J].浙江中医药大学学报,2014,38(3):312–315.

[8]Al-Lamki R S, Mayadas T N. TNF receptors: signaling pathways and contribution to renal dysfunction[J]. Kidney Int, 2015, 87: 281–296.

[9]林娜,刘运广,覃志坚,等.IL-1Ra 对阿霉素肾病大鼠血清 IL-6,IL-10, IL-13,IL-1 的影响[J].广西医科大学学报,2009,26(5):660–663.

[10]Tesar V,Zima T, Recent progress in the pathogenesis of nephrotic proteinuria[J].Crit Rev Clin Lab Sci, 2008, 45 (2):139–220.

[11]何宇,樊均明,马欣,等.活血化瘀方对慢性肾小球肾炎大鼠免疫调节作用及机制研究[J].中药材,2016,39(5):1156–1159.

[12]刘岩,王桂成,潘燕华.系膜增生性肾小球肾炎患者血清 IL-6,IL-10, IL-13 检测的临床意义[J].现代医药卫生,2012,28(10):1478–1479.

[13]Wang S Z, Xu Y L, Zhu Q, et al. Cobrotoxin from Naja naja atra venom ameliorates adriamycin nephropathy in rats [J]. Evid Based Complement Alternat Med,2015: 1–15.

[14]Mu W,Ouyang X,Agarwal A,et al. IL-10 suppresses chemokines, in-flam-Mation and fibrosis in a model of chronic renal disease [J]. J Am Soc Nep-Hrol, 2005, 16(12):3651–3660.

(本文原载于《甘肃中医药大学学报》,2017,34(05):1–5.为国家自然科学基金地区基金项目,甘肃中医药大学研究生创新基金项目;作者:陈凤,戴恩来,刘一帆,苑浩彬,张禹。)

槲皮素对转化生长因子-β_1诱导的肾小球足细胞转分化抑制作用的实验研究

足细胞的损伤和脱落是导致蛋白尿的发生和肾小球硬化的早期事件和核心环节[1]。足细胞在各种病理性损伤因素的刺激下均可向间充质细胞转分化(epithelial mesenchymal transition,EMT),而足细胞 EMT 的发生、发展又是导致肾小球硬化和肾脏纤维化的关键因素之一,转化生长因子-β_1(transforming growth factor-β_1,TGF-β_1)在足细胞 EMT 发生、发展的病理过程中发挥着重要的作用。鉴于此,积极探索能够抑制 TGF-β_1介导足细胞 EMT 的药物则具有现实意义。前期研究结果表明[2],稳心草黄酮类化合物槲皮素(quercetin,Qu)能够抑制大鼠肺动脉平滑肌细胞增殖,其作用机制可能与下调 TGF-β 的表达有关。本研究在体外实验条件下研究Qu 对 TGF-β_1介导足细胞 EMT 的抑制作用。

1 材料与方法

1.1 细胞
参照文献[3]进行足细胞的原代培养和鉴定。

1.2 药物及试剂
Qu (SIGMA-ALORICH,Germany), 浓度 ≥95% , 批号060M1196V;优质胎牛血清 (FBS Premium,PAN 公司, 批号P141004),重组人 TGF-β_1(Pepro Tech 公司,批号 0614209),杜尔

伯科改良伊格尔培养基（DMEM/F12培养基,HyClone公司，批号NAP1415），兔抗GAPDH多克隆抗体（中杉金桥公司，批号A0515），兔抗足细胞裂孔膜蛋白(Nephrin)多克隆抗体(北京博奥森生物技术有限公司,批号20140529)，兔抗人、大小鼠Wilms瘤抑癌因子–1(WT–1,Santa Cruz公司,批号sc–192)多克隆抗体,兔抗人、兔、大鼠、小鼠波形蛋白(Vimentin)多克隆抗体(北京博奥森生物技术有限公司,批号AD090534)，大鼠抗人、兔、大鼠、小鼠 α –平滑肌肌动蛋白(alpha smooth muscle actin, α –SMA)多克隆抗体(北京博奥森生物技术有限公司,批号AD091511)，BCA蛋白浓度测定试剂盒(Solarbio公司,批号20150722),cDNA反转录试剂盒(Promega公司,批号0000137774)。

1.3 仪器

凝胶成像分析系统、垂直电泳仪、电转膜系统(Bio-Rad,美国)。

1.4 实验分组及干预方法

1.4.1 分组及药物最佳干预浓度的确定　将生长状态良好、生长密度较均匀的足细胞随机分为对照组，模型组,Qu低剂量组(25μ mol/L)、中剂量组(50μ mol/L)及高剂量组(75μ mol/L)共5组。通过MTT实验确定Qu最佳干预浓度为50μ mol/L。

1.4.2 干预方法　将处于对数生长期的足细胞用无血清足细胞培养液同步培养24h,使细胞处于 G_0 期,根据实验目的随机分为对照组、模型组、Qu先干预组、Qu同时干预组和Qu后干预组,共5组。对照组常规培养48h;模型组采用质量浓度为5ng/ml的TGF– β_1诱导48h;Qu先干预组采用50μ mol/L Qu干预细胞24h后，再用5ng/ml TGF– β_1诱导24h;Qu同时干预组同时加入50μ mol/L Qu,5ng/ml TGF– β_1孵育48h;Qu后干预组先采用5ng/ml TGF– β_1诱导足细胞24h后,再加入50μ mol/L Qu继续孵化24h。

1.5 检测指标及方法

1.5.1 倒置显微镜下足细胞形态学观察　取首次传代培养生

长 3d 的细胞玻片,待细胞生长密度约 60%时,将细胞随机分为对照组、模型组、Qu 先干预组、Qu 同时干预组和 Qu 后干预组 5 组进行干预,48h 后在倒置显微镜下观察足细胞的形态、密度等。

1.5.2 Western blot 检测各组细胞目的蛋白表达量 提取各组细胞总蛋白,4℃10 000r/min 离心 5min 后吸取上清,采用 BCA 蛋白浓度测定试剂盒检测蛋白浓度。聚丙烯酰胺凝胶电泳(SDS-PAGE)上分离蛋白,转移至聚偏氟乙烯膜(PVDF)上,5%脱脂奶粉摇床封闭 2h,加入一抗,4℃冰箱孵育过夜,吸弃一抗,洗膜缓冲液洗 3 次,每次 10min,加入二抗,室温孵育 1.5h,增强化学发光法显色,凝胶成像系统曝光成像,用 Quantity One 软件计算蛋白表达灰度值。

1.5.3 实时荧光定量 PCR 检测各组细胞目的基因 mRNA 表达量收集足细胞,按 TRIzol 法提取各组细胞总 RNA,紫外分光光度计检测 260、280nm 吸光度比值,测得各组细胞 RNA 浓度,并电泳检测 RNA 完整性。按 cDNA 反转录试剂盒说明书进行反转录后进行反转录聚合酶链反应(RT-PCR)。所用引物由生工生物工程(上海)股份有限公司生产,引物序列见表 1。

表 1　RT-PCR 引物序列

基因	上游引物(5'-3')	下游引物(5'-3')
Nephrin	GTGGTCTTCTCCTGCTCTCCGCTCTCC	CCCTGCCTCTGTCTTCTCTC
WT-1	TGAAGGGAATGGCTGCTG	CTGAATGCCTCGGAACACAC
α-SMA	AGGGAGTGATGGTTGGAATG	GGTGATGATGCCGTGTTCTA
Viminten	CAGGCAAAGCAGGAGGAGTCAA	TCTTCCATTTCACGGATCTG
GAPDH	GGCACAGTCAAGGCTGAGAATG	ATGGTGGTGAAGACGC-

1.6 统计方法

采用 SPSS19.0 统计软件对数据进行统计分析,计量资料服从正态分布时以 $\bar{x}\pm s$ 表示,组间比较采用 t 检验。$P<0.05$ 表示差异有统计学意义。

2　结果

2.1　各组光镜下足细胞形态学观察结果

对照组足细胞不同生长时间段有不同的形态表现：首次消化与传代后第 3d，可见足细胞胞体和细胞核明显增大，以单核为主，双核少见；第 7d 可见细胞呈扁大而平的星形，有多条树枝样突起自细胞体向外凸出，相邻细胞间有足突紧密连接；连续传代 3 次后，可见细胞生长速度明显放缓。模型组用 TGF-β_1 诱导 24h 后，镜下可见部分足细胞增生肥大，随着 TGF-β_1 诱导时间的延长，足细胞足突逐渐萎缩甚至消失。不同时间干预组细胞生长状态介于对照组和模型组之间，从细胞形态结构和生长密度看，Qu 先干预组细胞结构比较清晰，细胞表面可见微小绒毛，细胞生长密度明显高于其他 2 组，细胞结构典型改变见图 1 中箭头所示。

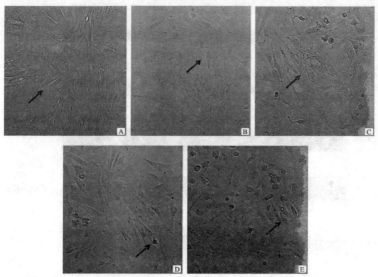

A.对照组；B.模型组；C.Qu 先干预组
D.Qu 同时干预组；E.Qu 后干预组

图 1　各组光镜下足细胞形态改变(×200)

2.2 各组足细胞 Nephrin, WT-1 和 Vimentin, α-SMA 的蛋白表达量比较

与对照组比较,模型组足细胞 Nephrin, WT-1 的蛋白表达量显著降低($P<0.01$),而 Vimentin, α-SMA 蛋白表达量显著升高($P<0.01$)。与模型组比较,3 种不同干预方法中,Nephrin 的蛋白表达量以 Qu 后干预组最高($P<0.01$),Qu 同时干预组次之($P<0.01$),Qu 先干预组最低($P<0.05$);WT-1 的蛋白表达量以 Qu 同时干预组最高($P<0.01$),Qu 先干预组次之($P<0.01$),Qu 后干预组最低($P<0.05$);Vimentin 的蛋白表达量以 Qu 先干预组最低($P<0.01$),Qu 后干预组次之($P<0.05$),Qu 同时干预组最高($P<0.01$);α-SMA 的表达量以 Qu 先干预组最低($P<0.01$),Qu 后干预组次之($P<0.05$),Qu 同时干预组最高($P>0.05$)。详见图 2~4。

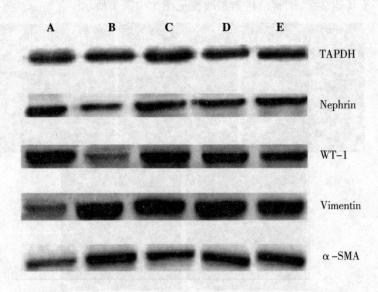

A.对照组;B.模型组;C.Qu 先干预组;D.Qu 同时干预组;E.Qu 后干预组

图 2 各组细胞相关蛋白印迹图像

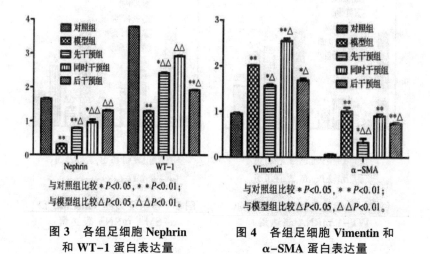

图3 各组足细胞 Nephrin 和 WT-1 蛋白表达量

图4 各组足细胞 Vimentin 和 α-SMA 蛋白表达量

2.3 各组足细胞 Nephrin,WT-1 和 Vimentin,α-SMAmR-NA 表达量比较

与对照组比较,模型组足细胞 Nephrin,WT-1 的 mRNA 表达量明显降低（$P<0.01$）,Vimentin,α-SMA 的 mRNA 表达量明显升高（$P<0.01$）。与模型组比较,3 种不同干预方法中,Nephrin 的 mRNA 表达量以 Qu 同时干预组最高,Qu 后干预组次之,Qu 先干预组最低（$P<0.05$）;WT-1 的 mRNA 表达量以 Qu 先干预组最高（$P<0.01$）,Qu 同时干预组次之（$P<0.01$）,Qu 后干预组最低（$P<0.05$）;Vimentin 的 mRNA 表达量以 Qu 先干预组最低,Qu 后干预组次之,Qu 同时干预组最高（$P<0.01$）;α-SMA 的 mRNA 表达量以 Qu 先干预组最低,Qu 后干预组次之,Qu 同时干预组最高（$P<0.01$）。详见图 5、6。

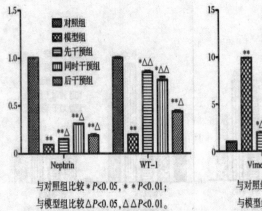

与对照组比较 * $P<0.05$, * * $P<0.01$；
与模型组比较 △$P<0.05$, △△$P<0.01$。

**图 5   各组足细胞 Nephrin 和
WT-1 mRNA 表达量**

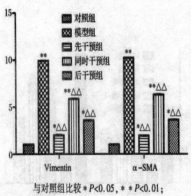

与对照组比较 * $P<0.05$, * * $P<0.01$；
与模型组比较 △△$P<0.01$。

**图 6   各组足细胞 Vimentin 和
α-SMA mRNA 表达量**

3   讨论

足细胞是构成并维持肾小球滤过屏障的重要结构，也是体内多种损伤因素的靶细胞。几乎所有导致足细胞损伤的因素都能导致足细胞 EMT,如细胞因子与趋化因子、免疫性损伤、血流动力学异常、毒素与药物、活性氧基团、代谢因素和人类免疫缺陷病毒（HIV）感染等。较多的临床案例和动物实验研究表明,足细胞 EMT 与多种肾脏疾病的发生、发展密切相关,如原发性肾小球疾病中的局灶节段性肾小球硬化、特发性膜性肾病,继发性肾病如糖尿病肾病、狼疮性肾炎和 HIV 相关性肾病[4]等。足细胞 EMT 是极化的上皮细胞经历一系列生化改变后获得间充质细胞表型的过程, 具体表现为上皮细胞样表型标记物如 Nephrin,WT-1 等表达下调,而间充质细胞表型标记物如 Vimentin, α-SMA 和 desmin 等表达上调[5,6]。本实验中我们选择特异性较强的足细胞和足细胞 EMT 标志蛋白 Nephrin,WT-1 和 Vimentin, α-SMA 作为观察指标。Nephrin 是一种特异定位于足细胞裂孔膜上具有跨膜转运功能的免疫球蛋白，在维持和调节肾小球结构及滤过功能方面发挥着不可替代的作用[7]。WT-1是局限表达于肾小球足细胞细胞核中的一种锌脂样转录因子，在SV40转化的人足细胞系和大鼠足细胞系中，WT-1特异表达于呈增殖态和分化态细胞的细胞核内[8]。研究表明，TGF-β信号转导通路在以足细胞损害为主的肾小球疾病的发生、发展中起着关键作用，其主要通过多条信号转导通路介导足细胞EMT，这些不同信号转导途径之间形成错综复杂的网络格局，并在不同层面和水平相互连接和整合，共同调控着足细胞EMT过程中所需的众多转录调节因子及信号媒介物。研究表明TGF-β_1呈时间和剂量依赖方式抑制体外培养的足细胞上皮细胞特异性标记物的表达，而增加间充质细胞标记物的表达[9~11]。TGF-β可通过刺激细胞外基质（extracellular matrix, ECM）蛋白的合成和抑制基质降解蛋白酶的产生导致ECM沉积，可使足细胞生理性G_0/G_1期阻滞和分化变为病理性G_2/M期阻滞和凋亡。在体外培养的小鼠足细胞中加入质量浓度为1.0ng/ml的TGF-β_1培养24h，可见特异性DNA片段；培养48h，足细胞可表现出如染色质凝聚、核固缩及断裂等细胞凋亡的形态特征[12]。本研究结果显示，与对照组比较，模型组经过TGF-β_1刺激后，光镜下早期可见足细胞逐渐增生和肥大，而随着刺激时间延长，可见足突逐渐萎缩甚至脱落，相邻细胞间树枝状交叉像随之萎缩和消失。从蛋白和基因表达层面看，模型组足细胞上皮细胞标志物Nephrin和WT-1的蛋白和mRNA表达量明显低于对照组，而足细EMT标记物Vimentin和α-SMA的蛋白和mRNA表达量明显高于对照组。

Qu是一种具有多种生物活性的黄酮类化合物，具有抑制系膜细胞ECM分泌、肾小管间质纤维化及抑制肾小球肥大、延缓肾小球基底膜增厚及足突融合等作用。在前期实验证明Qu具有抑制TGF-β_1诱导足细胞EMT作用的基础上，本实验根据文献[13]对

Qu 不同给药时间进行尝试，以验证 Qu 预先干预是否对足细胞具有保护作用。实验结果表明，与模型组比较，3 种不同干预方法中，Qu 先干预组足细胞上皮细胞标志物 WT-1 的 mRNA 表达量最高（$P<0.01$），足细胞 EMT 标记物 Vimentin，α-SMA 的 mRNA 表达量最低（$P<0.01$）。证实了 Qu 预先干预对足细胞具有更好的保护作用。从蛋白水平看，Vimentin 和 α-SMA 的蛋白表达量仍以先干预组为最低，这与其 mRNA 表达结果一致，但 Nephrin 的蛋白表达量却以后干预组最高，WT-1 的蛋白表达量以同时干预组最高，与其相应的 mRNA 结果不一致，其原因有待进一步研究阐明。整体而言，Qu 预先干预对 TGF-β_1 诱导的足细胞 EMT 的抑制作用较强，其作用机制可能与抑制 TGF-β 信号转导通路中的相关信号分子、维持足细胞生理结构的完整性从而保护肾小球滤过屏障有关。

参考文献

[1]Yasuno K,Ishihara S,Saito R,et al.Early –onset podocyte injury and glomerular sclerosis in osborne –mendel rats [J].J Vet Med Sci,2010,72（10）:1319-1327.

[2]薛国忠,戴恩来,胡永鹏,等.稳心草黄酮类化合物对肺动平滑肌细胞增殖及其 TGF-β 表达影响的实验研究 [J]. 中国中医药科技,2011,18（4）:309-310.

[3]张兆洲,戴恩来,杨静,等.大鼠肾小球足细胞的原代培养及鉴定[J].甘肃中医药大学学报,2016,33(6):1-5.

[4]Perysinaki GS,Moysiadis DK,Bertsias G,et al.Podocyte main slit di –aphragm proteins, nephrin and podocin are affected at early stages of lupus nephritis and correlate with disease histology[J].Lupus,2011,20(8):781-791.

[5]Yadav A,Vallabu S,Kumar D,et al.HIVAN phenotype： consequence of epithelial mesenchymal transdifferentiation [J].American Journal of Physiology Renal Physiology,2010,298(3): 734.

[6]Yingjian L,Young Sun K,Chunsun D,et al.Epithelial-tomesenchymal tran-

科学实验之为证

sition is a potential pathway leading to podocyte dysfunction and proteinuria[J].Am J Pathol,2008,172(2): 299–308.

[7]Reidy K,Susztak K.Epithelial–mesenchymal transition and podocyte loss in dia–betic kidney disease[J].Am J Kidney Dis,2009,54(4): 590–593.

[8]Mervi R,Sanna L.Functions of the podocyte proteins nephrin and Neph3 and the transcriptional regulation of their genes [J].Clin Sci,2014,126 (5):315– 328.

[9]Sakairi T,Abe Y,Kopp JB.TGF–betal reduces Wilms'tumor suppressor gene expression in podocytes[J].Nephrol Dial Transplant,2011,26(9):2746–2752.

[10]Reidy K,Susztak K.Epithelial–mesenchymal transition and podocyte loss in diabetic kidney disease[J].Am J Kidney Dis,2009,54(4):590–593.

[11]Serrano I,Cnald P,Lock F E,et al.Role of the integrinlinked kinase(ILK) /rictor complex in TGF–β_1 induced epithelial–mesenchymal transition (EMT)[J]. Oncogene,2013,32(1):50–60.

[12]Schiffer M,Bitzer M,Roberts I S,et al.Apoptosis in podocytes induced by TGF–β and Smad7[J].Clin Invest,2001,108(6):807–816.

[13]Zheng C,Chen Z C,Qin W,et al.Triptolide protects podocytes from puromycin aminonucleoside induced injury in vivo and in vitro [J].Kidney Int, 2008,74(5):596–612.

(本文原载于《甘肃中医药大学学报》,2017,34(06):1–6.

为国家自然科学基金地区基金项目;

其他作者:张兆洲,杨静,薛国忠,马鸿斌,张杰。)

科技人文之情怀

却顾所来径，苍苍横翠薇

——写在刘宝厚教授从医执教五十五周年暨八十华诞之际

一个人一生中会遇到很多老师，但能成为名人的学生，看似偶然的巧遇，实则幸运的造化。能成为刘老师的学生，是我们一生中最值得炫耀的人生亮点，感到无比幸运和自豪。刘老师和我们在长期的工作、学习和生活中结下了深厚的师生情谊，虽然我们都在不同程度地传承着老师的学术思想和临床经验，但这仅仅是一个方面，更重要的是：让我们佩服的不只是老师在临床上的神奇疗效，还有他那对病人无微不至的体贴和关怀；让我们刻骨铭心的不仅是他的高尚人品，还有他那对事业孜孜以求的治学精神；让我们引以为自豪与骄傲的，不只是他那响当当的学术声誉，还有他那温文尔雅的大家风范。站在我们面前的不仅是一位名副其实的行业领军人物，更是矗立在我们人生道路上的一座标杆。

书香志节远　声名动长安

20世纪30年代初，刘老师出生在金城兰州的一个书香门第。其父刘尔炘（1864—1931），号五泉山人，是清朝末年（1889年）的进士，翰林院编修。在京供职三年，因不满清廷的腐败和丧权辱国，毅然辞官返里，从事地方文化教育及社会公益事业。他先后担任五泉书院山长、甘肃文高等学堂总教习（现兰州一中第一任校长），振兴和创办了"兰州八社"，重修五泉山，为发展甘肃的文化、教育和社会公益事业做了大量工作。是甘肃省近代著名学者、哲学家、教育家和书法家。

刘老师出生不到七个月，他的父亲因身患重病而谢世，留下一对孤儿寡母，在风雨如磐，世事维艰的岁月里，相依为命，共度难关。所幸者冥冥之中如有神佑，罹难中的幼苗，得以茁壮成长；运命多舛，意志弥坚，刘老师也因此发愤读书，所以少年有成。他的不幸与磨难，正合于孟子所示的人才成长之道："天将降大任于斯人也，必先苦其心志，劳其筋骨，饿其体肤，困乏其身，行拂乱其所为，所以动心忍性，增益其所不能。"刘老师从上西北师大附中期间，品学兼优，担任过学生会主席。1952年考入西北医学院后，他倍加奋发图强，不仅学习成绩优秀，而且具有一定的社会工作能力，不久便当选为学生会主席。1954年还当选为西安市人民代表。可以说刘老师的大学时代，真可谓风华正茂。

1957年毕业后，分配至兰州医学院任教。不久便响应毛泽东主席关于在全国各省市举办"西医离职学习中医班"（简称西中班）的指示，报名上了"西中班"，与中医学结下了不解之缘，从此便走上了中西医结合之路。他在"西中班"上夙兴夜寐地刻苦学习，至三年学成，成绩优秀，是全班第一名，得到了国家卫生部的表彰和奖励。结业之后，回到兰医第二附属医院中医科工作，并拜于甘肃名宿柯与参先生门下深造。柯老先生风度儒雅，学验俱丰，望重金城，刘老师得其启迪和教诲，角颖独出，临床诊治能力不断提高。20世纪60年代他完成了慢性气管炎的中西医结合诊断分型的临床研究，并与同事们一道开发了具有中西药结合特色的治疗慢性气管炎的系列药物，几十年来一直运用于临床，疗效肯定。兰州佛慈制药厂生产的"佛慈抗感片"其配方就是刘老师的发明。1978年前后，国家拨乱反正，科学的春天来了，在全国首届科学技术大会上，刘老师将自己的科研成果带到了人民大会堂，这是刘老师在人生奋斗的旅途中用耐心、恒心和决心奏出的最为绚丽的华彩乐章。

此后二十余年间，刘老师又着手开展中西医结合防治肾脏病的临床研究,在国内率先引入血液流变学这一现代检测指标,从慢性肾小球疾病的中医辨证分型为切入点,对肾脏病过程中血瘀证的形成及其临床特点进行了深入的探讨。论文《血液流变学检测在原发性肾小球疾病中的运用》(《中华肾脏病杂志》),在同行中引起了很大的反响,得到了广泛的引用。著名肾脏病专家叶任高教授亦因此而来函商讨筹建中西医结合肾病专业委员会的事宜,并邀请刘老师出任副主任委员,当时刘老师已担任全国中医肾病专业委员会副主任委员,同时兼任两个全国性学术委员会副主任委员者在全国亦属凤毛麟角。在全国性的学术会议期间,刘老师是许多学者的追逐对象,特别是那些在读的研究生们,常常向刘老师讨教选题、完善科研设计。在此期间,刘老师的专著《内科诊断与治疗》出版,在业内引起了巨大的反响,六年中凡五次印刷,90年代又进行了再版。刘老师当时学术地位之隆盛可见一斑。

刘老师术业专攻,为业界名宿,既具备来自西方医学理性的科学思维素养,又有非常纯正的儒家文化的家风熏陶影响。其文笔的洗练为世公认,无论科技论文还是文学作品都写得十分精彩。譬如在他的文学作品《五泉山与五泉山人》书中就有这样一段有关五泉山景色的描述:"山上丘壑起伏,古木参天,山环水绕,清静幽雅。一组组古色古香的明清建筑,依山就势参错其间,有'嵯峨宫殿耸青云'的金刚殿,有'飞阁危楼驾碧空'的千佛阁,有'回环共抱若关锁'的文昌宫,有'柳烟花雾绕蓬莱'的'半月亭'等。布局各异,精巧玲珑,构成了一幅绚丽多姿的兰山风光。中峰两侧为东西龙口,幽谷之中,林木葱郁,清流交错,悬岩飞瀑,亭台廊榭,游人至此,顿感清新幽雅,心旷神怡。"在刘老师编著的《刘尔炘楹联集》书中也有一段催人泪下的语言:"当我来到这个世界刚七个月的时候,我的父亲却永远离开了这个世界,我是一个多么不幸的孩子啊!我脑海里的父亲形象,全是我母亲平日讲给我的。懂事以后,接触到社会上的人,他们都以敬仰的心情,称赞我父亲的学问、人品和给社会所做的贡献。所以从小给我的印象,父亲是一个很有学问、人品高尚、为社会做了不少好事的人。"情真意切,天然流露,毫不做作,没有相当的文学功底是难臻此境的。2009 年,刘老师诊治肾脏病临床经验之专著付梓问世之余,又相继整理出版了《刘尔炘楹联集》《刘尔炘书法集》《刘尔炘诗集》,完成了作为刘氏后人对祖业的传承。这些可都是他一字一句地在键盘上敲出来的啊! 如今,士风日靡,浮躁日盛,像刘老师这样能静下心来做学问的严谨学者恐怕已是寥若晨星了。当我们双手捧着这些凝结着老师心血的专著而逐字逐句研读的时候,不禁令人吟出"高山安可仰,徒此揖清芬"!

宏论震杏林　妙手护苍生

刘老师一生事功,在治病救人和中医事业的继承与发展之上。他倡导仁道、仁心、仁术,常常教诲学生:医者,大道也,小能成就个人之事业,大能济苍生之痛苦;医道之弘,在于医术之施,医术之施,在于仁心之用。医者仁心之用在于与时偕行,探求医道,精研医术。他对中华医道的发扬光大之业,对无数患者疾苦的解除之功,足以使人感受到从事医学事业的光荣和骄傲。他在学术上的高深造诣,犹如矗立在医林中的一座山峰,足以让后学高山仰止。

自 20 世纪 50 年代以来,"西学中"的学术群体迅速扩大,逐渐成为一支新兴的医学势力。80 年代初以"西学中"人员为主体的中西医结合学会成立,成为一个阶段性标志,中西医结合也被国家列入一级学科。于是在医学界也逐渐形成了中国医学乃西医、中医、中西医结合三足鼎立的提法。然而这种定位观点受到越来越多的有识之士的质疑,刘老师是其中质疑问难最力者。

他认为,中西医结合并非别枝之花,乃是中医药在现代条件下自身发展过程中借鉴现代医学之果,是中医药的现代面目;虽尚未完美,但已风采照人。正因为其尚在成长发育时期,好像以另一新面目示现于世人面前,也许这就是三足鼎立论者立论的依据。事实上，采用现代实验方法揭示和参证中医理论科学实质，西医方法在此只是手段，中西医结合方法旨在疾病的诊疗中能够达到优势互补、取长补短之目的；然而其核心仍然在中医。通过中西结合，传统的理论赋予现代科技的内涵，也便利于对中医的理解和传播，同时也增强了临床运用的可操作性。中西医结合固守根本而不拒营养接纳，与中医发展史上的"中西汇通学派"一脉相承，是发展中医的途径之一。

他指出，搞学术创新的基本原则是实事求是，绝不能为所谓"创新"而背离事物的规律而无端地标新立异。中医并非一成不变，事实上一直在创新与扬弃之中发展。她的发展历来都是吸取了当时最先进学术思考与学术成果的结果，中西医结合的发展方式正体现中医药在现代语境下适应现代化的发展要求，是中华传统文化极具包容内质的功能展示，是《易经》所谓"自强不息"及"与时偕行"之精神在中医药发展之中的充分体现。在现代科学技术高速发展的今天，中西医结合这一学术流派自然是充满活力的，因而自然也就成为发展中医的重要力量。当然如果将来中西医结合研究的深度和广度都达到很高的水平，其理论和临床都是以自成体系了，传统的中医学自会"凤凰涅槃"，而成为具有中国特色的新医学了。然而由于目前或者是今后相当长的时间内，中西医结合的深度及广度尚浅，能够或已经开展的中西医结合的领域仍十分有限，中西医结合的基础理论及临床的体系尚未形成，甚至诸多领域完全空白，故言中西医结合与中医并驾齐驱，尚不切合实际，徒增西医界以及传统中医界人士产生之误解，不利于团结，更不利于中医药的发展，甚至会使中西医结合自身处于孤立状态。中医药的发展，更待来者，刘老师洞微识幽的如炬之目，廓清迷途的真知灼见，实为中西医结合事业的指灯，来者当接续刘老师及其前辈的薪火，以利事业之光大。

"西医辨病，中医辨证"的病证结合模式是20世纪二三十年代，为当时被称为北京四大名医的萧龙友、施今墨等提出。新中国成立后这一模式为"西学中"人员的临床实践所实证，从而得到了广泛的认可和传播，现在已成为广大中西医结合工作者的共识。西医诊断就是辨病，诊断一旦确立，疾病的性质、预后和转归就清楚了；然后辨证，则疾病的个体性，阶段性便会一目了然。医者如此思维操作：两级诊断，动态反应，病证互参，使有病无证、有证无病诸状况，以及微观与宏观、整体和局部、病原观与体机反应之关系皆会门径豁然洞开，医者亦可得以深刻体会中西医结合之妙。在病证结合的基础上，逐渐探索宏观与微观的结合，进一步开展微观辨证。化验检查指标不仅仅是诊断疾病的参数，更重要的是辨证依据和因素。刘老师在此基础上的创新和贡献则是"中西药有机结合"模式的提出。他有感于目前的中西医结合医生在认识和实践之中糊涂地把中西药物的重叠和混合使用以为就是中西医（药）结合。殊不知这种简单化和庸俗化，不但无用，而且还会给病人带来更大的负担，是极其有害的。刘老师认为，中西药有机的结合就目前来说关键是实现优势互补、取长补短以提高临床疗效。中西药物联合运用的原则应该建立在"优势互补"或"取长补短"上，祛邪抑或扶正，要视病人的具体而定，如此则中西药合用就会收到"一加一大于二"的临床效果。

刘老师在长期的临床实践中体会到，肾脏疾病特别是慢性肾小球疾病的发病，与脏腑尤其是脾肾两脏功能的虚损有密切的关系，但是在临床上往往所显现的却多是脾肾功能失调之后的病理产物如水湿积聚、湿热停留、瘀血留滞，以及兼有外邪。故刘老师提出了"标本结合"的辨证分型原则，如肺肾气虚兼风邪、脾肾阳虚兼水湿、气阴两虚兼湿热等等。在治疗原则的运用方面，刘老师主张分清标本缓急，急则治标，缓则治本，在病情发作时，尤注重"祛邪"，崇尚"邪祛则正自安"，这一观点的形成原因，既以传统中医"扶正祛邪"理念为立论之基，亦借鉴了现代医学关于肾小球疾病病因病理的因素。良好的临床疗效则有力地证明了刘老师的这种"衷中参西"的病理观和治则观是富有创造性的。

继续深入,发明"湿热不除,蛋白难消;瘀血不去,肾气难复"的论点,又是与上述注重"祛邪"治则是一脉相承的。肾小球疾病在其发生发展过程可能会出现许多的标实之证,诸如风邪(风热、风寒、风湿、风燥)、湿热、水湿、湿浊、血瘀等;在诸多的标实证中,尤以湿热和血瘀最为常见。据刘老师临床研究统计,湿热证在慢性肾小球疾病患者中的发生率为 64%~100%,血瘀证的发生率则为 100%,可见湿热和血瘀已成为肾小球疾病过程中普遍存在的证候,只是程度不同,特点各异。如湿热有其轻重之别外,尚有部位、隐显之异,血瘀亦有由浓到聚的程度差别,以及全血和血浆黏度升高的特殊指征。

肾气是肾脏功能的原动力,它的功能表现形式是开与阖,开则糟粕出,阖则精微留,故古人概括肾的功能是"去粗取精"。瘀血内停,必然会影响到肾气的化生,化生不足,自然开阖不力。瘀血消除,肾气自然来复,开阖便能自如。而现代医学之研究亦清楚地揭示这一病理过程,佐证了传统医学之精微洪深。肾脏病时肾小球处于高凝状态,甚至有微小血栓形成,彩色多普勒检查也发现肾小球动脉阻力指数增加,血流速度缓慢;运用活血化瘀药物之后,上述病理状态改善甚至消失,肾功能亦随之得到恢复。基于中西医结合所形成的思路,在临床上,对于急性肾小球之疾病和慢性肾小球之疾病的急性发作期,以及尿路感染的患者,刘老师认为其治疗则应以清热利湿为大法,并坚持"祛邪务尽"的原则,特别是急性肾炎,不能轻易进补而闭门留寇。有些病例"炉火虽熄,唯恐灰中余火,而死灰复燃。"故曰:"湿热不除,蛋白难消。"这就是刘老师的成名论点:"瘀血不祛,肾气难得。"这个也成为刘老师在中西医结合上的华美贡献。

治学求谨严　待人重厚宽

孔老夫子尝言:文质彬彬,然后君子。刘老师适为其人也。谦逊、低调、宽容是其人格魅力之所在。他反对夸大其词，主张实事求是。他时常告诫下属或学生，说话要言之有据，言之有理，不可言过其实，更不可凭空臆造，是为刘老师严谨之师道也。对待同事和学生，和颜悦色，从不盛气凌人。记得他在担任科主任时常说，自家的孩子都很难做到百依百顺，何况是同事之间，只要在工作上能相互支持与相互理解就可以了，其余之事不必斤斤计较，是为刘老师仁厚之心宅也。老师在同行的专家中有着绝好的口碑，对每一个同行，他都用赞许的口吻评价，从不贬人高己。一个人如何能修到这种地步，是为刘老师宽恕之境界也！

我与刘老师结下师生之缘已二十余年了，于学业则得益于老师的耳提面命；于做人则证悟于老师的不言教；即使是自己做错了事，从未有片言指责，循循善诱，诲人不倦，使人如沐春风。俗话说得好："善言如棒敲啊！"记得在上硕士研究生时，刘老师到我们的宿舍里来说事，看见宿舍里一片狼藉，二话没说就动手收拾，让我们无地自容，恨不得找个地缝钻进去。从此，我们再也不敢偷懒不搞卫生了。刘老师在学术上十分较真，但对待他人又十分宽厚，天生的一副学者的气派，文质彬彬，温文尔雅，卓然不群，这大概又是血统之传的吧，就像他的名字那样。

育人不知倦　芬芳满陇原

刘老师不仅是一位高明的临床大家，更是一位受人尊敬的师长，从大学毕业工作以来一直是医疗教学双肩挑。从 1977 年恢复高考到 1995 年退休，近 20 届的兰州医学院临床医学专业的学生都听过他主讲的《中医学》，1988 年刘老师获得了招收中西医结合临床专业硕士研究生的资格，1996 年成为全国第二批师带徒老师。从其开始带教徒弟至今天，入其室者 10 余人，而私淑者尚不计其数。"石韫玉而山辉，水怀珠而川媚。"（晋·陆机《文赋》）其门人学生，负笈求道于先生，星散棋布于四海。在本土守望成功者，或为全国劳模,或为全省中医药行业的领导者,或为全省本专业的领军人才;在南方以至全国各地发展者,皆能根立其足,枝繁叶茂;漂洋过海者,传中国传统文化之道于异国。使刘老师更加欣慰的是,这些学生们之间都十分团结友爱,共同传承着老师的学术思想,共同弘扬着老师的立人处世之道,在老师伟大人格和辉煌学术光环的照耀下,成就自身,探索医道,发展中医事业。

"却顾所来径,苍苍横翠薇。"这是唐代诗人李白的诗句,回首瞻望所走过的山路,身后巍峨苍翠的高峰,横亘天地之间,令人回味、留恋。今天,当我们迎来刘老师八十华诞暨从医执教五十五个春秋,回眸远望,延想先生事业,蹊径独成,桃花灼灼,非苍翠横亘而何哉!在学生们事业发展的路径上,在中西医结合的道路上,还有无数翠微之峰横亘,有待翻越,有待成为新的翠微之峰。刘老师传给学生们的学术思想和临床经验,将成为我们济世活人的宝贵心典,刘老师的治学精神和师德风范,将永远是激励学生们奋发进取的精神食粮和净化心灵的精神家园。欣喜之际,为诗一首,恭贺恩师八十寿辰:

> 集凤厅前志节传,少年声名动长安。
>
> 中西汇通出宏论,病证互参愈顽难。
>
> 六十春秋医并教,三千弟子秀而贤。
>
> 如今耄耋不为老,更修金霞尚满天。

(本文原载于刘宝厚主编《我的中西医结合之路》,

中国戏剧出版社,2011.)

发展甘肃中医药事业之我见

《中华人民共和国国民经济和社会发展第十一个五年规划纲要》明确提出"保护和发展中医药,加强中医临床研究基地和中医医院建设,推进中医药标准化、规范化"的战略任务;《国家中长期科学和技术发展规划纲要(2006—2020年)》把"中医药传承与创新"确定为优先主题;《中共中央关于构建社会主义和谐社会若干重大问题的决定》提出要"大力扶持中医药和民族医药发展"。科技部、卫生部、国家中医药管理局等16个部门制定了《中医药创新发展规划》明确提出"传承中医药文化,推动中医药事业发展,是我们共同的责任"。温家宝总理连续三次在《政府工作报告》中提出要积极发展中医药事业;吴仪副总理曾三次对中医药工作发表重要讲话,指明了中医药发展方向,强调"要切实推进继承创新,充分发挥特色优势,坚定不移地发展中医药事业"。这是中国政府全面推进中医药发展的一项重大举措,旨在促进中医药创新和中医药事业健康发展,不断满足广大人民的社会需求,确立我国在传统医药领域的优势地位,提高中医药的国际化能力和国际市场份额,为人类健康做出更大贡献。

面对大好机遇,中医界提出要把"继承,创新,现代化,国际化"作为基本任务,运用现代科学方法和技术诠释中医药理论,指导创新药物的开发;探索建立系统和综合的医学方法学体系,对个体生命的健康、亚健康和疾病发生、发展、演变、转归过程进行认知和干预,促进中西医药学的优势互补及相互融合,为创建具有中国特色的新医药学奠定基础。

　　甘肃省地处西北,属经济欠发达地区,但这块贫瘠的黄土高原却与中医药文化的发生发展息息相关。这里曾是黄帝问道之圣地,诞生过著名的针灸学家皇甫谧,这里还沉睡着汉代医简、敦煌医卷,承载着厚重的中医药文化;更重要的是这块黄土地上生长的中草药以优良的品质誉满海内外;而如今甘肃中医药现状可以说是"捧着金饭碗讨饭吃"。面对这种状况,我们必须做认真的思考,筹划甘肃省中医药事业的发展。

1　加强舆论宣传,鼓舞中医药从业人员的士气

　　应该说,甘肃省在宣传中医药文化方面已有所作为,包括《甘肃省发展中医条例》的出台,两届甘肃省名中医的评选,《鑫报》也组织了名医义诊和"甘肃群众喜爱的青年名中医"评选活动,在社会上产生了良好的影响。但这还远远不够,还应该在政府的大力支持下,借用各种媒体和舆论工具,大力宣传甘肃省的中医文化历史、中医名人、著名学者、知名专家、品牌医院、重点专科、专方专药和新开发的产品。2008年国家"中医中药中国行"大型宣传活动将走进甘肃,我们应该抓住时机,让甘肃省的老百姓走进中医中药、深入了解中医中药、热爱中医中药。通过大力宣传,必将营造出良好的氛围,鼓励中医药从业人员士气,激发他们钻研中医药业务的信心,从而创造出更大的价值。

2　加强政策支持,理顺管理关系

　　中医中药是我国灿烂文明的组成部分,否定中医就是否定我们自身的发展历史。中医中药事业的发展离不开政府的政策支持,包括提高中医中药从业人员的待遇。因为中医药历来以"简、便、验、廉"取胜,而今人们片面地追求经济效益,活活地把中医推到了"鬼门关"上,中医不得已而"挂羊头,卖狗肉"。所以,从长远看,中医中药纯属社会福利,应该把他的社会效益和经济效益区别对待。

再者，应该借鉴中央和其他省份的做法，把中医药当作新的经济增长点来做强做大。如经济强省广东省委、省政府做出《关于建设中医药强省的决定》，召开建设中医药强省大会，提出整合资源、发展事业、做强产业、弘扬文化的方针。四川省委、省政府做出《关于加快中医药发展的决定》，召开中医药发展大会，提出由"振兴中医"向"全面发展中医药"的战略性转移。内蒙古自治区政府做出《关于进一步扶持蒙医中医事业发展的决定》，召开蒙医中医工作会议，制定了发展蒙医中医的一系列优惠政策和措施，蒙中医专项经费由 200 万元提高到 2000 万元。甘肃省应将中医管理局规格升格为副厅级局，将甘南州藏医药研究院上划省上管理，并在兰州建立研究基地。主动争取国债中医医院基础设施建设项目在甘肃省的名额。要求省、市级中医医院努力创造条件，积极争取国家重点中医医院建设项目；甘肃中医学院应积极申报博士点，加强高层次中医药人才培养力度，每年至少培养 100 名中医、中西医结合研究生。应将中医、中药统一管理，对中医药制剂的管理应根据具体情况，简化程序，出台适合甘肃省实际情况，有助于中医药事业更大发展的新政策。

3　发挥中药资派优势，做大做强中药产业经济

甘肃是我国中药材资源大省，全省有中药材 1600 余种，产量居全国前 4 位。其中，"岷归""纹党"产量大、质量好，是闻名中外的出口药材。应该大力发展中药材产业，按照 GAP 标准种植、加工。采用市场引导，政府鼓励，发展中药特色经济。并发展中药深加工，从粗放式经营向集约化经营转变，从原料销售向产品开发、销售转变，从低水平粗加工向精细加工转变，提高地方产业经济，增加农民收入。选择拳头中药品种，联合甘肃中医学院、甘肃农业大学、相关企业、相关部门协作，做大做强中药品牌，做出规模效益。

4　整合中医教育资源

甘肃省的中医药教育基地主要有甘肃中医学院和甘肃省中医学校两所院校,目前各自的发展都很艰难,主要问题是资金不足和人才缺乏。如果能将两所院校合并,进行资源整合,统筹规划,必将在人、财、物、能等方面增强实力,有望走上良性发展之路。如果再进一步,将甘肃省卫生学校合并成立甘肃省医科大学,那将会成为甘肃省医学教育史上的里程碑,不仅是中医中药,还有临床医学、医学影像、护理等专业都会健康快速发展。因为自从兰州医学院并入兰州大学后,甘肃的医学教育格局发生了重大变化,各个院校都各打各的算盘,势必会出现"都想发展,但都不能发展"的情况,政府应该统筹规范,不能坐视不管。

5　启动甘肃省中医临床高级人才培养计划

5.1　"读经典,做临床,拜名师",培养代有传承的名医

参照国家中医药管理局的实施方案,启动甘肃省优秀中医人才研修项目。"读经典,做临床,拜名师"是一种培养高水平中医师的好方法。鼓励刻苦钻研,精益求精,所谓"书读千遍,其义自见"。同时扩大知识面,学习诗文书画以触类旁通。应投入资金,制定良好的待遇政策,首先做好继承工作,在全面、系统、实践、分析的基础上整理提高。以提高中医药防病治病能力为目标,既要解决制约中医药在防治重大疾病、常见病、疑难病中特色优势发挥的关键问题,又要加强个体化特色治疗经验的总结。通过十年左右的时间,培养出一批国内有名的中医大家,让中医药之薪火代代相传,鼓舞来者。

5.2　做好师承工作

实践证明,师承教育是中医药教育的重要模式,甘肃省应大力加强师承教育,可将师承教育与学历教育结合起来,建立高效的中

医药学术思想和实践经验的传承教育方法。师承教育是现代学院教育的必要补充,应该加大师承教育的力度和广度。可以在学生毕业后执业前即安排师承关系,训练临床基本功。通过侍诊继承前辈学术经验,提高临床疗效。如上海市选择名老中医师带徒,选择有硕士学位的临床医师跟师,考核出师后授予博士学位,这种做法值得效仿。

6 结合时代,积极创新

医圣张仲景尚且"勤求古训,博采众方",作为现代中医更应该积极吸收现代医学理论,成为中西医水平都过硬的医生。恽铁樵曾说过:"西医中医都有缺点,都未达到相当的美善境界,则应互相切磋,不应互相冲突。所谓缺点,就其深处言之,东西文化之演进不同,各有所长,亦各有其短;就浅处而言,西医治病,反乎自然;中医治病,少有标准,双方逐渐交换知识,可逐渐臻于美善。"应该"发皇古义,融会新知"。章次公提出"科学的诊断应无条件接受,现代的新药应有条件选择"。中医应该科学化,不能西医化。中医辨证论治原则是提高医疗质量有力的保证,在开展疗效评价的基础上,进行病证结合诊断标准、辨证规范、临床实用技术操作规范、中医药诊疗手段和方法等研究并加以推广,建立国际认可的中医药标准规范体系。

7 突出中医特色,中医院要坚持姓"中"

应充分考虑中医的自身特点,注重发挥中医药的特色和优势,逐渐消除"挂羊头,卖狗肉"的现象,凸现中医药"简、便、验、廉"的特征,中医药是解决我国目前看病难、看病贵问题的最可靠的医疗资源,是对党的十七大提出的"病有所医"的全面落实。对重大疑难疾病进行联合攻关,实行项目招标,拿出规范标准;在不脱离中医理论的大前提下研究中医药,这样才有利于中医药学的继承和创新,才有可能加快中医药学的发展。贯彻百花齐放,百家争鸣的方针。学术争鸣是好现象,越争越明,没有争鸣就没有改进和提高。开展对照研究,一方面完全按照中医理论的方法研究现代疾病,探讨疗效;另一方面,可按照现代医学的思路和疾病机理,结合中医理论,运用中医药治疗现代疾病。比较二者疗效,证明辨证论治的有效性。

综上所述,甘肃省的中医事业要想驶入健康发展的快车道,就必须依靠政策,理顺关系,增加投入,整合资源,培养人才,突出特色。不仅如此,广大的中医药工作者,在发展中医的大好形势下,一定要自强不息,不断进取,坚持"继承不泥古,创新不离宗"的原则,为甘肃省的中医药事业做出应有的贡献。

(本文原载于《甘肃中医》,2008,21(S1):14-15.独著。)

汉代医简 辨证先声

——武威汉代医简及其价值

中医学历史悠久,《黄帝内经》《神农本草经》《伤寒杂病论》为其代表性早期医药文献,然惜成书久远,原本佚失,虽经历代转抄,但遗阙、删改、误植、增补者难辨。1972 年 11 月,甘肃省武威县(今武威凉州区)柏树乡下五畦村旱滩坡发现一处汉墓,出土大量"医简",专家认为这是 1949 年以来我国文物考古工作很重要的发现之一,称之为"武威汉代医简",与长沙马王堆汉墓帛书、湖北江陵张家山汉简填补了中国医学早期的空白,对研究汉代医药学具有十分重要的意义[1]。

1 武威汉代医简内容丰富

武威汉代医简,内容丰富,包括针灸、内科、外科、妇科、五官科等多方面的内容,记载了各科的病名、症状、药物、剂量、制药方法、服药时辰和药量、针灸穴位、经络、针刺禁忌、药物禁忌、生活禁忌,以及药方主治范围等。为研究我国古代医学关于生理、解剖、方剂、病名、治疗、养生等问题提供了极其重要的史料,足见中医药学在当时已形成较为完备的体系。

2 武威汉代医简与《伤寒杂病论》

张仲景继承了《内经》等古典医籍的基本理论,成为我国第一部医学理论与临床诊断治疗紧密结合的典籍。但汉及汉以前医籍存世甚少,对考证仲景方药渊源及其同时代方药状况,造成了极大的困难。武威汉代医简为东汉早期的医学著作，它的出土，对探讨《伤寒杂病论》方药渊源提供了一些有力的证据[1]。

《武威汉代医简》中记载有"伤寒"二字的简文有："治伤寒遂风方，付子三分，蜀椒三分，泽泻五分，乌喙三分，细辛五分，术五分，凡五物皆冶合，方寸匕，酒饮，日三饮。""治鲁氏清行解解腹方：麻黄卅分，大黄十五分，厚朴、石膏、苦参各六分，乌喙、附子各二分，凡七物皆并冶合，和，以方寸匕，一饮之，良甚。伤寒逐风。"

《伤寒论》《金匮要略》与武威汉代医简牍的很多论述颇为相似。如《金匮要略·肺痿篇》"咳而上气，喉中水鸡声"的条文，与简牍中的"治久咳上气，喉中如百虫鸣状"这段文字简直如出一辙。但从辨证论治的水平上分析，医药简牍尚处在初期阶段。

尽管如此，医药简牍所载的内、外、妇、五官、针灸各科医方30余个，几乎全是复方，每方剂少则1~2味，多则15~16味，说明复方已成为当时临床治疗上的普遍方法。从单味药到半夏秫米汤诸类《内经》十三方的简单复方，再到武威汉代医简所记载复杂复方，无疑是临床医学上的一大飞跃，也为《伤寒论》这样不朽传世名著的产生奠定了基础。

3 武威汉代医简的临床价值

武威汉代医简除了"原汁原味"地记载了汉代医学的发展状态而具有极其珍贵的文献学价值外，还因为医简处在《黄帝内经》与《伤寒杂病论》之继往开来的特殊历史时期，故而对研究汉代《黄帝内经》《神农本草经》的继承与发展，特别是在探讨《伤寒杂病论》形成渊源方面更具有学术价值。

3.1 扩展药物种类

《神农本草经》被后世誉为"本草学经典"，对以后的药物方剂的发展产生了深远的影响。武威汉代医简记载了100余种药物，其中69种见于《神农本草经》，11种见于《名医别录》（药名完全相同或基本相同），另外 20 种不见于这两本本草书。这充分说明简牍在某些方面所反映的药物学内容，较《神农本草经》有所发展；而且这些药物的治疗性能在当时已经能被人们很好的掌握。其中的一部分如白蜜、鸡子中黄、酥等均为其后的本草书中所收载。此外还有黄芪、当归、大黄等不少道地药材入药。

3.2　创立方药剂型

武威汉代医简运用中医辨证用药经验及因人、因地、因时制宜原则，根据不同病情，以白蜜、猪脂、乳汁等作赋形剂，制成多种剂型的复方。其制法有"皆并冶合""煎之三沸""淳酒渍之"及鸡子黄入药挠之三百等。给药法可分酒饮、米汁饮、酢浆饮等内服法和敷目、塞鼻、塞耳、灌鼻、指摩、涂之等外用法两大类。还认识到不同的给药时间对药效产生某种影响[2]，因而有"先铺饭""宿毋食""旦饮""暮吞"等区别，并有忌荤菜、酒辛、鱼、肉、房事与力作等服药禁忌。武威汉代医简所体现的用药理论已初见端倪。武威汉代医简有内科方、外科方、妇科方、五官科方、针灸科方和其他方剂，共 30 余则方剂；每一条文列方名、病名或症状、药物、分量、冶合方法、服药方法、用药禁忌及其反应等，是以介绍方剂为主的书籍；且在方剂的剂型方面，有散剂、膏剂、丸剂、栓剂、汤剂等[3]。

3.3　首提活血化瘀治法[4]

武威汉代医简中，第五个方为"瘀方"，所列药物为"乾当归二分、芎䓖二分、牡丹二分、漏芦二分、蜀椒一分、虻一分"，并载当"以淳酒和饮"。"瘀方"的开头提到"瘀方"之"瘀"，末尾还提到"久瘀"之"瘀"，可见古人早已知晓"瘀"则为病，久病必瘀，以及"久瘀"难医之理。武威汉代医简根据瘀血证的形成、致病特点用"瘀""积""癥"来描述是准确的。为此提出的活血化瘀治法一直沿用至今，是十分科学的。对治"瘀"的具体方药、剂量、制法、用法，以及应用酒的行气作用，以助中药的活血功效，体现了对中医学中"气为血帅，血为气母"理论的具体运用。对于久瘀之患则以活血化瘀虫类药物,搜剔络道,而增强通经活络,活血化瘀的作用,表明了治法用药上的灵活性，展示了武威汉代医简最早提出活血化瘀治法的历史功绩。

3.4　已显辨证先声[5,6]

张仲景曾经提出"观其脉证,知犯何逆,随证治之",这被认为体现了辨证施治具体法则。在武威汉代医药简牍中同样把这个法则具体运用到临床治疗上。如简79:治久咳上气喉中如百虫鸣状卅岁以上方茈胡桔梗蜀椒各二分桂乌喙姜各一分凡六物皆冶合和丸白密大如樱桃昼夜含三丸稍咽之甚良。

简80甲、80乙：治久咳逆上气汤方茈菀七束门冬一升款东一升橐吾一升石膏半升白茝一束桂一尺密半升枣卅枚半夏十枚凡十物皆父且半夏毋父且洎水斗六升饮令六沸浚去宰温饮一小杯日三饮即药宿当更沸之不过三四日逾。

简9、简10:治诸癃石癃出石血癃出血膏癃泔癃出泔此五癃皆同乐治之姜瞿麦六分兔糸实滑石各七分桂半分凡六物皆冶合以方寸匕酒饮日六七病立愈石即出。

以上简79、简80甲、80乙所述病名、主症基本相同,但所用药物却大相径庭,前方以热药为主如桂枝、蜀椒等,可知久咳上气喉中百虫鸣状是寒饮停肺所致;后方以寒为主如石膏、门冬等,可知久咳上气是肺内郁热所致。由此体现了医者抓住主症,辨其属寒、属热而"同病异治"的施治原则。而简9、简10之"诸癃,石癃出石,血癃出血,膏癃出膏,泔癃出泔,此五癃皆同药治之",则又体现辨证施治的另一原则——异病同治。

3.5　勤求古训,博采众方

《伤寒杂病论》张仲景自序所谓"勤求古训,博采众方"之义,说明仲景书中之方,有博采前人医方者较多。武威汉代医简中有的简文也可能是从同时代的其他医书中转抄而来，如同是白水侯所奏的治"七疾"(七伤)方,简文中就有两种不同的内容和治疗方剂。还有如"建威耿将军方,良,禁,千金不传也"的记载,这可能是来自不同医家的见解和实践经验。

总之,武威汉代医简为研究中医学早期状况提供了珍贵的实物例证,为研究秦汉及秦汉以前医药学提供了可靠的依据,特别是在中医辨证论治体系的研究具有重要价值,且在西北道地药材的应用经验方面也值得参考和借鉴。

参考文献

[1]张延昌.武威汉代医简注解[M].北京:中医古籍出版社,2006:46-62.

[2]张延昌.武威汉代医简出土文物对药学贡献考证[J].中医药学刊,2003,21(7):141-142.

[3]段祯.《武威汉代医简》方剂剂型及制用法述略[J].甘肃中医学院学报,2010,27(6):63-67.

[4]周仲羽,王承龙.活血化瘀的历史沿革[J].时珍国医国药,2006,17(6):1066.

[5]蓝寿梅.《武威汉代医简》的辨证论治[J].中华医史杂志,1997,27(4):247-248.

[6]毛照海,李国福,张慧,等.武威汉代医简辨证论治理论思想探析[J].中国中医基础医学杂志.2009,15(8):572-573.

（本文原载于《中国现代中药》,2013,15(04):347-348.
其他作者:金华,张延昌,朱向东,李金田。）

皇甫宏著　承先启后

——晋朝高秀皇甫谧及其《针灸甲乙经》

甘肃灵台(古称安定朝那)人皇甫谧,字士安,幼名静,自号玄晏先生,生于东汉建安二十年（公元 215）,卒于晋太康三年（公元282）。出后叔父,早年徙居新安(今河南渑池)。叔父有子既冠,谧年四十丧所生后母,遂还本宗。史称其沉静履素,守学好古,与流俗异趣,有高尚之志,以著述为务。因病习医,遂臻至妙,撰《针灸甲乙经》而名扬海内外医界,为发展针灸医学做出了震古烁今的重大贡献[1]。

1　广博精深的学术成就

以著述为务的皇甫谧一生所著诗赋诔颂论难甚多,有《礼》《乐》《圣真》之论,《玄守论》《释劝论》《笃终论》等,又撰《帝王世纪》《年历》《高士传》《逸士传》《列女传》《玄晏春秋》等,而真正使其名垂千古、享誉海内外的是中年时期因病习医撰写而成的《黄帝三部针灸甲乙经》。

《晋书·左思传》载,西晋统一后,成都、建业、洛阳都出现了一番繁荣景象,于是年轻后生左思费了近 10 年时间写成《三都赋》以反映这三座都城的繁华。但他自觉人微言轻,便带文稿谒见皇甫谧,求为序荐。皇甫谧阅后大加赞赏,为之序文。《三都赋》顿时名声大振,京城文人贵族争相抄阅,致"洛阳纸贵"。

2 承传千年的《甲乙》春秋

2.1 《针灸甲乙经》成书的历史背景

《针灸甲乙经》(以下简称《甲乙经》)成书于魏晋之际,彼时,正统儒学衰落,老庄学说流行,佛教兴起,道教发展。皇甫谧一方面亲身经历了社会的动荡[2],看透了朝政腐败导致的世风日益颓废、虚诞和浮华,故而"耽玩典籍",广猎群书,一生以著述为务,集文、史、哲、医于一身。广博的学识和特殊的个人经历,是皇甫谧在短时间内完成《针灸甲乙经》整理工作的一个先决条件。此外,魏文帝时《皇览》的编撰,给皇甫谧的著述工作以很大启发。于是他"撰集三部,使事类相从,删其浮辞,除其重复,论其精要",便成了内容整齐,条理清晰的《甲乙经》。

再者,由于道学的发展,使养生之术、服石之风盛行一时。皇甫谧也在不知不觉间卷入了服石之风。中年之后的皇甫谧,罹患风痹,且病耳聋,更兼服石招祸,苦不堪言。夙好医学,久慕养生之道的皇甫谧在这种特殊的情形下,进一步钻研内难明堂,完成了《针灸甲乙经》。

2.2 《针灸甲乙经》内容及特征

《甲乙经》是皇甫谧综合《素问》《灵枢》《明堂》整理编写而成的,所谓"撰集三部,使事类相从,删其浮辞,除其重复,论其精要,至为十二卷"(《甲乙经·自序》)《明堂经》是古代针灸学方面的一部专著,亦早已亡佚,藉《甲乙经》以存其梗概。

《甲乙经》十二卷,一百二十八篇。卷一是中医针灸基础理论;卷二是经络学说;卷三为腧穴学说;卷四为诊断部分;卷五讲述"针道";卷六是疾病治疗总论;卷七至卷十二讨论临床各科疾病的针灸治疗;卷八为肿胀积聚;卷九为头身肢体分部病症;卷十为风痹痿证;卷十一为杂病;卷十二为五官与妇儿科病症。这种时时处处反映着"事类相从"的编撰原则是《甲乙经》重要的一个特色。该书的另外一个特色是分部划线排列腧穴的方法。

《甲乙经》将《内经》所载经穴由 160 多个，扩充到了 349 个，其对腧穴发展的贡献不言而喻。《甲乙经》对这些腧穴的列述方式选用了总体分部、局部划线的模式，把人体分为头部、面部、耳周、颈部、肩部、背部、胸部、腹部、上肢、下肢等，每个部位又划几条线来分布穴位，而四肢的划线与经脉循行线一致。

《甲乙经》不但全面系统整理了《素问》《灵枢》《明堂》的相关内容，并在此基础上有一定的创新与发展，它沿循《内经》的足迹，对部分内容进行了补充完善。《帛书》记载的经脉只有十一条，到《内经》中已发展为十二条，但《内经》十二条经脉中有穴位的也只有十一条，后补充的手少阴心经没有穴位，可在《甲乙经》中手少阴心经有八个穴位。又如督脉的经脉循行，《素问·骨空论》记述的较为复杂，《难经》的记载较为简洁明了："督脉者，起于下极之输，并于脊里，上至风府，入属于脑。"《甲乙经》在此基础上又补充了"上巅，循额，至鼻柱"七字，向前延伸了一步，现今一直沿用。

2.3 《针灸甲乙经》的影响

《甲乙经》对我国针灸学的发展影响很大，起到了承先启后的巨大作用。由晋到宋的针灸论著，例如，王惟一的《铜人腧穴针灸图经》，其穴位和适应证基本上没超出本论著的范围；又如《千金方》《外台秘要》等典籍中有关针灸部分，也大多出自皇甫谧思想，尤其《外台秘要》完全取材于《甲乙经》。南宋《针灸资生经》及其他医著也无一不是参考和遵循本书编辑而成。明清两代的针灸著作中，如《针灸聚英》《针灸大成》《针灸集成》《刺灸心法要诀》等，也都是在本书的基础上发展起来的。直到现在，在厘定某个穴位和进行临床治疗时，也往往以《甲乙经》为依据，现行高等中医药院校的针灸学教材也没有超脱《甲乙经》确定的针灸基础、针灸技术、针灸应用的知识模块范式。

不仅如此，本书对国外医学也有着深远的影响。不少中医书籍传到了日本和朝鲜，《甲乙经》即为其中之一。公元7世纪初，日本仿唐医事制度，制定医药职令(《大宝律令·疾医令》)，规定医学生必修《甲乙经》《本草》《素问》《黄帝针经》等典籍。至平安朝时代(相当于唐德宗至宋孝宗时)，他们的医学也都是根据大宝律令，以学习我国的医学为主，其《大同类聚方》百卷，就是以我国的《素问》《黄帝针经》《甲乙经》《本草》《小品方》等为蓝本编纂而成的，而在学习针灸治疗方面则多以《甲乙经》为主要参考书。朝鲜的医学制度也仿效隋唐，设医学，置医博士，以我国医书为教本，用《素问》《难经》《甲乙经》《本草经》等教授学生。其针灸学的孔穴部位则与《甲乙经》基本一样。《甲乙经》先后被翻译成多种外文版本，流传至几十个国家和地区。可谓千年古曲，传唱至今，尤盛未衰！

3　皇甫谧学术思想的传承

"2006中国·灵台(国际)皇甫谧中医针灸学术交流大会暨皇甫谧文化节"于2006年9月在平凉市灵台县进行，盛况空前。在纪念针灸学家皇甫谧先生诞辰1791周年之际举行了万人公祭皇甫谧大型文化活动，还举行了皇甫谧陵园重修扩建工程奠基仪式。

2010年在甘肃敦煌市召开的"2010国际针法灸法技术演示暨学术大会"上，与会针灸界同仁达成共识，形成了"循宗拜祖、尊古归真、传承真谛、宏大针灸"的"敦煌倡议"。

倡议书提出，要举行崇尚圣贤、祭拜先祖的祭祀活动。倡议世界针灸华人祭拜先灵，汲取针灸真谛精华，宏大中华民族针灸伟人。国内外针灸同道定期相会在先师故里，拜谒先师。缅怀和纪念皇甫谧先生对针灸医学发展做出的巨大贡献，发掘和继承这一宝贵的文化遗产。

"晋朝高秀，洞明医术"的皇甫谧，原是一位卓有成就的史学家，在年近50岁时因病始研针灸医术，将针灸学理论与腧穴学相结合，在中国独具特色的针灸疗法发展中，担当了承先启后、继往开来的扛鼎作用,其卓越贡献为后世敬仰。

参考文献

[1]魏稼.皇甫谧对针灸学的贡献[J].广西中医,1982,4:10-13.

[2]张宝文.《针灸甲乙经》的成因及对后世的影响[J].医古文知识,2004,21(1):22-24.

（本文原载于《中国现代中药》,2013,15(05):439-440.

其他作者:金华,雒成林,朱向东,李金田。）

甘肃中医药文化源远流长

我们热爱、眷恋这片生我养我并孕育了灿烂辉煌文化的黄土地!

自从盘古开天,陇原大地便是中华民族的发祥福地,正所谓"羲轩桑梓,河岳根源"者也。"黄河象""和政羊"化石的发现,使我们依稀可见,曾几何时,陇原大地原是一片湖泊遍地,水草肥灵,生物繁茂的伊甸园。女娲炼石补天,伏羲参形画卦,是谓人文始祖;西王母的传奇美谈,大地湾迹址的神奇,马家窑彩陶的绚丽,礼县、灵台出土的三代青铜礼器……昭示了人类文明在泾河、渭河、洮河流域留下逐水而居的足迹。

踏着先民文明进步的足迹,从远古走来,我们看到了祖先在与大自然和谐相处的过程中,留下的对生命健康、疾病、治疗和养生的独特诠释。

黄帝在崆峒山与广成子论养生之道,与庆城岐伯问答,成就《黄帝内经》一十八卷,是为中医学之本源。今天,在庆城周祖陵山中,岐伯大殿皇皇而立,山下《内经》全文镌刻上石,碑林之盛景蔚然。

汉代陇人用奇妙笔法写成的 92 枚简书,记载内、外、骨伤、五官诸科疾病,载方 30 余帙,涉药百余种。从一病多方的治疗方法中,已似蕴藏了辨证论治的先声,与张仲景提出的"观其脉症,知犯何逆,随症治之"的观点不谋而合。

"晋朝高秀,洞明医术"的皇甫谧,原本是一位卓有成就的史学家,却在年近 50 岁时因病始研针灸医术,将《素问》《针经》与《明堂孔穴针灸治要》"事类相从,删其浮辞,除其重复,论其精要"而成

《针灸甲乙经》，将针灸学理论与腧穴学相结合，在中国独具特色的针灸疗法发展中，担当了承先启后、继往开来的扛鼎作用。

浩瀚的敦煌医学经卷和莫高窟壁画上的"洁齿图"则足以说明，早在隋唐以前，陇上学人就在《黄帝内经》思想的指导下，经过两汉、魏晋的传承创新，特别在中医辨证论治和针灸理论与临床结合方面贡献尤为突出，为陇原医派的形成奠定了坚实的基础。

……

自唐宋以降，东南崛起，西北沉寂。经济落后，因而医学发展的脚步也慢了下来。然而，自20世纪始，特别是新中国成立以来，陇原儿女，奋发图强，传承经典的传统再度弘扬，因而匠心独运，疗效日彰。故有张汉祥、于己百运用经方屡起沉疴，声名远扬；李少波悟"全真导气"，创真气运行法，写养生华章；郑魁山发挥"烧山火，透天凉"手法至极致，被誉为中国针灸界手法派代表，大名响当当；周信有讲《内经》、唱京剧、习武功，耄耋之年，形神俱旺。许自诚教授，在全国西中班上执笔撰写"腑脏学说核心论"，令世人刮目相望；裴正学提出中西医结合"十六字"模式，在国内有影响；刘宝厚教授"湿热不除，蛋白难消，瘀血不祛，肾气难复"的学术主张，在同行中堪称榜样……再看那陇原药圃，百草飘香，中药材产量，在全国雄踞第三。具有几千年种植历史的当归，堪称道地，品质数量俱甲天下；文县党参、礼县大黄、陇西黄芪均有出色佳绩。吴正中教授潜心探索药名文化，广泛搜集民间传说，深入民间探求药名来源，纠正药名中之讹传现象，著成《药苑漫话》，其中最为引人入胜者，当推《当归之乡话当归》一文，以当归之名，联想到游子应当归来，分裂的疆土应当归来。该文曾经在对台广播中播出，在国内外影响广泛。

现如今，甘肃省政府出台一系列支持、保护中医药发展的新政策，医保报销幅度提高，床位补贴增加，项目数额大，进修机会多，中医药机构遍及县乡村，中医药人才培养水平显著提高，就业环境越来越好，数以万计的陇原中医药人，为传承祖先创造的辉煌业绩，为不辱祖先的使命而奋力攀登着、前进着。

甘肃的中医药文化渊源而流长！

（本文系李金田、戴恩来主编《甘肃中医药文化》之序言，
由戴恩来执笔。）

多元文化浇灌，催开医学奇葩

在世界的东方，在中国的甘肃，在河西走廊尽头的茫茫戈壁深处，有一个因河水泛滥冲积而成的绿洲，她就是举世闻名的敦煌。

"敦者，大也，煌者，盛也。"敦煌，这个诗一般的名字，既是历史上该地区社会经济贸易和文化状况的实情描述，又是对国际显学——"敦煌学"博大精深内涵的高度概括。

敦煌何以如此盛极而大？这还得从汉代开辟并绵延了上千年的古丝绸之路说起。

雄才大略的汉武帝，为了联络被匈奴从河西赶到西域的大月氏人，共同夹击匈奴，两次派遣张骞带着上万头牛羊和大量丝绸出使西域，开拓了丝绸之路。东汉班超帮助西域各国摆脱了匈奴的控制，在丝绸之路中断五十八年后重新打通并将其延伸到欧洲及罗马。这条东起长安，横贯欧亚大陆的贸易交通线，世称"凿空之旅"，因最初作用是运输中国古代出产的丝绸而又被称作"丝绸之路"。自西汉以来，敦煌一直是中原通往西域要道的"咽喉之地"，是最负盛名的丝路重镇。由敦煌出发，向东通过河西走廊可达长安、洛阳。西出阳关，沿昆仑山北麓，经鄯善（若羌）、且末、于阗（和田）至莎车，逾葱岭（帕米尔）进入大月氏、安息等国，是为丝路南道；出玉门关北行，沿天山南麓，经车师前王庭（吐鲁番）、焉耆、龟兹（库车）到疏勒（喀什），越葱岭进入大宛、康居、大夏，称丝路北道。敦煌总扼两关，是东来西往商旅的必经之地，也是东西两方贸易的中心和中转站，史称"华戎所交一大都会"。西域胡商与中原汉族商客在此从事中原的丝绸和瓷器，西域的珍宝、北方驼、马与当地粮食的交易。

与此同时,中原的儒家、道家文化源源不断地传播到敦煌,在此扎根生长,西亚、中亚等地的文化也随印度佛教文化传入敦煌,在此栖息停留,中西文化的汇聚、碰撞、交融,形成了一道亮丽的世界经济、文化奇观。

敦煌石窟不仅承载了古代敦煌上千年的辉煌历史,而且还封存着隋唐以前中西文化和谐共存的原生态。

灿烂辉煌的敦煌石窟是集建筑、彩塑、壁画于一体的综合艺术,石窟建筑的形制根据内容、功能之不同而定,彩塑则是石窟艺术的主体和崇拜的主要偶像,置于石窟佛龛或中心塔柱龛或佛坛的显著位置,并与周围的壁画内容相连,色彩和谐,融为一体。壁画是敦煌石窟艺术的重要组成部分,适于表现复杂的场面和丰富生动的内容,石窟的佛龛、四壁和窟顶,布满了色彩斑斓的壁画,与居于主体位置的彩塑互相辉映,相得益彰,共同构成完整的石窟艺术。

敦煌石窟不仅是一座"艺术的殿堂",更是一幅记载敦煌历史的图画。敦煌石窟有成千上万个供养人画像,其中有一千多幅还保存着题名结衔。供养人的画像和题记,生动、丰富、真实地提供了许多历史线索,使我们了解了与敦煌历史、敦煌石窟营建史有密切关系的阴、索、李、翟、张、曹等各世家大族的史事,如他们之间盘根错节的关系,他们与周围各地方民族政权的复杂关系,以及他们营造石窟的史实;也是研究张、曹归义军统治时期的珍贵史料,使我们了解了不同历史时期,拓跋鲜卑、吐蕃、吐谷浑、回鹘、党项羌、蒙古等地方民族政权在敦煌的活动,各民族间错综复杂的关系及他们的文化艺术,也反映了唐代的仪卫制度、奴婢制度、吐蕃官制,归义军政权的职官制度。通过本生、佛传、福田经变、弥勒经变、宣西经变、楞伽经变及供养人题记,我们了解了古代敦煌地区的农牧业、手工业、商业、体育以及军事作战等状况。

发现于1900年的敦煌藏经洞,出土了公元4~11世纪的佛教经卷、社会文书、刺绣、绢画、法器等文物5万余件,这一震惊世界的发现,为研究中国及中亚古代历史、地理、宗教、经济、政治、民族、语言、文学、艺术、科技提供了数量极其巨大、内容极为丰富的珍贵资料,被誉为"中国时代的百科全书""古代学术的海洋"。

当我们掩去熠熠生辉的敦煌经卷,当我们走出辉煌灿烂的敦煌石窟,甚至远望敦煌,仰视敦煌,我们不禁发现,敦煌之大,敦煌之盛,远远地超出了石窟形制、彩塑、壁画、题记以及敦煌遗书的历史实证和技术层面等学术价值。在"艺术的殿堂"及"学术的海洋"这两朵永不凋零、历久弥新的花朵之外,还散发着一道道诡秘的光环,这才是敦煌文化的实质与内涵,包括崇高唯美、高度理性、向善守正、多元交融等等;或者说,敦煌文化对人类文明进步的影响经久不衰,现代人类文明的很多共识,诸如交流、理解、合作、包容、共赢等文明价值都能在敦煌文化中找到影子。

先说说敦煌文化的崇高唯美性。敦煌文化居高临下,法象庄严,雍容高贵,富丽堂皇,充满庙堂气象。进入石窟,仿佛走进一个美的世界,对人心灵的震撼、洗涤和提升是无法用语言表达的。无论是壁画、彩塑,还是舞剧《大梦敦煌》《丝路花雨》的现代艺术造型,无不气势恢宏,形态婀娜多姿,气质端庄大方。第 220 窟南壁的唐代贞观十六年的阿弥陀佛经变图更是其中的典型代表,上面是说法图,下面展示了唐代恢宏的宫廷建筑,两边是胡旋舞蹈和乐队齐奏,展示了大唐盛世的场景,气质高贵、华丽、璀璨、迷人,充满着崇高感。同时,敦煌文化又是唯美主义的文化。敦煌艺术无论是它的壁画、彩塑还是文书中的书法艺术等,更多的传递人类对美好事物的共识,倡导对美的追求,对美的向往,人们看过后不管是否了解它的历史文化内涵,但总能感受到一种美的冲击、美的享受。

再谈谈敦煌文化的高度理性化、精神化。古丝绸之路的东西方交往虽有千年之久,但概而括之,无非是精神交往和物质交往两大类。时至今日,物质交往的遗存已所见不多,但精神交往的遗存几乎全息性地保留下来,形成了现在的敦煌文化。而在漫长的精神交往中,西佛东渐是源头,佛教中国化是过程,佛教与世俗社会、与本土文化融合则是结果。众所周知,佛教文化是一种高度理性的精神性文化。敦煌文化自始至终受佛教文化影响,所以敦煌文化与其他文化相比,也明显地富于理性和精神性。诸如,敦煌文化更加注重人的精神世界的探索和描述,更注重人的思想、意识的开掘和心灵的塑造。这种超然物外的空灵之美,让敦煌文化充满魅力。

再次是敦煌文化的向善守正性。西方的宗教绘画中,不乏痛苦、邪恶、血腥等悲剧性题材;西方的世俗绘画中也有很多消极主题。但延续了一千多年的敦煌壁画中却很少看到这些东西。其实在敦煌文化的发育过程中,社会变迁十分复杂,也有过战争、杀戮、贫穷、饥饿等等,但是敦煌文化的基调和内容永远是健康向善、从容乐观、积极向上的;不管敦煌洞窟外的自然环境多么单调、严酷,敦煌的洞窟里总是色彩万千,活力无限,洞窟内外形成巨大的反差。千百年来,历朝历代惊人一致地坚守着敦煌文化的正面性价值,在不断的过滤中,敦煌文化积累的永远是正能量。

最后一点,也是最根本的一点,敦煌文化是一种多元交融、包容开放的文化。不同民族、国家和地区的人们在这个舞台上进行着经济、文化的交流、碰撞和融合,共同推动了社会的发展和文明的进步。各种文化在这里汇聚,各美其美,美人之美,美美与共。因为多元共存,所以敦煌壁画才显得崇高唯美、鲜活生动,因为开放包容,敦煌遗书才成为了"学术的海洋"。著名的敦煌学者季羡林先生指出:"世界上历史悠久、地域广阔、自成体系、影响深远的文化体系只有四个:中国、印度、希腊、伊斯兰,没有第五个,而这四个文化体系汇流的地方只有一个,就是中国的敦煌和新疆地区,再没有第二个。"

在这种多元文化的浇灌下,催生了一朵朵艳丽的艺术和科技奇葩,而"敦煌医学"则是诸多"敦煌学"中的瑰宝,被誉为"敦煌学的宠儿"。

敦煌遗书的科技文献中,就目前所知,医学文献至少有六十卷以上,加上佛经中的医学内容,则有一百余卷之多。大致可分为医

静水流深——中西医学汇通之思维与实践

经、针灸、本草和医方四类。这些医书不仅为传世中医药典籍的校勘提供了较为古老的版本，同时其中还保存了一些久已失传的诊法、方药，不仅对医学史研究意义重大，而且具有临床运用价值。1915年，罗振玉影印刊行《本草经集注·序录》残卷，为敦煌遗书医学卷首次面世。1957年，周宗岐《揩齿考——从敦煌壁画"揩齿图"谈我国历代的揩齿、刷牙、洁齿剂》论文发表，揭开了研究敦煌壁画医学史料的序幕。20世纪80年代以来，罗秉芬、黄布凡编译《敦煌本吐蕃医学文献选编》、马继兴主编《敦煌古医籍考释》、赵健雄编著《敦煌医粹》、张侬著《敦煌石窟秘方与灸经图》和李应存《俄罗斯藏敦煌医药文献释要》等专著相继出版。赵健雄教授主持完成的卫生部"敦煌医学研究"项目，是系统整理、全面研究的重要标志，确立了敦煌医学作为整个敦煌学分支学科的地位，填补了敦煌学研究的空白。

敦煌医学，指整理研究敦煌遗书、敦煌壁画以及其他敦煌文物中的医药史料的一门科学，属于传统医学的范畴。

在多元文化的大背景下，敦煌医学其突出的学术特征首先表现为综合性、共存性。在唐代，儒、释、道三家思想的大融合，中西文化的广泛交流，促进了中医学的发展。敦煌遗书《灵枢·邪气脏腑病形》残卷、《玄感脉经》残卷、吐蕃医学残卷、地志残卷中有关道地药材的记载、藏医火灸穴位图、灸疗图以及壁画中的"围栏水井图""剃度图""溺水图""癞疮图""诊病施药图""诊病施药图""床卧服汤药图""练武图""导引图""自行诣冢图"，从不同角度反映了中古时代敦煌地区的中医药学、藏医药学、西域和印度医学，特别是临床医疗(中医、针灸)、保健和气功等的实况。

其次是开放性。敦煌文化艺术是中西文化联姻孕育的宠儿。敦煌藏医卷反映了唐代藏、汉医学的交流和印度、波斯医学的传入。在吐蕃医学残卷中记载的"火针"及"锥针割刺放血疗法"明确注明是从印度、突厥等地搜集到的;《五脏论》残卷，提及印度名医耆婆童子;《新修本草》残卷，提及"胡麻"本生大宛;《食疗本草》残卷，记载"石蜜"波斯者良,均反映了中印文化的交流和融汇,以及唐代外国药物的输入状况。

再次是先进性。隋唐时代,政治安定,经济繁荣,地处丝绸之路要冲的敦煌,呈现出文化艺术的鼎盛局面。从敦煌文物医学史料也反映出我国在世界医学史上的一些领先地位。如壁画"中唐·159窟揩齿图""晚唐·196窟齿木揩齿图"以及遗书《备急千金要方》的揩齿记载、《外台秘要》中的"升麻揩齿方",是世界上最早的洁齿行为和方法记载;"苇筒作插入导管""羊胆汁灌肠治大便不通"在当时均属世界领先水平。

由此可见,敦煌医学与敦煌文学、敦煌史地、敦煌舞蹈等属同一层次,均为敦煌学的分支科学。敦煌学所彰显出的崇高唯美、多元交融等文化本质与深刻内涵广泛地渗透在敦煌医学中,不仅原汁原味地传承了古老的生命科学,彰显了中医药学中取法自然、尚中贵和、仁爱济世的精神实质,而且还催生了对生命的新的诠释,譬如佛经中的医学内容,特别是以北凉272窟为代表的"大脐"图,让我们感悟到了佛教对生命本源的诠释和"密脐"在摄生方面的重要性。

今天,我们站在敦煌文化的至高点上,不仅使我们增强了民族的自豪感,历史的责任感,而且还厘清了文化背景与生命科学之间的脉络关系。敦煌文化给我们带来的启示是,传承和发展中医药事业,整理和研究敦煌遗书是非常必要的,但更重要的是不能故步自封、抱残守缺,更不能夜郎自大,要敞开胸怀,与时偕行,接纳、借鉴来自不同领域、不同民族的优秀成果,多学科的交叉,就是敦煌文化中的"多元融合";中西医结合,"中说为主,西说为证"就是敦煌文化中的"开放"。只有这样,中医药文化的发展才能有更高的起点,才能在我们的手中续写出新的华章,才能有光辉灿烂的未来。

(本文系李金田、戴恩来主编《敦煌文化与中医学》
中的《前言》,由戴恩来执笔。)

医理医德 尚中贵和

——敦煌医学的哲学思想概述

敦煌哲学是对包罗万象、博大精深的敦煌文化所具有的精神特质的高度概括和总结,它渗透在敦煌学的各个学科之中,敦煌医学自然也不例外,而且还有其特殊的表现形式。

1 博大精深的敦煌文化

"敦者,大也。煌者,盛也。"敦煌,这个诗一般的名字,既是历史上该地区社会经济贸易和文化状况的实情描述,又是对国际显学——"敦煌学"博大精深内涵的高度概括。

灿烂辉煌的敦煌石窟是集建筑、彩塑、壁画于一体的综合艺术,石窟建筑的形制根据内容、功能之不同而定,彩塑则是石窟艺术的主体和崇拜的主要偶像,置于石窟佛龛或中心塔柱龛或佛坛的显著位置,并与周围的壁画内容相连,色彩和谐,融为一体。壁画是敦煌石窟艺术的重要组成部分,适于表现复杂的场面和丰富生动的内容,石窟的佛龛、四壁和窟顶,布满了色彩斑斓的壁画,与居于主体位置的彩塑互相辉映,相得益彰,共同构成完整的石窟艺术。

敦煌石窟不仅是一座"艺术的殿堂",更是一幅记载敦煌历史的图画。敦煌石窟有成千上万个供养人画像,其中有一千多幅还保存着题名结衔。供养人的画像和题记生动、丰富、真实地提供了许多历史线索,使我们了解了与敦煌历史、敦煌石窟营建史有密切关系的阴、索、李、翟、张、曹等各世家大族的史事,如他们之间盘根错节的关系,他们与周围各地方民族政权的复杂关系,以及他们营造石窟的史实；也是研究张、曹归义军统治时期的珍贵史料，使我们了解了不同历史时期，拓跋鲜卑、吐蕃、吐谷浑、回鹘、党项羌、蒙古等地方民族政权在敦煌的活动，各民族间错综复杂的关系及他们的文化艺术，也反映唐代的仪卫制度、奴婢制度、吐蕃官制、归义军政权的职官制度。本生、佛传、福田经变、弥勒经变、宣西经变、楞伽经变及供养人题记，可帮助我们了解古代敦煌地区的农牧、手工业、商业、体育以及军事作战等状况[1]。

发现于 1900 年的敦煌藏经洞，从中出土了公元 4~11 世纪的佛教经卷、社会文书、刺绣、绢画、法器等文物 5 万余件，这一震惊世界的发现，为研究中国及中亚古代历史、地理、宗教、经济、政治、民族、语言、文学、艺术、科技提供了数量极其巨大、内容极为丰富的珍贵资料，被誉为"中国时代的百科全书""古代学术的海洋"。

当我们掩去熠熠生辉的敦煌经卷，当我们走出辉煌灿烂的敦煌石窟，甚至远望敦煌，仰视敦煌，我们不禁发现，敦煌之大，敦煌之盛，远远地超出了石窟形制、彩塑、壁画、题记以及敦煌遗书的历史实证和技术层面等学术价值。在"艺术的殿堂"及"学术的海洋"这两朵永不凋零、历久弥新的花朵之外，甚至在崇高唯美、高度理性、向善守正、多元交融等文化精髓之上，散发出一道道诡秘的光环，体现出敦煌文化的"中和"精神，成为统领敦煌各科的灵魂。

2 敦煌文化彰显出强烈哲学精神

颜廷亮先生曾对敦煌文化有过自己的总结："敦煌文化的独特的基本精神或者说敦煌文化的灵魂，乃是根深蒂固的中原情结，乃是透骨入髓的乡土情感，乃是这两者水乳般的交融为一。"[2]显然颜先生已经触发到了作为文化构架的敦煌可能附着的精神内涵，首次提出了敦煌文化精神。季羡林在多年前对敦煌的文化定位有过精妙的总结，它对于理解敦煌现象乃至发掘敦煌哲学提供了有益的思路，他断言："世界历史悠久、地域广阔、自成体系、影响深远的文化体系只有四个：中国、印度、希腊、伊斯兰，再没有第五个；而这四个文化体系汇流的地方只有一个，就是中国的敦煌和新疆地区，再没有第二个。"(《敦煌学、吐鲁番学在中国文化史上的地位和作用》)敦煌哲学存在的内在根据是潜伏在伟大辉煌的敦煌文化下的精、气、神，因此，敦煌哲学并不是建构，而是一种发现。

敦煌文化在历史上辉煌了上千年，并且在 20 世纪重新焕发出强大的生命力，它所涉及的内容不但囊括了中国古代各家各派和所有文化形式，而且成了古代文明的集散地，各种文化、各种文明都在此有着深深的烙印；敦煌曾是世界文明的大舞台，并能够保持长久的辉煌，而不是过眼沙尘。这就启迪后人，一种文化能够长久存在，必然有其存在的内在理由。敦煌文化庞杂博大而有序不乱，百花竞放又不失下自成蹊，这必然有种隐含的精神张力来支撑其繁盛，否则敦煌文化就早已在历史的风沙中坍塌了。很显然，这个精神张力唯有敦煌哲学。

3 "中和"是敦煌哲学的核心

敦煌哲学必然是中国哲学的一部分，中国哲学里还有许许多多的价值理念，如重伦理纲常、重天道王权，由此引发对孝道、仁爱等诸范畴的阐发。在敦煌哲学中，"和"的观念是根本性的，它起到了统摄敦煌学的作用，也应是敦煌哲学之魂。敦煌哲学之所以能够成立，恰恰在于其内在构架中时时处处都体现出"和"的观念。

首先，从"和"的表现看，敦煌作为几乎古代所有文明的交汇地，让所有的文明形式都留下了痕迹。无论是中国儒家文明，还是古希腊文明，还是印度佛教文明，抑或阿拉伯伊斯兰文明，都在敦煌有着各自的痕迹，都书写了自己的特质。甚而慢慢消失在历史长河中的其他古老文明形式，也都在敦煌留下了深深的足迹。这些足迹通过敦煌石窟以及百年前发现的敦煌藏经洞为载体，每个文明形式甚而是亚文明都能够在敦煌找到曾经的足迹，这种包容大度，没有"和"的精神支持是无法想象的。

其次，敦煌不是仅仅把各种文明做了简单的杂糅搅拌，不是简单的文化集散地，而是创造出了属于自身的文化形式即敦煌文化，也极大丰富了中华文明的内涵。在敦煌石窟为代表的艺术形式中，反映的不仅仅是佛家的处世理念，而是常见儒家的圣贤、道家的神仙，凡圣之间的界限被打破，世俗生活与神圣生活统为一体，甚而希腊文明、伊斯兰文明的理念、特质也得到了反映。一部经文能够有多种文字书写，一个石碑镶嵌多种文字，这些百川汇流、有容乃大的特质在敦煌随处可见。换言之，各种文明形式都能够在敦煌找到自己的根脉，并且都是生长在鲜活的体质上的；敦煌是各种文明的汇流，更是各种文明之融合地、生长地。取百家之长而独树一帜，这表明了"和"对各种文明因素的强大的黏合、再生能力。反过来，只有"和"才能够把形式迥异的文化母体统摄到一个整体中[3]。

4 敦煌医学中的医理、医法皆体现"中和"的哲学思想

敦煌医学是中原的传统医学与西域诸国医学相融合的产物，是中西文化、科技联姻孕育的宠儿[4]，充分体现了其开放、交融的思想精神。敦煌藏医卷反映了唐代藏、汉医学的交流和印度、波斯医学的传入。在吐蕃医学残卷中记载的"火针"及"锥针割刺放血疗法"明确注明是从印度、突厥等地搜集到的，《五脏论》残卷提及印度名医耆婆童子，《新修本草》残卷，提及"胡麻"本生大宛，《食疗本草》残卷记载"石蜜"波斯者良。均反映了中印文化的交流和融汇，以及唐代外国药物的输入状况。此即敦煌哲学"和"思想在敦煌医学中的总体特征。

4.1 法则天地：医理之"中和"

整体思维最突出、最集中的表现就是"天人合一"。"天人合一"，即人体与天地四时相对应。敦煌遗书中的医理类著作，是以阐述人体脏腑生理功能、形态解剖、病理变化、经脉循行分布、治病原

则、用药法要、经方要义等为主要内容，而其特点是强调了天人相应、整体化一的整体观思想，突出了以脏腑为中心的辨证施治特点[5]。现以《辅行诀五脏用药法要》为例说明之。

《辅行诀五脏用药法要》是敦煌中医药医理类著作中极具代表性之作，其从"天人合一"的角度认识到人体生理随着自然界六气的交替而变化的规律。若气候变化异常，或人体不能适应气候变化时，人体就会出现相应季节相应脏的功能失常，这时就把人体的生理病理与自然气候结合起来确定临床用方。如陶弘景认为："阳旦者，升阳之方，以黄芪为主；阴旦者，扶阴之方，以柴胡为主；青龙者，宣发之方，以麻黄为主；白虎者，收重之方，以石膏为主；朱鸟者，清滋之方，以鸡子黄为主；玄武者，温渗之方，以附子为主。此六方者，为六合之正精，升降阴阳，交互金木，即济水火，乃神明之剂也。"这段论述及卷书中所列之方，多见于《伤寒论》《金匮要略》，如小阳旦汤即《伤寒论》之桂枝汤；大阳旦汤即《金匮要略》之黄芪建中汤加人参一味；小阴旦汤即《伤寒论》之黄芩汤加芍药一味；大阴旦汤即《伤寒论》之小柴胡汤加芍药一味；小青龙汤即《伤寒论》的麻黄汤；大青龙汤即《伤寒论》之小青龙汤；小白虎汤即《伤寒论》之白虎汤；大白虎汤即《伤寒论》之竹叶石膏汤，易人参为半夏；小朱鸟汤即《伤寒论》之黄连阿胶汤；小玄武汤即《伤寒论》之真武汤；大玄武汤即《伤寒论》之真武汤与理中丸合方而成。《辅行诀五脏用药法要》中此节各方与《伤寒论》中各方相似，足可说明两者均来源于最早的古籍《汤液经法》。《汤液经法》中的"汤液经法图"暗含着"天人合一"的医学思想，秘藏着统一的运算模式。只要我们熟记其"诸药之精五行互藏"之位，就可以根据这一数术模式进行推理，就可运用此规律开出五脏病证方了。此数术思想正如《辅行诀五脏用药法要》所云："此图乃《汤液经法》尽要之妙，学者能谙于此，医道毕矣"。此外，在《黄帝内经》中有五味成方法则的记载，但由于"汤液经法图"的失传，以及《汤液经法》中独特的按五行五味对药物分类的方法的失传,因而《汤液经法》中所记载的以味成方的法则并未真正流传下来。因此,以味成方的组方原则在整个方剂学的发展过程中并未发挥出其应有的实际价值。因此,深入研究《辅行诀五脏用药法要》以味成方方法则,对于真正正确理解和解释经方组方之原义,对于我们深入研究《伤寒论》《金匮要略》,研究方剂学的源流和发展,对于方剂学理论在新的高度上更进一步发展与突破具有重要的理论价值和现实意义。

可见,"人以天地之气生,四时之法成。"(《素问·藏气法时论》)医法自然,天人合一的思想,就是"和"的思想,"法天则地"(《素问·八正神明论》)和"藏气法时"(《素问·藏气法时论》)便是强调与自然相"和";敦煌医学之生命观、健康观以及调治观,皆从此而出。

4.2 尚中贵和:治法之"中和"

"中和"最早见于《礼记·中庸》:"喜怒哀乐之未发,谓之中;发而皆中节,谓之和。中也者,天下之大本也;和也者,天下之达道也。"喜怒哀乐各种感情还没有向外表露时(即保持固有的本性,不偏不倚)叫做"中",向外表露时合乎自然(没有太过和不及)的理叫做"和"。中,是天下万物的根本;和,是天下万物运行的规律。中和,即中正和谐之意,中是不偏不倚,无太过不及的平衡状态;和是中和,是事物存在和发展的最好方式和最高境界。

在治法方面。纵观敦煌遗书中大量的古医方,治疗八法,井然有序,寓意深刻[6]。其中之和法,又称和解法。《黄帝内经》所谓"随其所在而调之",即是此"和法"之精髓所在。敦煌遗书据其具体情况,具体运用又纷繁多变:和解少阳、调和肝脾、调气和血、调和寒热等皆属和法的范畴。敦煌遗书卷子 P.2662"疗热病六、七日,热不散,宜服柴胡汤。柴胡四两、升麻三两、黄芩三两、芍药三两、大青四两、知母四两、石膏六两碎、栀子仁三两、大黄三两、芒硝二两。上切,以水九升,煮取二升八合,去滓,内芒硝,分温三服,服别相去如人行十里远。禁蒜面"为和解少阳之变法,具有解外清内的功效,故变伤寒之法而为热病之治;药后禁食蒜面,恐邪出表或邪再入里之虞。又如卷子 P.3378"疗人赤白痢不止方。艾叶、阿胶、黄连、芍药、当归、桂心、椒、姜、诃黎勒,以水二升,煎取一升,分二次服,即差"为调和气血、清热燥湿、温通止痢之方。前方和解少阳,后方调气和血,同施和法,侧重点自有分别。另外,敦煌古医方和法的体现以调和寒热最多,如大勾陈汤、泻心汤、大泻脾汤、平胃丸等。这种调和寒热之法常用辛热之生(干)姜、附子、半夏温中散寒,升散清阳;以苦寒之黄连、黄芩、大黄清热泻火,通降浊阴。同时兼顾到脾胃功能,故以人参、大枣、甘草等以补益脾胃,恢复中焦升降功能。

在治疗方面。《辅行诀五脏用药法要》中五脏虚实的证治主要针对本脏气机的升降"失中"进行。《素问·六微旨大论》云:"帝曰:至而不至,未至而至,如何? 岐伯曰:应则顺,否则逆,逆则变生,变则病。"五脏气的升降出入不能太过,亦不能不及。太过、不及皆能导致五脏功能的失常,疾患的产生。由此可见气的太过则导致气机的升或降太过,气不及则导致气机该升的不升,该降的不降,不是正常状态,都能够导致疾患发作。而《辅行诀五脏用药法要》中五脏的大小补泻诸方就是针对五脏的升降"失中"而采取的"复中"的治疗方案,最终使五脏各自恢复到"中"的状态而发挥正常的升降功能。在论及五脏补泻方时《辅行诀五脏用药法要》依据《内经》理论,予以综合和阐发组方原则。指出"或有夙痼,或患时恙,一依五脏补泻法例,服药数剂,必令脏气平和。……诸凡杂病,服药汗吐下后,邪气虽平,精气被杀,致令五脏虚疲,当即据证补汤数剂以补之";在论及各脏病证治则时云"肝德在散。故经云:以辛补之,酸泻之;肝苦急,急食甘以缓之,适其性而衰之也。……心德在奘。故经云:以咸补之,苦泻之;心苦缓,急食酸以收之。……脾德在缓。故经云:以甘补之,辛泻之。脾苦湿,急食苦以燥之。……肺德在收。故经云:以酸补之,咸泻之。肺苦气上逆,急食辛以散之,开腠理以通气也。……肾德在坚。故经云:以苦补之,甘泻之。肾甘燥,急食咸以润之,致津液生也。"《辅行诀五脏用药法要》从这一基本原则出发,按各脏病证拟定大小补泻汤四首,调理各脏虚实诸证。

在认识病因方面。据敦煌出土的变文、原文、讲经文与医学残卷,讨论印度佛教的病因说"四大成身,一大不调,百一病起"(即人体内由地、水、火、风四大元素保持平衡,人就处于健康状态。反之,如果地、水、火、风中一种元素失衡,就会产生一百零一种疾病)和疾病的种类观"四百四病"这两种理论的源起及其在中医典籍中的痕迹。就会发现在敦煌及中医典籍文献中,所存在的将"一大不调"转换为"一脉不调"或"一气不调"的现象,固然反映了某些中医家(或者中土的佛教信徒)对印度佛教医学理论的某种程度上的认识和接受,同时也说明他们的接受不是全盘的照搬,而是建立在中医文化思维的基础上,采取模仿或改造的方式,在外来文化的外壳中,有意识地填充或固化了本土文化的核心因素。同时,也揭示敦煌文献在认识病因方面,也与《内经》的病因学思想一样,突出了失中为病的思想,其"一大不调,百病俱起"(敦煌本 P.2115《张仲景五脏论》)的认识,就是失中思想的体现。[5]

4.3　仁爱济世:医德之"中和"

"仁"就是"爱人"(《颜渊》)。在中国传统文化中,不论是儒家、道家,还是佛学,也不管它们是从什么角度对智慧的底蕴进行开掘和论述,其核心是人的精神世界的探索和描述,注重人的思想、意识的开掘和心灵的塑造。其目的都是为作为社会主体的人的道德自律、人格提升、人性完善、人生价值提供深厚的思想基础。"仁"包括忠(对上竭心尽力,诚实负责)、恕(推己及人)、孝(孝顺长辈)、悌(尊敬兄长)、信(诚实无欺)、恭(对己庄重严肃,对人谦虚和顺)、敬(对事业认真,对人以礼相待)、智(说话谨慎,通权达变)、俭(节俭)、良(善良)、耻(有羞耻心)等道德范畴,"仁"几乎包含了一切优秀的道德品质。

"仁"是中医的总原则,充分体现了人生的本质意义。古人所谓的"不为良相，则为良医"，其目的并不仅在于做"良相"还是做"良医"，而是要在"良相"或者"良医"这个岗位上，实现自己"利泽生民"远大的理想和信仰，实现自己"理想人格"崇高的目标和价值。所以就有了以大慈恻隐、舍己为人、推己及人、一视同仁、救人水火、不私其有的医心之仁，和辅通天地人、关乎性命、爱人爱己、济世救人的医道之仁。

汉唐时期胡人入华活跃，华化程度越深的胡人，随着生活方式的改变，必然越来越多地接受中医药的治疗。据 S.4472《释云辩诗文钞》、敦煌出土的古代笑话集《启颜录》、敦煌写卷《叶净能诗》等记载，中土医家亦注意到这一类特殊的人群，如孙思邈《备急千金要方》卷一的"大医精诚第二"指出，"若有疾厄来求救者，不得问其贵贱贫富，长幼妍媸，怨亲善友，华夷愚智，普同一等，皆如至亲之想。"表彰了中土人士急人所难，对胡人平等相待，不轻忽，不排斥和疏离，也不贪财求利的正确态度和人性中"仁"的一面。

在敦煌壁画有讲本生的故事画[7]，是描写释迦牟尼前世或前若干世的"仁善"之行。如九色鹿舍己救人、萨垂舍身饲虎、月光王施头千遍、尸毗王割肉贸鸽、毗楞竭梨王身钉千钉、炎摩迦深山行孝、须阇提割肉奉亲、善事太子入海求珠、设头罗健宁化鱼救人、萨博燃臂为商旅照明等二十余种。其中，北魏·第257窟西壁的鹿王本生画面九色鹿故事最为感人，据《佛说九色鹿经》记载，美丽的九色鹿从恒河中救起溺人，溺人拜谢，立诺为鹿保密行止，皇后夜梦九色鹿。欲得其皮作褥，其角为饰，国王悬赏求鹿，溺人为获重赏背约告密，领国王猎鹿。当溺人以手指鹿时，立即得到恶报，全身长满疮痍。鹿向国王诉说溺人忘恩负义，国王深为感动，斥责溺人，下令保护九色鹿，梦想鹿皮鹿角的王后也患愤而死。从这个优美动人的故事的侧面，反映出当时对溺人可恶及九色鹿善有善报的因果认识，耐人寻味。北周·第296窟窟顶北披东段福田经变画中，有一幅诊病图，两位家属扶着半躺的患者，医生在一旁静心诊脉，确属一幅难得的诊病场面画图。盛唐·第217窟的得医图,画一患儿得了急病,母亲焦急万分,侍女请进一快步赶来的老医生,医童抱着医疗用具紧跟在后,将"拯道贵速"的高尚医德形象生动地跃然于壁画,给人以亲切之感。[5]

其实,无论是医理,还是医法,最终还是要落实在患者身上,如果医者缺乏"仁爱"之心,再高超的医理、医术也无济于事。因此,医德之"和"才是敦煌医学中哲学思想的精华所在。

参考文献

[1]樊锦诗.辉煌灿烂的敦煌石窟[M].北京:朝华出版社,2000.

[2]穆纪光.敦煌艺术哲学[M].北京:商务印书馆,2007.

[3]成兆文.论敦煌哲学的建构之路[J].甘肃社会科学,2013:4.

[4]赵健雄,苏彦玲.敦煌医学研究的回顾与展望[J].甘肃中医,1996,5:8.

[5]李金田,戴恩来.敦煌文化与中医学[M].北京:中国中医药出版社,2017,293-308.

[6]丛春雨."八法"与敦煌遗书古医方[J].上海中医药杂志,1997,6:38-41.

[7]赵健雄,徐鸿达.敦煌壁画中的医学内容[J].中医药信息,1985,2:3-4.

（独著。）

浅谈中医药文化的内涵

近年来,随着国学的不断升温,传统文化也日益火爆起来,直接根植于传统文化的中医药学也因此而备受追捧,虽然"中医药文化"的帽子满天飞,但其内在的深刻涵义并非尽人皆知。欲解中医药文化的内涵,必先探明传统文化的核心,归根结底还得从"文化"的概念说起。

1 "文化"的涵义

《说文解字》:"文,错画也,象交叉。""文"与"纹"通,指错综综杂的痕迹,是一种界线,引申为一种美好的图案。"化",本义为改易、生成、造化,如《庄子·逍遥游》:"化而为鸟,其名曰鹏。"《易·系辞下》:"男女构精,万物化生。"《黄帝内经·素问》:"化不可代,时不可违。"《礼记·中庸》:"可以赞天地之化育。"归纳以上诸说,"化"指事物形态或性质的改变,"化"又引申为教行迁善之义,"化"就是改变。各种事物有章有法地聚在一起,呈现一种非常"美好和谐"的现象就是"文",用这种"美好和谐"的理念行之于一切,就是"以文化之",就是"文化"的要求。因此,美好和谐是文化的最高要求。文化的核心就是人,文化是人的超越自然属性的理想和努力。

"文"与"化"联合使用,较早见之于战国末年儒生编辑的《易·贲卦·象传》:"刚柔交错,天文也;文明以止,人文也。观乎天文以察时变,观乎人文以化成天下。"西汉以后,"文"与"化"方合成一个整词,如"圣人之治天下也,先文德而后武力。凡武之兴,为不服也。文化不改,然后加诛"(《说苑·指武》),"文化内辑,武功外悠"(《文选·补之诗》)。"文""化"从其最初的联用起便具有文治教化之义,进一步引申出多种义项,如与"自然"对举取其人伦、人文之义。如李百药《北齐书·文苑传序》谓:"夫玄象著明,以察时变,天文也;圣达立言,化成天下,人文也。达幽显之情,明天人之际,岂在文乎?"再如与"质朴""野蛮"对举,取其文明、文雅之义。如孔子曰:"质胜文则野,文胜质则史,文质彬彬,然后君子。"

因此,在汉语系统中,"文化"的本义就是"以文教化",它表示对人的性情的陶冶、品德的教养,本属精神领域之范畴。此即英国文化学家泰勒在《原始文化》中所谓文化"乃是包括知识、信仰、艺术、道德、法律、习俗和任何人作为一名社会成员而获得的能力和习惯在内的复杂整体",这是狭义"文化"早期的经典解说。此外,梁启超在《什么是文化》中称:"文化者,人类心能所开释出来之有价值的共业也。"这"共业"包含众多领域,可见梁启超的这句话是对广义文化的定义。因此,学术界普遍认为,文化之广义是指人类在社会历史实践中所创造的物质财富和精神财富的总和,而狭义则指社会的意识形态以及与之相适应的制度和组织机构。

2 中国传统文化的核心

中国传统文化起源于《周易》,《周易》是中国传统文化之大成。可以说中国的传统文化就是一个"易"字。张岱年认为:刚健有为、和与中、崇德利用、天人协调就是中国传统文化的基本精神之所在(《论中国文化的基本精神》《中国文化研究集刊》第1辑,复旦大学出版社出版)。其实这些精神就是《易传》中"乾"和"坤"的卦辞:"天行健,君子以自强不息。""地势坤,君子以厚德载物。"概括起来就是"自强不息""厚德载物",而"和与中""天人协调"则是在此基础上形成的。为什么说"自强不息""厚德载物"就是中国传统文化的基本精神?这是因为古人在长期的与天地自然和谐相处的过程中逐渐认识到,一个人、一个集体乃至于一个国家,只有秉承了"天"的刚健有为、"地"的宽厚包容才能不断发展壮大。拿一辆汽车来说,"自强不息"就是动力,而方向盘则是"厚德载物",没有动力或动力不足,则行将不远,方向错误则更会南辕北辙。动力常常会因为欲望而加速,所以古人便提出了"中庸""中和",言:"喜怒哀乐之未发谓之中,发而皆中节谓之和。中也者,天下之大本也;和也者,天下之达道也。致中和,天地位焉,万物育焉。"

至《易经》而降,中国传统的两大文化支脉儒家与道家无一不贯穿着"自强不息"与"厚德载物"的精神内涵。《论语》曰:"士不可以不弘毅,任重而道远。"《孟子》曰:"天将降大任于斯人也,必先苦其心志,劳其筋骨,饿其体肤,空乏其身,行拂乱其所为,所以动心忍性,曾益其所不能。"《中庸》:"博学之,审问之,慎思之,明辨之,笃行之。""人一能之己百之,人十能之己千之。"这些就是"自强不息"在儒家文化中的体现。"厚德载物"在儒家文化中就更为广泛了,《论语》与《孟子》可以说就是体现仁、义、礼、智、信的全书。譬如:"人不知而不愠,不亦君子乎?""曾子曰:'夫子之道,忠恕而已矣。'"(《论语》)"恻隐之心,仁之端也;羞恶之心,义之端也;辞让之心,礼之端也;是非之心,智之端也。""固国不以山溪之险,域民不以封疆之界,威天下不以兵革之利。""民为贵,社稷次之,君为轻。"(《孟子》)而《大学》中所谓"物格而后知至,知至而后意诚,意诚而后心正,心正而后身修,身修而后家齐,家齐而后国治,国治而后天下平"则是"自强不息""厚德载物"的综合体现。

在道家文化中,"合抱之木,作于毫末;九成之台,起于累土;百仞之高,始于足下""上善若水""既以为人己愈有,既以与人己愈多""为学日益,为道日损,损之又损,以至于无为,无为而无不为"(《道德经》)。这些也无不体现着"自强不息""厚德载物"的精神。

3　中医药文化的内涵

前已述及,中医文化直接根植于《易经》,所以唐代医家孙思邈说:"不知《易》者,不足以言大医。"首先,从方法论上讲,古人运用

《易经》所阐明的天地阴阳之大法,揭示了生命的起源、疾病的发生以及如何调摄生命等命题,从而创造了辉煌灿烂的中医文化。《素问·宝命全形论篇》指出:"人以天地之气生,四时之法成。"《素问·四气调神大论中篇》又说:"夫四时阴阳者,万物之根本也。"《素问·阴阳应象大论篇》更进一步指出:"阴阳者,天地之道也,万物之纲纪,变化之父母,生杀之本始,神明之府也。治病必求于本。"可见《易经》是中医之渊薮,没有《易经》,中医将无从谈起。

其次,从治学精神上讲,历代之名医,情之所钟,苍生为本,仁爱为先。"扁鹊名闻天下。过邯郸,闻贵妇人,即为带下医;过雒阳,闻周人爱老人,即为耳目痹医;来入咸阳,闻秦人爱小儿,即为小儿医。随俗为变。"(《史记·扁鹊仓公列传》)汉代张仲景被后世奉为"医圣",就是因为他常怀"感往昔之沦丧,伤横妖之莫救"之心。《孟子》曰:"恻隐之心,仁之端也。"其"感""伤"之情即是"恻隐"之:"夫医者,非仁爱之士不可托也;非聪明理达不可任也;非廉洁纯良不可信也。"唐代王冰也说:"拯黎元于仁寿,济羸劣以获安。"孙思邈所著《大医精诚》是医界谓传世之经典,集中体现了中医文化的精髓。"精"亦即要求医者要有精湛的医术,认为医道是"至精至微之事",习医之人必须"博极医源,精勤不倦","精"从何来? 必以"自强不息"求之。"诚"亦即要求医者要有高尚的品德修养,以"见彼苦恼,若己有之"感同身受的心,策发"大慈恻隐之心",进而发愿立誓"普救含灵之苦",且不得"自逞俊快,邀射名誉""恃己所长,经略财物"。何以能"诚"? "厚德载物"而成之。必以其至"精"至"诚",方可成为苍生"大医"。

再次,以高尚医德而广为流传者亦代有其人。据葛洪《神仙传·苏仙公传》记载,苏耽在汉文帝的时候受天命为天仙,天上的仪仗队降落苏宅迎接苏耽,苏耽在辞别时告诉母亲:"明年天下将流行瘟疫,咱们家庭院中的井水和橘树能治疗瘟疫。患瘟疫的人,给他井水一升,橘叶一枚,吃下橘叶、喝下井水就能治愈了。"后来果然像他所说的那样,前来求取井水、橘叶的人很多,都被治愈了。这就是"橘井泉香"的医林佳话。"杏林美谈"也同样脍炙人口:三国时的名医董奉"异居山为人治病,不取钱,使人重病愈者,使栽杏五株,轻者一株,如此十年,计得十万余株,郁然成林"(《神仙传》卷十)。笔者在日本游学时曾看到医院张贴的"外来五训":"隐病之有多而不忘,前医诊断之不必正,虑五战略对一疾患,诊患者如诊汝自身,非诊疾患而诊患者。"其意是说,医者必须详察患者的隐情,不要留有死角,不要对以前的诊断与治疗作评价,特别是贬义的评价,对患者的治疗应采用综合的措施,常应换位思考,多为患者着想,不但要治病还要救人。"外来"者,盖来自中国也,可见中医文化传播之深远。

最后,再简单地提一下中药文化。不断挖掘、验证各类中药的性味归经和功用范围,发明老药新用,拓宽一药多用,是弘扬中药文化的一个方面。然而中药不仅具有科学属性,更蕴藏着丰富的人文属性。药物的名称以及生长习性与功用之间有着密切的联系,几乎每一个知名的道地药物都关联着动人的故事:老者舍身救人,化而成草名曰"黄耆",芹嫂期盼夫归而化"当归"等,每一味中药在中医人看来都具有鲜活的性格特征。在历代的本草学著作中,《本草纲目》是集中药科学性及人文性之大成者;吴正中先生以研究李时珍的文学修养及《本草纲目》的人文性为契入点,深入挖掘中药文化,著成《药苑漫话》,极负赞誉。

总之,文化是人类创造的物质和精神财富,并将以此约束和教化人类,使人向善;自强与厚德是传统文化的核心;中医药文化的内涵则是不断追求精湛的医术与高尚医德的完美统一。

(本文原载于《甘肃中医学院学报》,
2014,31(06):87-89.独著。)

甘 草 赋

　　甘肃中医学院拟用"甘草"作为学院精神品格之"具象"代表，有感于此，爰作是赋。

陇原秦地，河岳之源。羲轩桑梓，人文肇焉。
天黄土厚，百草争妍。道地良药，活人无算。
量大质优，国内争冠。神奇甘草，位列在前。
扎根荒漠，性喜干旱。顶风耐寒，随遇而安。
不以己小，不为形惭。卓然直立，圆叶互连。
腋生蝶花，淡紫嫣然。镰状果实，种子扁圆。
根茎如绳，入土深远。短者盈尺，长者如鞭。
甚大似龙，蔚为壮观。尽被日光，禀赋阳炎；
低温相伴，温和不悍。根植深土，厚德秉全。
色黄味甘，敦补后天。生凉炙温，皆可应验。
畅和中焦，升降自然。保护胃气，出入自安。
外御贼邪，内防自残。结代之脉，定能复还。
脘腹疼痛，缓急而痉。诸药相争，用之和缓。
药毒病毒，解之无患。包容差异，无侮无怨。
同舟共济，甘于奉献。相协参与，心境坦然。
为而不争，力求圆满。止咳化痰，降气平喘。
补土生金，医理使然。脾胃调和，脏腑舒坦；
气血旺盛，经脉畅宽。阴平阳秘，百病消散。
神奇疗效，妙不可言。藻戟遂芜，俱与草反。

中满酒客，无功而返。若遇猪肉，疗效大减。

既非一线，价又低廉。伟哉甘草！国老比堪！

生活中的"和事佬"，球场上的"自由人"。扎根贫瘠而从不自暴自弃；竭尽全力而非显山露水；甘当配角而后功成身退；脚踏实地而永远淡定自信。平凡之中蕴育伟大，普通之中彰显神奇。若将此种品格比之于人，则为君子，淡泊明志、宁静致远而终能成大器；若将此种精神赋予某一团体，那一定是一个创业之体、和谐之体、团结之体，必将厚积而薄发，前景辉煌。

（本文原载于《甘肃中医学院学报》，2012,29(05):89.独著。）

当 归 吟

陇药久闻名,当归称巨星。
质优佳天下,九州共一品。
始载《本草经》,魏晋栽培行。
宕州行处有,道地在岷州。
岷州山川秀,雨露沃土收,
高寒水润下,清湿化阴柔。
昼夜温差大,阳热秉几筹。
茂叶不允抽,精华根底留。
一朝栽下苗,三载静候守。
大头曰"莲归","马尾"股多由。
性温味甘苦,理血占鳌头。
富含阿魏酸,抗凝功用稠。
归头状如莲,补血是高手。
归身肉最厚,养血争上游。
归尾兼通络,其性善行走。
妇人血为本,血乖百病钩。
血虚无子嗣,安胎血中求。
血亏月经少,活血痛经休。
失调血不和,经闭河断流。
产后大便涩,增水能行舟。
诸证方虽异,主药当归优。
杂病亦同理,血和病无忧。
肺燥痰久咳,"金水六君"瘳。

中风血管病，"夏氏"①探微幽。

岷归大剂使，化裁自"佛手"。

"佛手"成系列，针对异证候。

"中风""补脑"膏，远销越洋州。

屡屡起沉疴，声名远悠悠。

圣哉岷当归！芹嫂②化精灵。

当归应当归，望夫寄深情。

深情孕圣药，保延苍生龄。

根植黄厚土，文明传至今。

注：①夏氏指夏永潮，甘肃省中医院主任医师，甘肃省名中医。

　　②芹嫂，民间传说"当归"乃"芹嫂望夫当归"之化身。

（本文原载于《甘肃中医学院学报》，2014，31（02）：117.独著。）

咏耆

耆之为药兮,首载《本经》;《本经》列上品兮,一名戴糁。耆即老兮,补药之长。有翁名戴糁兮,善助幼弱;年老形瘦而面黄兮,敬称之谓"黄耆";救人于悬崖兮,身殁于山涧;墓旁奇草味甜兮,服之使人神旺;盖老者仙化神草兮,遗大爱于人间;遂为药名兮,至今传说;传说之神奇兮,人文昭彰。

耆之入方兮,始见《帛书》;《帛书》之载方兮,专治肉疽。植物之宝兮,名列三级。"耆"之俗称兮,今之谓"芪"。耆分黄红兮,同科而异属。黄耆之分布兮,北方皆产。陇原之品系兮,膜荚黄耆。四载而收兮,秋采佳品。肥硕而色微黄兮,质量上乘。红耆之产地兮,陇上独有;多序岩属兮,唯有野生;根杆坚细兮,甜中带腥。

红黄耆之性味兮,纯甘而微温;归脾肺之经兮,力专效宏。效宏之根源兮,富含多糖、皂甙与黄酮。气陷则脏器之下垂兮,举萎陷而用它;气弱即血失统帅兮,益气摄血之要药。便溏飧泄兮,用之能固。肺虚气短兮,用之能平。辅以人参兮,相得益彰;参耆之药对兮,医不能忘。防风为伍兮,感冒易防;扶正以祛邪兮,医道之皇皇。当归之配兮,补血圣方;六一之比兮,气血相生之理彰。痈疽不溃、溃而不收兮,透脓托毒而生肌。走表而通调水道兮,利水而消肿;肾炎尿蛋白之能消兮,降血糖亦善。气行则血行兮,治中风而伍以活血;治血压之高低兮,双向之能调节;药膳同源兮,煲汤则能提神。补气升阳宜炙用兮,其余用生。诸虚证之能用兮,勿犯实实。用大剂而生胀兮,解之用陈皮。

道地之种植兮,红黄耆之为重。陇药之支柱兮,红黄耆之大功。

(本文原载于《甘肃中医学院学报》,
2014,31(05):105.独著。)

大黄礼赞

陇南山青水亦秀，道地药材生本州。
岷归文党名在外，礼县大黄也不赖。
高寒厚土多年生，蓼科掌叶是本君。
野生离离向草丛，栽培田田看乡村。
茎直高大叶片宽，花开紫红甚嫣然。
黄根之名本色相，剖面锦纹如朝阳。
黄良火参皆雅号，怎比将军更夸张。
大苦大寒泻骏快，釜底抽薪不商量。
生用后下泻力猛，以酒炮制入血分。
首载《神农本草经》，代代医家有精论。
仲景《伤寒杂病论》，三十五方主乾坤。
痞满燥实阳明证，急下存阴建神功；
热结旁流急腹症，通因通用最称神。
传世华佗《中藏经》，再半方药有其名；
血病黄疸疔疮病，暴喘反胃通便行。
葛洪《肘后备急方》，三成方中有大黄；
瘴气疫疠中风者，荡涤胃肠自无恙。
真人《备急千金方》，传承仲景有新创。
单味复方且洋洋，内服外用更皇皇。
金元河间刘完素，开宗立派主寒凉。
大黄自是首选药，"凉膈""通圣"把名扬。
更有"攻下"张子和，《儒门事亲》论彰彰；
陈莘积聚用大黄，"通下补虚"立津梁。

《本草纲目》集大成，发明止血无前人；
扩大应用为世范，开启宏论重医门。
《外科正宗》陈实功，重用大黄治疮痈。
青主《女科》不多言，逐瘀止崩有妙用。
叶桂名重温病门，"验舌"用之是指征。
衷中参西张锡纯，探明炮制大法轮；
治疗火毒宜大剂，曾用十斤愈重症。
现代运用更广泛，急腹症治首当先。
胰腺阑尾胆囊炎，穿孔梗阻也常见。
通里攻下承气剂，全凭大黄泻功显。
上消化道大出血，单味止血创经典。
泻浊降脂也灵验，排毒护肾美誉传。
消炎胜似链霉素，保健堪比还少丹。
忠言逆耳利于行，良药苦口利于病。
大黄祛邪救人命，却羞人参功利名。
我为大黄鸣不平，聊作数语赞懿行。
礼县沃土献良药，造福苍生一片情。

（本文原载于《甘肃中医学院学报》，
2015，32（02）：101．独著。）

甘肃中医颂

陇坂秦属地，山川河岳源。
娲皇同桑梓，人文始肇焉。
伏羲画八卦，阴阳哲理显。
味药制九针，陇医开鸿篇。
传承羲皇理，著述成经典。
代有名家出，杏林争芳艳。
庆城钟灵秀，岐伯生本州。
聪慧而勤勉，曾从“三子”游；
知天通地理，兵律称高手；
辑古论医理，皇皇占鳌头；
详解黄帝问，《灵》《素》千载流。
医道成渊薮，奥妙此中求。
武威出简牍，汉人医事集。
枚数九十二，载方约三十。
一病用多方，辨证见端倪。
风湿血瘀证，诸方有价值。
三国有封衡，豲道三台人。
老庄与针药，势比华佗能；
最善养性学，惜著佚无文。
归隐鸟鼠山，食“莲”五十春。
灵台皇甫谧，魏晋高秀门，
序言《三都赋》，纸贵洛阳城；
因病习方术，渐渐臻洞明；

《灵》《素》《明堂》传,扩展补缺文;
著成《甲乙经》,广传天下闻;
承先启后者,千年奉为真。
敦煌有医卷,宝藏数奇葩。
典籍补空白,佚方见密码;
澄清后世讹,繁荣医苑花;
练功保健法,壁画叹惊讶。
"宠儿"自受宠,追者遍天涯。
隋唐自以降,至明陇医凉。
西北经济荒,名医渺茫茫。
有清朝一代,陇医渐成长。
名家相继出,人人有专长。
特别刘一明,道学冠一方。
相参岐黄术,相得更益彰。
《眼科启蒙》书,至今乃流芳。
清末民国始,陇医又崛起。
传承名经典,家医如林立。
名宿柯与参,经史最着力。
工诗擅书法,行医不存私。
泰斗牛孝威,"一笑"铸口碑。
再传施今墨,儒雅佛面来。
名医董静庵,经方信手拈。
药贵精专少,效著功圆满。
传奇张汉祥,经典用力深,
小方治大病,妙在辨证准。
雄才大医德,陇原铸医魂。
内儿窦伯清,方药小而精。
消瘀愈脑疾,扶正重医林。

针灸张涛清，复合针法行。
首创"五穴方"，陇原传美名。
秦安刘景泉，传承六世医。
有子刘东汉，杂病显神奇。
儒医裴慎之，师出时逸人。
写竹似板桥，诗文泣鬼神。
《伤寒》于己百，临床大出彩。
机圆法又活，胃病"泻心"裁。
《内经》周信有，《真要》解一流。
武术与京剧，杏林称高手。
胃脾王自立，心法在"运脾"。
"各家"王道坤，"萎胃"有秘籍。
儿科张士卿，理脾即"增食"。
名家不胜数，粗略列如此。
养生运真气，少波悟道理。
功法列五步，勿妄勿助秘。
大小周天通，寿域自登觅。
郑氏大针法，秘在神与气。
"烧山""透天"法，堪称一绝技。
书法亦浑秀，针坛称神奇。
正骨根洛阳，花开陇原红。
开宗郭均甫，二代宪章弘。
更有宋贵杰，手法皆推崇。
衷中参西者，名家如星河。
首推许自诚，"脏腑"立中核。
肾病刘宝厚，"邪祛"肾气和。
"十六字"模式，出自裴正学。
最服夏永潮，岷归起沉疴。

敦煌医学支,赵健雄立科。
刘国安先生,糖尿有妙着。
中药文化者,吴正中是也。
药名之传讹,一一订正确。
《纲目》人文性,昭然而若揭。
药名寄深情,当归有妙解。
陇原文明河,万世流芬芳。
陇医自得道,经典首发祥。
古代已辉煌,于今流更长。
自强与厚德,两翼共飞翔。
文化驭技艺,护佑陇人康。
我辈逢盛世,国学大弘扬。
不负岐黄子,传承写华章。

(本文原载于《甘肃中医学院学报》,
2015,32(03):89.独著。)

甘肃中医药大学赋

乙未五月，甘肃中医学院更名甘肃中医药大学，心潮澎湃，浮想联翩，爰作是赋。其辞曰：

黄河之滨，皋兰山麓；金城腹地，群芳掩映。襟安定而带合作，连和平而引微乐。物华天宝，一校四区之格局；人杰地灵，师众生多之规模。礼贤下士，榮戟遥临；尊师重教，襜帷永驻。俊彩星弛，众志成城。教师皆敬业守道，学生尽明志笃学。近四十年之历练，厚积而薄发；越三代人之追求，梦想而成真。岐伯笑而皇甫唱，简牍舞而经卷飞。陇原药圃，百草飘香；长者黄耆，仁者当归。层楼耸翠，松杆梧叶浮祥云；飞阁流丹，鸽子楼顶呈紫轮。

清和月也，序属初夏；成功更名，大学卓立。高楼肃肃授告命，小鸟奔奔传喜讯。书声朗而风气清，纤歌凝而白云遏；形象巨而影响远，平台高而见者著。学子雀跃，从此魂系于斯；教师开怀，于今神聚在兹。莘莘学子，北斗共仰；追本溯源，无上荣光。专业夥而门类齐，学科丰而成果硕。本硕博具全，彰办学之层次；老中青结合，显学术之传承。撑起屋脊者皆为栋梁，盖实干则邦兴；争当将军者必为勇士，夫志向当存高远。仁术勤和、玉汝于成，凝练育人之理念；勤奋严谨、继承创新，恪守治校之遗训。教学与科研并蒂，文化与技术比翼。大学之道在明明德，大医之道止于精诚。大医之大学，寓意学术之无限；明德与精诚，重申修为之有益。盛世而生，恰逢其时；扎根西部，傲视群雄。置身于一带一路，造福于千秋万代。传承华夏文明百折而不挠，服务社会群众任重而道远。诗曰：

紫气祥云从东来,鸽子楼上插金钗。
严冬恭迎考察队,盛夏高悬认定牌。
可喜教育擢顶次,更为交流筑高台。
黄河九曲终归海,甘中从此鸿运开。

(本文原载于《甘肃中医学院学报》,
2015,32(04):100.独著。)

岐 伯 赋

安化古原,北地故郡。星分奎娄,地接三秦。控马莲而引蒲河,连桥山而望崆峒。物华天宝,不窃驾凤而鸷,凤城兴焉;人杰地灵,岐伯列宿以降,神童出焉!岐谐奇也,祥云凤鸟护其生;伯为长者,引仲接季旺其门。

时在上仓远古,地处黄土高坡。击壤欢歌,堪比布达米亚乐园;刀耕火种,开劈尧风舜天禹甸。根植于黄天厚土,沐浴着淳朴民风。幼而通灵,长而精敏。风寒暑湿冒其形,喜怒哀乐感其心。夜观星象而参悟天道,日恤民隐而感触生命。生命之于苍生必与天道合而为一,疾病之于含灵须从整体辨而施治。尝百草而日中九毒兮矢志不渝,制九针而夜至三更兮乐此不疲。参五行而演韵律,乐百姓而祭天地。

夫鹤鸣九皋兮闻声在天,岐伯医名兮传遍陇原。广成子、赤松子、中南子三子师事,大崆峒、小崆峒、桥子山三山成星。黄帝心系民瘼,岐伯精于医乐。医者仁之术也,乐者德之华也。三子相荐,黄帝倾心。问道医理兮应答中肯,命演音乐兮鼓角做成。悲呼!堂堂音乐兮失而未传;幸哉!皇皇医道兮载入《内经》。以天地为准,以《易经》为绳。仰睇天纪,俯察地伦,中及人事而万象包容;燮理阴阳,补泻脏腑,疏通经络而匠心独用。

《灵枢》《素问》一十八卷,诠释解惑《八十一难》。历代考订,名家发微。注解以王冰为著,校勘以林亿最珍。

曾几何时,岐伯之名无人问津,岐伯遗迹荡然无存;曾几何时,《黄帝内经》任人拆分,中医命运如履薄冰……时光流转,盛世来临。复活传统,古木逢春。岐伯故里,凤城有声。周祖陵山矗立起岐伯大殿,马莲河畔镌刻着《内经》真言。万类文物陈列在展,千名书家虔心书丹。道地药材山花烂漫,养生旅游方兴正酣。嗟乎! 欲兴中医,先崇《内经》,欲读《内经》,先拜岐伯。《内经》愈崇,岐伯愈荣。为苍生奉献大爱者流芳百世,为医道树立标杆者无人不尊。赞曰:

岐伯大名垂宇宙,天师印象肃清高。

观天察地悟医道,谙律通音制器陶。

三子相荐成帝业,君臣答问著新标。

千年医典泽千世,医圣功德鸣九皋。

(本文原载于《甘肃中医药大学学报》2016,33(06):118.独著。)

通备武学赋

泱泱中华,源远流长;崇文厚德,尚武自强。自强而厚德,国运始昌;文通而武备,武魂终扬。

通备武学,马氏始创。名曰凤图,字署健翔。身后沧州杨石桥,胸前真主古兰经。幼承庭训,修儒术而习八极;少拜黄师,研通备而精诸艺。青年之季,走南闯北,弘扬国粹,彰显国威,寻救国之路;不惑之后,转战西北,挖掘民间,遍访名家,丰通备之体。参合医道,赋仁爱之于武术,借鉴拳击,增竞技之于通备。悬壶济世,杏林道上传佳话,开馆授徒,桃李园中出奇葩。子嗣四"达"鸣九皋,再传四"飞"望金城。梧高凤至,四海弟子习劈挂;花香蝶来,五洲师友练翻子。

夫通为达之境,备者全之寓。文为武之基,武者文之华。本固而枝荣,根深而叶茂。文武之间,各具通备,通备之意,包罗万象。"通神达化而备万贯一,理象汇通而体用俱备"者,宗师之纲训也,"运动之艺术,力量之智慧"者,子嗣明达之心悟也,"通天下人之情,备万事万物之性"者,高徒鸿谋之发微也,"通文启智传国粹,备武强身壮国威"者,再传飞鹏、飞虎之发时代强音也。

嗟呼!通备之学,百年崇尚,文韬武略,举世无双。飞鹏飞虎,勇于担当,结会研究,无上荣光。立足于一带一路,放眼在五洲五洋。服务于万民健身,实现在百年梦想。有诗赞曰:

通备大名传四海,宗师印象肃清高。

幼承庭训穷经史,少拜黄师悟密招。

文通武备深深意，医鉴拳兼款款标。

百代武人同夙愿，鹏飞虎啸比肩挑。

（本文原载于戴恩来，李应东主编
《陇上医者的中西医结合之路》，甘肃科学技术出版社，2016.）

同学传习之心得

学高为师，身正为范

——感受戴老师的教育风范

戴恩来教授是甘肃中医药大学中西结合学院院长，兼任中国中西医结合学会理事，甘肃中西医结合学会副会长兼秘书长等数职，老师学识渊博，专业精深，对病人关爱，对学生严格。工作异常繁忙，但他始终把教学与临床作为第一位工作。

1 以身作则，为人师表

戴教授学识渊博而又谦虚好学。擅长文章、书法、医术。博览群书，喜爱我国传统文化，精于传统文化如四书五经，历代大家学术思想，中西文化及医术起源与发展，各自的优势等。擅长书法，是真正的博士博学。尊重师长，刘宝厚教授每次查房，戴老师都亲自到楼下迎接，陪同查房，毕恭毕敬。团结同事，不计名利，和中内教研室许厚谦教授等共同努力，勤奋工作，积极总结，使我校中医内科学评为省级精品课程，并推荐申报国家级精品课程。尊重老教师，再三表明学科成绩的取得是几代教师辛勤工作的结果。

研读岐黄二十余年，先后在甘肃中医学院、兰大二院、北京中医药大学深造，又深得名医裴正学、刘宝厚、赵健雄等教授的指点，博览近现代大家之学术经验，医术精湛。戴恩来教授医学功底十分深厚，能背诵大量中医经典，熟悉西医方法。《内径》《伤寒论》《频湖脉学》等经典著作张口即来，连有些绕口的《灵枢》经络循行路线也是耳熟能详。熟悉现代医学理论与技术方法，重视望、闻、问、切等基本方法，善于结合现代辅助检查。临诊之时，能够学以致用，讲究中西医结合明确诊断,中西药结合提高疗效。既是在门诊也明确诊断现代医学病名,分清中医证型。做到诊断明确,辨证恰当,抓住主症,用药针对病、证、症,三管齐下,每获良效。正因为如此,临床常常收到明显效果。有一位病人,因咳嗽输液治疗了一月,反而越来越重,戴老师予以中药泻白散加减,三剂而愈。有一位不育症患者,B超提示睾丸结核,经过老师精心论治三月余,今年来告知其妻已怀孕。另一位不育症患者,检查示精液不液化,服药21剂,复查精液完全正常。而对于疑难杂症,则在明确诊断后,予以规范的中西医结合治疗,如难治性肾病综合征、红斑狼疮等。

对病人关爱,以爱心提高了病人依存性,以爱心化解医患矛盾。2006年4月的一次门诊,因为那天患者很多,一位老人虽然清晨8点就来看病,挂号已经排到了12号,按照顺序给他诊治时,老人早已经不耐烦,脸红筋暴,拐杖把地敲得咚咚响,老师和颜悦色说明是按照挂号顺序诊病,其次如果因身体原因确需先看,也可提前告知,三则生气容易加重病情,做人应该豁达,经过一番解释,患者嬉笑眼开,怒气尽消。老师千方百计帮助学习和生活困难的学生。对于外地疑难病求诊者,老师就写上自己的电话号码,方便他们随时联系,指导治疗,减少往返奔波。

2 言传身教,精心指导

教学生先学会做人,然后做事。崇尚"正学废兴关世运,斯文绝续在人才"。教方法,授人以鱼,不如授之以渔,植根传统文化,发扬优秀传统。2006年5月7日,导师利用休息时间带领学生到兰州的文化名山——五泉山,教我们体会、感受中国传统文化之美,解释五泉山的对联、书法,尤其在万源阁前,讲从前兰州人考试需要去西安,因路途遥远,或其他原因埋没了很多人才,那时读书多艰苦,现代条件好,勉励我们一定要抓紧机会,认真学习。学术上严格要求,《道德经》言:善人者,不善人之师;不善人者,善人之资。意思是对学生不严格，不利于当老师，而对别人要求严格的人，就具备为人之师的必要素质。戴恩来教授对学生非常严格，要求课堂上认真听讲，课后及时复习。如上课和查房时有手机铃声，或者不做笔记，或者安排的检查治疗没有完成，必定招致训斥。老师学生出入病房的顺序，汇报病历的方法和呈上病历本的动作等一言一行都严格要求。戴老师始终以继承、发扬中医事业为己任，强调必须用现代理论去阐发中医，解释中医，他要求中医学位的论文必须有中医的内容。要求学生背诵经典，药性方剂歌诀，熟悉西医基础理论与基本的诊断治疗。

在应邀参加中西结合专业硕士学位论文答辩会时，有位同学做的课题是灌肠用药，导师仔细询问了动物灌肠方法，深度，药物温度、浓度，以及吸收情况，用来改进完善临床灌肠方法，提高疗效。平时上门诊带着数码相机，有典型病例立即照相保存，教给学生及同事。

戴老师身兼数职，工作十分繁忙，但他把教学与临床作为第一位。上课上门诊都是按时到岗。如果遇到出差不能上课，一定事先和学生商量调课、补课。即使门诊晚到一会儿也要提前给门诊值班说明情况。戴老师上讲台，总是着装整洁大方，举止仪表文明、礼貌；精神饱满热情，声音洪亮，以兴奋的状态调动学生的学习兴趣，树立良好职业形象。授课过程中按照课程教学大纲的要求，认真组织教案，以课本知识为载体，结合他丰富的临床经验，旁征博引，帮助学生明确学习目的，端正学习态度，调动学生学习的积极性和主动性；认真检查学生作业，修改学生论文，从版面设计、遣词造句，都予以仔细批改。

制定和完善研究生培养制度，认真付诸实践。要求严格培养过程的控制，从平时的学习，论文选题、开题，实验，形成论文，进行预答辩，再三修改，再申请正式答辩，一步一个脚印，切实提高研究生的培养质量。2006年的研究生论文答辩前，老师在百忙之中组织各位导师参加,进行了三次预答辩,锻炼学生的表述能力,及早发现问题,尽量减少错误。事实证明,没有规矩,不成方圆,点点滴滴,成就非凡。功夫不负有心人,参加 2006 年硕士论文答辩的 8 位中医内科学学生,有 3 篇论文评为优秀。

戴老师热爱学生、尊重学生、严格要求学生,关心学生的健康成长,通过良好的师德示范和言传身教来教育和影响学生,落实教书育人、管理育人、服务育人的教育理念,是我们的良师益友。

(薛国忠。2009 年 8 月)

戴恩来教授运用麻黄附子细辛汤治疗突发性耳聋探微

突发性耳聋是一种突然发生、原因不明的感音神经性耳聋,听力在短时间内急剧下降,可伴耳鸣和眩晕。其确切病因尚不明确,一般认为与感染、内耳供血障碍、自身免疫系统疾病、膜迷路破裂等原因有关,属中医学暴聋、卒聋范畴。临床多以疏肝利胆、理气养心、清热利湿法治疗,然亦有医家运用温阳法治疗此病取效的。吾师戴恩来教授博采众长,运用麻黄附子细辛汤加味治疗突发性耳聋,收到较好疗效,现介绍如下。

1 学术思想

1.1 强调阳气的重要性

《素问·生气通天论》曰:"阳气者,若天与日,失其所,则折寿而不彰。"张景岳也曾说:"天之大宝,只此一丸红日;人之大宝,只此一息真阳。"清代医家郑钦安更是把扶阳理论发挥到极致,认为"人身一团血肉之躯,阴也,全赖一团真气运于其中而立命。""真气在一日,人即活一日,真气立刻亡,人亦立刻亡,故曰人活一口气,气即阳气,火也。又曰人非此火不生。"临床上戴教授非常重视患者阳气的盛衰。从气血与阳气的关系上,戴教授认为,人身气血津液之所以能运行不息,通畅无阻,全赖先天之真阳的温煦推动。邪之所凑,其气必虚。一旦阴寒之邪偏盛,阳气受损,则正如《素问·举痛论》所说:"寒气入经而稽迟,泣而不行,客于脉外则血少,客于脉中则气不通,故卒然而痛。"所谓稽迟、泣而不行,乃是经脉气血为寒邪所凝闭阻滞之故。气血阻滞不通,积冰成川,不通则病。麻黄附子细辛汤功能温阳散寒,为寒所阻滞之气血得阳所温,才能通行流畅。故临床上凡辨证肾阳不足,寒邪外侵所致疾患,皆可以此方加减治之。

1.2　治病求本,重视肾脏与耳的联系

耳属足少阴肾经。《中藏经》曰:"肾者,精神之舍,性命之根,外通于耳。"《灵枢·脉度》曰:"肾气通于耳,肾和则耳能闻五音矣。"《仁斋直指方》曰:"肾通乎耳,所主者精,精气调和,肾气充足,则耳闻能张;若劳伤气血,风邪袭虚,使精脱肾惫,则耳转而聋。"中医学传统理论认为,耳聋一症,病因不外抑郁愤怒、累劳伤心等原因。病机为肝胆风火、心阳不足、湿热阻滞等。且从经络而论,足少阳胆经,循耳后,入耳中,出耳前,故今多用疏肝利胆、理气养心以及清热利湿之法。戴教授认为,治病必求于本,而本则于阴阳。正如《景岳全书·传忠录》云:"凡诊病施治,必先审别阴阳,乃为医道之纲领……医道虽繁,而可以一言蔽之者,曰阴阳而已。"此病病机如属伤寒重症,采用上述治法往往不效,甚至会加重病情。因少阳胆木之本气源于肾中之水火(肾阴肾阳),由坎中之真阳蒸腾真阴而作,此即胆木升降之原动力。且真火与君火本同一气,真火旺则君火始能旺,真火衰则君火亦衰。先天真火一衰,木气失其升发之源,乙木不升,甲木不降,君火亦不旺盛。抛其根本而只着眼于从心肝二脏论治本病如舍本求末,皮之不存,毛将焉附?更有甚者,此证若辨为湿热,妄施寒凉,则祸不旋踵。肾为一身元气之根,藏五脏精华,开窍于耳,先天真火旺盛则邪不可干。今患者肾阳不足,复中寒邪,寒性属阴,肾亦属阴,同气相求,克伐肾阳。《素问·生气通天论》曰:"阳不胜其阴,则五脏气争,九窍不通。"阴寒长驱直中少阴,寒性收引血气不通,上滞窍道,下闭肾元,天地间阴霾一片,非大剂量温阳散

寒药不效。

1.3　治法取《内经》,师法效仲景

麻黄附子细辛汤首见于张仲景《伤寒论》,由麻黄、附子、细辛组成。原方用于"少阴病,始得之,反发热,脉沉者"之"太少两感证"。功用助阳解表,主治少阴病兼太阳表实证。戴教授推崇仲景,认为伤寒六经辨证之法,使后人洞悉病源,统病机而执万病之牛耳。彭子益言:"平日肾脏虚寒,阳气不足之人,表气荣卫分离,里气的肾脏即郁,而现本气之病。"今阴寒肆意直中少阴,雪上加霜,水寒太过,肾阳被伐。《素问·至真要大论》曰:"寒淫于内,治以甘热,佐以苦辛,以辛润之。"麻黄之甘,以宣肺散寒;细辛启闭散寒,通利九窍;附子其性彪悍,大辛大热,走而不守,峻补先天之坎阳,阳光普照,阴霾自消。

2　病案举例

张某,女,60岁,2008年4月25日初诊。代诉:突发耳聋、耳鸣2月余,加重半天。2008年春节前夕用户外自来水洗衣服近3h,突自感耳中"嗡"的一声,随即出现耳鸣耳聋症状,次日症状更加明显,家人需近距离大声说话才能听清,并稍感头晕。曾去兰州大学第一附属医院作听力检查,各项皆正常,未予明确诊断。后又经中医诊治,服药(方药不详)2月余,效果不佳。因症状再次加重,遂经人介绍前来就诊。诊见:脸色晦暗,神疲乏力,语声低微,身着毛衣毛裤,问其所苦,患者因听力障碍无所应答,病情基本由家属代述。言其平素畏寒怕冷,腰膝酸软,乏力不适,纳食尚可,喜好热饮,夜间休息可,夜尿稍频,大便质稀。舌淡略胖大边有齿痕、苔白,脉沉细无力。血压:110/80mmHg。戴教授认为,此一派阴寒虚证之象,乃肾阳不足,寒邪直中少阴,气化失司,清气不升所致。治宜蠲寒通窍,予麻黄附子细辛汤加味。处方:附子(先煎)50g,蝉蜕30g,细辛(先煎)、郁金各20g,石菖蒲15g,麻黄、路路通各10g,蜈蚣1条。7

剂,每天 1 剂,水煎,分 2 次温服。

5 月 9 日次诊:精神转佳,表情欣喜,已能自己讲述病情。述服药后病情明显缓解,听力基本恢复,耳鸣感觉明显减轻,畏寒症状大减,仍感腰困乏力,舌脉同初。患者症状明显减轻,表明前方辨证准确,今患者腰部酸困明显,宜加强补肾之力,沟通上下之阴阳。继予原方加杜仲、怀牛膝、菟丝子各 15g,补骨脂 10g,磁石(先煎)30g,4 剂,水煎服。

5 月 13 日三诊:听力恢复,腰困乏力症状减轻,略感全身发热,口干。故继守原方加滋阴敛阳之当归、熟地黄各 15g,山茱萸 20g,山药 30g。清代著名医家郑钦安《医法圆通》谓:"凡服此等热药,总要服至周身、腹中发热难安时,然后予一剂滋阴。此乃全身阴邪化去,真阳已复,即予一剂滋阴之品,以敛其所复之阳,阳得阴敛,而阳有所依,自然互根互济,而体健身轻矣。"即是此理。原方又服 7 剂。1月后电话随访,言听力恢复正常,亦无他恙。

(李一,孙红旭整理。本文原载于《新中医》,2019,41(1):12-13.)

戴恩来教授运用麻黄附子细辛汤经验举隅

戴恩来教授从事教学、科研及临床多年,擅用经方治疗各种疑难杂证,对拓展经方临床运用颇具心得。观戴恩来教授运用麻黄附子细辛汤治疗多种疑难杂症疗效显著,感触尤深,现述其要,以飨同道。

1 理论基础

麻黄附子细辛汤出自张仲景《伤寒论》第 301 条:"少阴病,始得之,反发热,脉沉者,麻黄细辛附子汤主之。"本方主治少阴阳虚兼太阳表证,即表里同病。《医方集解》曰:"以附子温少阴之经,以麻黄散太阳之寒而发汗,以细辛肾经表药联属其间,是汗剂之重者",故三药相合,共奏温经解表之效。

2 临床治验举隅

戴教授在临床上以麻黄附子细辛汤加减,灵活运用治疗突发性耳聋、痿证、痹证等疾病,并以此方加减增强激素敏感性,远远超出《伤寒论》的适用范围,开拓了经方的运用思路。

2.1 突发性耳聋

张某,女,60岁,2008 年 4 月 25 日初诊。主诉:突发耳鸣、耳聋 2 月余,加重半月。患者自述冬季用凉水洗衣约 3h 后突然出现耳鸣、耳聋,逐渐加重,并感头晕,畏寒怕冷,腰膝酸软,疲乏无力,语声低微,喜热饮,夜尿频,大便质稀,舌淡胖有齿痕,苔白,脉沉细无力。戴教授指出,此乃肾阳不足,寒邪直中少阴所致,治宜温经通窍,予麻黄附子细辛汤加减:麻黄 10g、附子(先煎)50g、细辛(先煎)20g、郁金 20g、石菖蒲 15g、蝉蜕 30g、路路通 10g、蜈蚣 1 条。7 剂,每日 1 剂。二诊:患者听力开始恢复,耳鸣明显减轻,但仍感腰困乏力,继予原方加怀牛膝、杜仲、菟丝子各 15g、补骨脂 10g、磁石(先煎)30g,4 剂。三诊:患者听力恢复,诸症减轻,感全身发热、口干。故继守原方加滋阴敛阳之熟地黄 15g、山药 30g、当归 15g、山茱萸 20g,继服 7 剂,听力恢复正常。

按:气血津液之所以能运行不息,通畅无阻,全赖先天之真阳的温煦推动。一旦阳气受损,阴寒之邪偏盛,经脉气血阻滞不通,不通则病。患者年老体虚,肾阳不足,加之寒邪内侵,致清阳不升,耳脉闭阻。麻黄附子细辛汤温经散寒,寒邪阻滞之气血得阳温煦才能通行流畅[1]。故临床上凡辨证肾阳不足、寒邪外侵所致疾患,皆可用此方加减治之。三诊:加滋阴敛阳之品,颇合清代医家郑钦安《医法圆通》中所谓"凡服此等热药,总要服至周身,腹中发热难安时,然后予一剂滋阴。此乃全身阴邪化去,真阳已复,即予一剂滋阴之品,以敛其所复之阳,阳得阴敛,而阳有所依,自然互根互济,而体健身轻矣"。

2.2 颈椎管狭窄症

曹某,男,63 岁,2009 年 5 月 15 日初诊。患者于 4 月前无明显诱因出现双下肢软弱无力,行走困难,四肢麻木、发凉,双上肢疼痛无力,感觉减退,胸腰部呈束带感,舌质淡、舌体胖大,苔白厚腻,脉沉滑。经颈、胸椎核磁检查提示:颈椎骨质增生,颈后纵韧带肥厚,C_{3-7} 椎间盘变性突出致椎管狭窄、脊髓受压,$C_7～T_1$ 椎间盘变性并突出,$T_{5～6}$ 椎间盘突出,$T_{12}～L_1$ 椎体血管瘤(富含脂肪成分)。神经系统检查示:双下肢肌力 4 级,指屈肌及指屈肌肌力 3 级,痛觉减退,深感觉及复合感觉正常,腹壁反射减弱,霍夫曼征阳性,巴彬斯基征阳性。西医诊断:颈椎管狭窄症。中医诊断:痿证,证属肾阳不足、寒凝血瘀。予麻黄附子细辛汤加减:麻黄10g、附子(先煎)30g、细辛(先煎)30g、川芎10g、羌活10g、甘草6g、桃仁10g、没药10g、当归15g、香附10g、怀牛膝15g、地龙10g。4剂,水煎服。二诊:患者麻木发凉感减轻,上方附子加至50g,并加补骨脂15g、杜仲15g、蜈蚣1条,以增强温阳补肾、通络止痛之功。以上方加减治疗1月后,患者行走基本正常,四肢麻木及胸腰部束带感明显好转。继以上方加减治疗3月,患者双手能握物,走路正常,体查上下肢肌力均恢复到5级。

按:颈椎管狭窄症属于中医"痿证"范畴。《景岳全书·痿证》提出:"痿证非尽为火证……元气败伤则精虚不能灌溉,血虚不能营养者亦不少矣。若概以火论,则真阳衰败土衰不固者亦不能堪。"戴教授指出麻黄附子细辛汤具有改善痿证临床症状、增强机体功能的作用,但须与其他药物配伍才能充分发挥其效用。该患者素体阳虚,阴寒内盛,血脉瘀阻,脏腑经脉失于温煦濡养,则肢体痿废无力。胸腰部束带感与督脉及带脉的功能失常有关,为肾阳不足,寒湿阻滞所致[2]。治宜温阳散寒,活血化瘀,以麻黄附子细辛汤为主方,重用附子、细辛,以温阳通脉、散寒除湿,以加活血化瘀药。全方共奏温阳散寒、活血通络之效,使肾阳旺盛,中焦阳复,精气转输如常,脏腑经脉得以温养,气血津液运行通畅,肢体功能恢复正常,其病自愈。

2.3 椎间盘突出症

牟某,女,45岁,农民,2009年9月18日初诊。主诉:腰痛连及右下肢1年余,加重1月。患者1年前感到腰部疼痛,且右下肢牵涉痛,腰腿僵硬,逐渐加重。近1月来疼痛加剧,疼痛由腰髋部开始,向下沿右下肢向足跟及足背扩散,畏寒,四肢逆冷,活动受限,疲乏无力,面色淡白无华,腰膝酸软,舌质淡、苔薄白,脉沉细无力。腰椎CT示:L_{3-5},$L_5 \sim S_1$椎间盘突出。中医诊断:痹证,证属肾阳亏虚,寒凝血瘀。治宜温经散寒、活血止痛。予麻黄附子细辛汤加减:附子(先煎)30g、细辛(先煎)10g、麻黄 10g、草乌(先煎)15g、川乌(先煎)15g、知母 20g、生山药 30g、生地黄 15g、穿山龙 30g、龙葵 30g。14剂,每日 1 剂。二诊时患者疼痛明显减轻,在上方基础上加益智仁20g、赤小豆 20、黑豆 20g、石菖蒲 20g、莲须 20g、芡实 20g,以温阳补肾、利水除湿。继服 14 剂后疼痛基本消失,活动自如,嘱患者睡硬板床,避免负重、久蹲等活动。

按:本病属中医"痹证"范畴。患者肾阳亏虚,寒凝血瘀,不通则痛,发为痹证。方中麻黄辛温解表,温散郁于表的寒邪;附子辛温能行能走,走传十二经脉,固护已虚的阳气;细辛辛温透散内外,表里同治[3];加川乌、草乌等加强温肾助阳之功。后期加益智仁、赤小豆、黑豆等,以温阳补肾,利水除湿,则脉络气血运行通畅,其病自愈。

2.4 提高激素敏感性

王某,男,12 岁。患有原发性肾病综合征,经激素标准治疗 8周,剂量 20mg/(kg·d),病情可缓解,但易于在激素撤减过程中复发。症见:全身浮肿,畏寒怕冷,四肢欠温,腰膝酸软,舌淡胖,苔白,边有齿痕,脉沉弱。查尿常规示:蛋白(+++),尿蛋白定量 42g/24h。查白蛋白 23g/L。戴教授在激素标准化治疗基础上予以麻黄附子细辛汤加减:麻黄 6g、制附子(先煎)10g、制川乌(先煎)10g、制草乌(先煎)10g、细辛(先煎)10g、熟地黄 10g、山药 30g、茯苓 20g、牡丹皮 10g、泽兰 10g、防风 20g、蝉蜕 20g、穿山龙 15g、徐长卿 10g、青黛(包煎)15g、射干 10g、玄参 10g。一日 1 剂,水煎服。7 剂后患者水肿减轻,余症同前,尿常规示:蛋白(+++)。考虑患者对激素依赖,敏感性差,故在原方基础上将制附子加至 30g,制川乌、制草乌加至 15g,以加强温阳之力,提高激素敏感性。经治 12 周,尿常规示:蛋白(++),尿蛋白定量 37g/24h,激素按标准化疗程逐渐减量,同时配合中药,均以上方为基本方随症加减,激素逐渐减至隔日顿服10mg/kg,持续服药 12 月,多次复查尿常规显示尿蛋白(-),24h 尿蛋白定量已在正常范围。

按：戴教授通过长期临床观察发现，长期服用激素的患者常常是先伤阴，阴损及阳，最后形成阴阳两虚，甚至以阳虚为主。临床表现出两颧潮红，口干喜饮等"阴虚阳亢"的症状，而观其舌则表现为舌淡、苔白、舌体胖大、边有齿痕，自觉畏寒怕冷且常易感冒，此属"热之不热，是无火也，益火之源，以消阴翳"，故而往往对激素不敏感或激素依赖。治疗应使用温阳法，取温润之品如巴戟天、锁阳、肉苁蓉等，亦可用辛甘大热如肉桂、附片等，但须中病即止[4]。通过大剂量温阳药物，常可增强患者对激素的敏感性。戴教授将此法命为"火上浇油"法，指出"火上浇油"法看似与症状相矛盾，但细究其并不背医理，即《内经》谓"诸热之而寒者取之于阳"，该法属于中医治则之"反治"范畴，即《素问·至真要大论篇》所谓"从者反治"，即"热因热用"。并指出在舌、脉、症状等辨证元素中，舌象能较为确切地反映机体的阴阳偏胜状态。症状中，阴部及下肢的寒冷当是阳虚，头部的凉热往往有假象，当谨慎辨别[4]。患者所表现的"阴虚阳亢"之症为医源性假症，属标，其本质则是阳虚，应治病求本，坚持温补肾阳。采用这种治法对于出现上述临床表现的激素不敏感或激素依赖肾病综合征患者颇有疗效。

3 结语

麻黄附子细辛汤药仅3味，方中麻黄辛温，发汗解表；附子辛热，温肾助阳；细辛归肺、肾二经，芳香气浓，性善走窜，通彻表里，既能祛风散寒助麻黄解表，又可鼓动肾中真阳之气协附子温里。三药合用，共奏温阳散寒、解表通窍之功。故《注解伤寒论》曰："麻黄之甘以解少阴之寒，细辛、附子之辛以温少阴之经"，戴教授以麻黄附子细辛汤为基础，灵活加减治疗"阳气亏虚、少阴寒盛"引起的多种疾病，拓展了本方的临床应用思路，使本方不仅限于伤寒之太少两感证，通过适当配伍，广泛应用于阳虚阴寒的多种病症。因此，凡是阳虚阴寒内盛所致,症见精神不振、不思饮食、倦怠乏力、畏寒肢冷、口淡不渴,舌淡胖、苔白润、脉沉细或迟或弱等阳气不足之证者,无论有无外感症状,均可运用本方,可冀殊效。

参考文献

[1]李一,孙红旭.戴恩来教授运用麻黄附子细辛汤治疗突发性耳聋探微[J].新中医,2009,41(1):12-13.

[2]贾宝岗,薛国忠.戴恩来教授运用麻黄附子细辛汤治疗阳虚瘰证经验[J].中医研究,2010,23(2):60-61.

[3]张智华.麻黄附子细辛汤学用体会[J].河南中医,2012,32(9):1123-1124.

[4]戴恩来.固护肾气在防治慢性肾脏病中的意义[J].中国中西医结合肾病杂,2012,13(2):95-98.

(王宇整理。本文原载于《甘肃中医学院学报》,2013,30(04):5-7.)

戴恩来教授治疗原发性耳鸣的经验撷菁

耳鸣是患者在周边环境无相应声源情况下自觉耳内鸣响的一种病证，多伴有听力下降、失眠、乏力、焦虑烦躁等临床症状，如果不及时治疗易引起听力长期或永久损伤甚至消失，好发于中老年人[1]。统计显示，耳鸣在成年人中的发病率为2%~7%，而在55岁以上人群中的发病率则高达20%~30%[2]。美国《耳鸣临床应用指南（Clinical Practice Guideline：Tinnitus）》把耳鸣分为原发性和继发性耳鸣、新近发生的耳鸣和持续性耳鸣、代偿性和失代偿性耳鸣[3]。耳鸣严重影响患者日常工作和生活，因此积极探索治疗耳鸣的方法具有重要的临床意义。戴恩来教授是甘肃省名中医，从医三十余年，在耳鸣的治疗上积累了丰富的经验。笔者有幸侍诊，深受教诲。现将戴老师治疗原发性耳鸣的经验介绍如下。

1 耳鸣的病因

现代医学对于耳鸣的病因尚无定论，大多停留于耳鸣神经心理模式学说、耳鸣与听觉皮层神经的可塑性研究及耳鸣形成机制等假说层面。一般认为当听觉系统受到刺激或发生病变发出不正常的神经信号被皮层下中枢所感知后，产生消极的认识和负面的情绪，进而感知耳鸣；或者中枢神经系统的某些核团发生病变，阈值降低，进而产生耳鸣。

目前的治疗方法对耳鸣的改善并不尽如人意，且患者依从性差，患者治疗经济负担较重。中医在改善耳鸣方面疗效肯定，具有较大的发展潜力，值得挖掘。

2　耳鸣的病因病机

戴教授认为，原发性耳鸣主要责之于肝、肾二脏。肾为先天之本，藏先后天之精气，为封藏之本，开窍于耳。《灵枢·脉度》认为"肾气通于耳""肾和则耳能闻五音"。《灵枢·海论》云："髓海不足，则脑转耳鸣，胫瘦眩冒，目无所见，懈怠安卧。"肾主骨生髓，脑为髓海，故而若肾中精气不足，髓海失充，耳窍失养，发为耳鸣、听力减退，甚则耳聋，且经常伴有头晕等症状。

肝为风木之脏，木曰曲直，喜调达而恶抑郁，肝藏血，体阴而用阳。《素问·五脏生成》载："徇蒙招尤，目冥耳聋，下实上虚，过在足少阳、厥阴，甚则入肝。"肝与胆相表里，《灵枢·经脉》："胆足少阳之脉……其支者，从耳后入耳中，出走耳前，至目锐眦后。"胆经循行过耳，主耳病，故而肝的正常生理功能发生紊乱，必然影响到胆经气的运行，且肝胆属木主升发，易发火证，循经上耳，发为耳鸣耳聋。又如《素问·藏气法时论》："肝病者……耳无所闻，善恐如人将捕之……气逆则头痛，耳聋不聪"，说明肝肾亏虚，气机逆乱，发为耳鸣。

肝肾为子母之脏，乙癸同源，精血同源，肝正常功能的发挥有赖于肾水的充足来滋养。肾水不足，水不涵木，肝阳亢盛，耗伤肝血；情志不畅，肝郁化火，火性炎上，耳窍不宁发为耳鸣。肝失疏泄，血液运行不畅，瘀血阻络，胆经巡行于耳周入耳，经气不利，则发为耳鸣。

戴教授还认为，肾为一身之本，肾气通于耳，若劳伤气血，气血不足，风邪入耳脉，风性善动，与气相击，则成为耳鸣。正如《黄帝内经》所言："邪之所凑，其气必虚。"耳为清窍，肾中清轻之气上充于耳而聪明,精气肾精亏虚,浊气上蒙,气机失调,发为耳鸣。风药清轻上浮,多有辛散之性,能引药上行的同时,辟秽化浊通窍,往往作为佐药使用。

3　耳鸣的分型论治

3.1　肝肾亏虚型

本型多因久劳伤肾,肾精亏虚,虚火亢盛,上扰清窍所致。证见耳鸣,伴有腰膝酸软,头晕,遗精早泄、尿频等症状者均属此型。戴老师以知柏地黄汤为主方进行加减。知柏地黄汤出自《医宗金鉴》,方中知母、黄柏清泻相火,生地滋养肾中精气,兼清肾中虚火,山萸肉入肝肾经,能够补益肝肾,山药补益脾肾精气;茯苓、丹皮泻肝肾之浊气。原方中生地本为熟地,戴老师辨证论治,认为熟地温热滋腻,能益肾填精,亦有敛邪之弊,而生地能滋养肾阴兼清热,无留寇之敝,热相偏盛者,多采用生地。对于耳鸣引起的失眠多梦等心神不宁症状,戴老师往往易茯苓为茯神,养心安神以助眠。

3.2　瘀血阻络型

若肝气不利,肝失疏泄,血液运行不畅,久病瘀血入络,耳中经气不利则发为耳鸣。证见耳鸣,伴有头痛,胸闷气短,头晕,心悸,或身有刺痛,痛处固定,舌质黯,脉涩者均属此型。戴老师运用血府逐瘀汤进行加减,血府逐瘀汤出自清代王清任的《医林改错》,方中桃仁、红花活血化瘀为君药;当归养血活血,赤芍凉血活血,川芎为血中气药,行气活血共为臣药;生地养阴清热,枳壳、桔梗一升一降调理气机,牛膝活血调经,引火下行,柴胡舒达肝气共为佐药,桔梗兼能载诸药上行。

此外,戴老师常重用磁石重镇、益肾通窍。磁石,始载于《神农本草经》,列为中品,《神农本草经》言其"主周痹风湿,肢节中痛,不可持物,洗洗酸消,除大热烦满及耳聋";《本草纲目》言其"明目聪耳,止金疮血",说明磁石聪耳是通过补益肾精来实现。磁石的主要

成分是 Fe_3O_4,有研究表明,磁石水煎剂有镇静催眠作用,对小鼠的自主活动有明显的抑制作用[4]。戴老师还善用风药,尤以蝉蜕的运用最为常见。蝉蜕为蝉科昆虫蚱蝉(又名黑蚱)羽化时脱落的皮壳,具有疏散风热,祛外风兼息内风的作用。现代药理学研究发现,蝉蜕具有镇静作用,同时对神经节具有阻断作用[5]。

若患者伴有尿频、尿急、夜尿频多等肾气亏虚症状时,加用益智仁、金樱子、覆盆子等固肾缩尿的药物;若出现腰膝酸软等肝肾亏虚症状时,加用杜仲、牛膝、菟丝子、补骨脂、枸杞子等补益肝肾的药物;若出现神疲乏力、夜尿频多、阳痿早泄等症状时,加用淫羊藿、巴戟天、仙茅、黄芪、党参等温肾益气药;若下焦湿热较重,出现阴囊潮湿,小便黄赤涩痛时,戴老师在原方治疗基础上清利下焦湿热,往往合用四妙散治疗。

4 验案举隅

验案 1:杨某,男,50 岁,主诉"耳鸣 3 月余"。于 2018 年 1 月 19 日首诊,自诉耳鸣如蝉,夜间精神集中时更甚,入睡困难,多梦,早泄,枕部及颈项部发热,腰困,喜凉恶热,纳可,二便正常。舌红苔白腻,脉弦微数。既往体健。西医诊断:原发性耳鸣;中医诊断:耳鸣(肾阴虚损证)。方药:黄芪、磁石各 30g,生地、山药、山萸肉、太子参、茯神、合欢皮、杜仲、牛膝、菟丝子各 15g,黄柏、知母、丹皮、蝉蜕、地肤子、凌霄花各 10g。7 剂,水煎 400ml,1 剂 /d,分早晚两次饭后温服。嘱患者忌食辛辣刺激性食物,调畅情志。2018 年 3 月 10 日二诊:自诉服药后腰痛较前缓解,耳鸣较前稍有减轻,入睡时间较前缩短,自觉双目干涩,仍早泄,枕部发热等症状,舌红苔薄白,脉弦微数。于上方基础上去掉太子参、黄芪、合欢皮、杜仲、菟丝子,加知母 30g,菊花、芜蔚子、郁金各 10g,葛根、石菖蒲各 15g。服用方法同前。2018 年 3 月 20 日三诊:自诉自汗多,耳鸣、目涩明显减轻,呈间歇性发作,睡眠明显改善,枕部发热、腰困明显好转,纳可,二便正常。舌淡红苔白,脉弦。于上方基础上去掉郁金、石菖蒲,加煅龙骨、煅牡蛎、浮小麦各30g。2018年3月20日四诊:自诉耳鸣偶有发作,夜间安静时稍有丝丝耳鸣,不影响入睡,睡眠明显改善,早泄、自汗较前好转,无明显腰困,纳可,二便正常。上方去掉地肤子、菊花、羌活、葛根、龙骨、牡蛎,加菟丝子、合欢皮、杜仲、首乌藤各15g。服用方法同前,以巩固疗效。随诊耳鸣未复发。

按:本例患者为中年男性,《黄帝内经·上古天真论》云:男子"五八肾气衰,发堕齿槁",加之高强度的生活及工作压力更进一步耗损肾中精气,耳窍失养,故而发为耳鸣,腰为肾府,故而腰困,肾水不足,不能涵木,肾失封藏,肝失疏泄,故见早泄;肾水衰于下,水火不能相济,故见梦多。故治疗方面当滋水涵木,养心安神,补肾宁窍。方用知柏地黄汤加减,知母、黄柏清下焦虚火,生地滋阴清热,山萸肉补益肝肾,山药补益脾肾,丹皮清泻虚热,合欢皮、茯神养心安神,黄芪、太子参益气养阴,蝉蜕、地肤子、凌霄花祛风宁窍,磁石补肾聪耳。杜仲、牛膝、菟丝子补肝肾。从根本上论治耳鸣,当从肝肾论治,而戴老师先清下焦虚火兼安心神,体现了"吐腐纳新"的治疗特点。二诊患者睡眠改善,心神已安,腰痛缓解,故去掉太子参、黄芪、合欢皮、杜仲、菟丝子,此时当清理下焦,加知母30g,菊花、茺蔚子、郁金各10g清肝肾虚热,葛根、石菖蒲各15g走上焦,化浊开窍。三诊:由于自汗加煅龙骨、煅牡蛎、浮小麦敛汗,防止气阴两伤。四诊以巩固疗效。

验案2:王某,女,64岁。主诉"耳鸣伴胸闷气短3年"。2017年9月15日首诊,自诉3年前接听电话后出现耳鸣如蝉,夜间精神集中时更甚,每于接听电话时间长后加重,伴有胸闷气短,心前区憋闷感,入睡困难,纳可,二便调。舌质暗淡红苔白,脉弦。自诉曾间断服用补肾中药治疗,症状未见好转。既往体健。西医诊断:原发性耳鸣;中医诊断:耳鸣(瘀血阻络证)。方药:桃仁、红花、赤芍、川芎、干姜各10g,当归、生地、柴胡、枳壳、桔梗、牛膝、蝉蜕、石菖蒲、丹参各

15g，磁石 30g，甘草 6g。7 剂，水煎 400ml，1 剂 /d，分早晚两次饭后温服。嘱患者减少周围环境噪声，调畅情志。2017 年 9 月 22 日二诊：自诉服药后心前区憋闷感较前好转，胸闷气短好转，耳鸣无明显改善，入睡时间较前稍缩短，醒后受耳鸣影响再不能入睡，舌红苔薄白，脉弦微数。于上方基础上加郁金 10g、茯神 15g。服用方法同前。2017 年 9 月 29 日三诊：自诉心前区憋闷感明显好转，胸闷气短缓解，耳鸣较前稍有缓解，但周围环境安静时依然明显，但基本不影响睡眠，纳可，二便正常。舌淡红苔白，脉弦。于上方基础上去掉郁金、石菖蒲，加蛇床子、徐长卿各 15g。2017 年 10 月 7 日四诊：自诉每于夜间安静时仍有丝丝耳鸣，不影响入睡，睡眠明显改善，胸闷气短及心前区憋闷感明显好转，纳可，二便正常。上方去掉蛇床子、徐长卿，加地肤子 15g。服用方法同前，以巩固疗效，随诊耳鸣未复发。

按：本例患者为老年女性，耳鸣日久，血瘀阻络，络脉不通，耳窍失养，发为耳鸣；瘀阻心脉，心脉失养，心气不足，不能助心行血，故胸中憋闷，胸闷气短，正合《医林改错》中所列血府逐瘀汤所治之病："胸痛，胸不任物，胸任重物……"舌质暗淡均为血瘀之象。《血证论·男女异同论》有言："瘀血不行，则新血断无生理……盖瘀血去则新血易生，新血生而瘀血自去。"故治疗应活血化瘀通络，此患者兼有脾阳虚证，故方选血府逐瘀汤加减，当归补血兼能活血为君药；桃仁、红花专攻瘀血，丹参、赤芍入血分以化瘀，川芎为血中气药，行气活血，兼能止痛，牛膝活血通经，祛瘀止痛，引血下行，共为臣药；生地养阴防行气药之辛燥伤阴，桔梗、枳壳一升一降，宽胸行气；柴胡疏肝解郁，升达清阳，充耳窍以上均为佐药。桔梗并能载药上行，兼有使药之用；磁石重镇聪耳，蝉蜕祛风宁耳，石菖蒲清耳窍浊气，甘草调和诸药。二诊患者胸闷气短、睡眠较差，故加郁金入心经而行气化瘀，茯神宁心安神。三诊：由于耳鸣进一步改善，加用风药蛇床子、徐长卿以进一步祛风宁窍。四诊以巩固疗效。

5　结语

戴恩来教授提出的耳鸣需从肝肾论治，多用知柏地黄汤加减治疗；若久病入络，耳络不通者多用血府逐瘀汤进行加减。此外，"邪之所凑，其气必虚"，清窍失养，必然受到外邪的侵袭，风为百病之长，故而酌加祛风之品，往往能取得桴鼓之效。临床上耳鸣患者病程大多较长，往往兼有肝肾亏虚及血瘀，戴恩来教授灵活辨证，尊古而不泥古，在耳鸣治疗上取得了较好的疗效。

参考文献

[1]丁玲,刘银娇,王秉权,等.从肝肾论治耳鸣、耳聋理论基础及临床研究[J].中国中医基础医学杂志,2014,20(8):1052-1054.

[2]梁亚楠,陈鸿雁.耳鸣的临床治疗进展[J].重庆医学,2010,39(8):998-1000.

[3]David E.Tunkel,Gordon H.Sun,Sujana S.Chandrasekhar,et al.Clinical Practice Guideline：Tinnitus [J].Otolayngology－Head and Neck Surgery,2014,151(2):1-4.

[4]李光华,周旭,贺弋.龙骨、磁石对小鼠镇静催眠作用的研究[J].宁夏医学院学报,2001,23(2):82.

[5]赵子佳,周桂荣,王玉,等.蝉蜕的化学成分及药理作用研究[J].吉林中医药,2017,37(05):491-493.

（赵波整理。本文原载于《亚太传统医药》，2019,15(05):111-113.)

戴恩来教授治疗
糖尿病肾病临床经验

　　糖尿病肾病(Diabetic Nephropathy,DN)是糖尿病最常见的全身微血管病性并发症之一,其早期特征是持续微量白蛋白尿,逐渐发展为持续性大量白蛋白尿(尿白蛋白清除率＞200μg/min 或蛋白尿＞500mg/d)和血清肌酐水平上升,终末期肾小球滤过率(GFR)＜10ml/min,尿毒症症状明显,需透析治疗。据统计,在糖尿病人群中20%～40%可发展为 DN, 其发病率于 10 年后迅速增加,20～30 年后 40%～50%的糖尿病患者可发展成 DN。目前对于 DN 的治疗主要有控制血压、血糖、高蛋白饮食,虽能在一定程度上延缓 DN 的自然进展,但也仅针对其所产生的各项并发症或危险因素而施治,并未解决根本问题。戴恩来教授系甘肃省名中医,主任医师、教授、博士生导师,从事肾病科临床、教学、科研工作 30 余载,学识渊博,医理精湛,用药精当, 在治疗该病过程中形成了自己一整套独特的理论与经验,已使许多 DN 患者病情得到控制或好转,获得广大患者的赞誉。

1　现代医学对DN的认识

1.1　发病机制

　　DN 的病因和发病机制不清,一般认为是由于糖代谢障碍致使血糖过高,在危险因子的作用下,通过启动细胞因子的网络,引起机体重要器官的损害,在肾脏表现为 DN。

　　遗传因素:遗传因素对 DN 的发病具有重要的作用,据研究证实[1],男性 DN 的发病较女性高,1 型糖尿病中 40%~50%发生微量白蛋白尿,2 型糖尿病中有 20%～30%发生 DN,均提示遗传因素可能引起重要作用。

肾脏血流动力学异常:在 DN 早期表现为肾小球高灌注和高滤过,肾血流量和 GFR 升高。

高血糖:血糖过高造成肾脏的损害主要是由于肾脏血流动力学的改变及代谢异常,代谢异常除了参与早期的肾小球高滤过外,亦促进肾小球基底膜增厚和细胞外基质的沉积。

高血压:据研究,几乎所有 DN 均伴有高血压,在 1 型糖尿病中,肾病高血压几乎与微量白蛋白尿(尿白蛋白清除率 20~200μg/min)平行发生,而在 2 型中,高血压常在 DN 发生前出现。

血管活性物质代谢异常:肾素–血管紧张素系统的激活、前列腺素族代谢的异常、内皮素系统代谢的异常、生长因子代谢的异常等,均对 DN 的发病进程造成影响。

1.2 分期及临床表现

1983 年丹麦学者 Mogensen[2]提出可将 DN 分为五期:Ⅰ期为糖尿病初期,即肾小球高滤过和肾脏肥大期,此期表现为 GFR 升高,肾脏体积增大,肾小球入球小动脉扩张,肾小球内压增加,加强毛细血管的滤过和生成原尿;Ⅱ期为正常白蛋白尿期,肾小球基底膜(GBM)增厚,运动后、应激状态尿白蛋白清除率(UAE)>20μg/min;Ⅲ期为早期糖尿病肾病期,微量白蛋白尿清除率持续升高至 20~200μg/min 或 30~300mg/24h,GFR 下降到正常;Ⅳ期为临床糖尿病肾病期,尿蛋白逐渐增多,持续白蛋白排泄率高于 200μg/min 或尿白蛋白排出量超过 500mg/24h,GFR 下降,可伴有浮肿和高血压,出现典型的 K–W 结节,肾功能逐渐减退;Ⅴ期终末期肾衰竭,即尿毒症期,GFR 降低,血肌酐、尿素氮升高,血压升高。

2 中医学对DN的认识

糖尿病肾病可归属于中医学"消渴""虚劳"等范畴,总的来说,其病位在肾,可涉及五脏六腑,病机主要为本虚标实,阴虚为本,燥热为标。DN初期表现为阴虚燥热[3]，燥热伤脾胃，胃火炽盛，脾阴不足，脾胃化源不足，脾气虚不能转输水谷精微，阴液津血不充，致气血两虚，加之肾体亏虚，肝失濡养，致肝肾阴虚，阴虚火旺，气随液耗，形成肺燥胃热肾虚；日久阴损及阳，致脾肾阳虚、阴阳两虚。因虚致瘀，瘀由虚生，瘀阻肾络，日久化毒，毒伤肾络。

3　戴恩来教授对DN的治疗经验体会

戴恩来教授在中西医结合理论指导下，认为DN属"消渴"之"下消"范畴，认为DN的主要病机为正虚邪实，毒损肾络。其病位主要在肾[4]，涉及肝、脾。病理性质为本虚标实，以脾肾亏虚为本，痰、湿、热、瘀为标。其中肾虚是DN的发病基础，"毒损肾络"是病机核心。毒主要指造成血管内皮损伤的诸多因素，"肾络"是指构成肾小球的毛细血管团，提出"诸邪丛生，久踞成毒"的学术思想，并认为瘀血不祛，肾气难复，在辨证施治的过程中主张"解毒通络，肾气来复"。

3.1　DN发病涉及肝、脾、肾

肾为先天之本，主藏精，主水，肾虚则精血不足，肾络失充，影响肾脏功能，肾虚则水失所主，开阖失司，水液外溢肌肤，发为水肿，肾虚则肾失封藏，导致精微外泄而出现尿浊[5]；脾肾二者相互滋生，相互促进，先天不足，日久必波及后天，且本病继发生糖尿病（Diabetes Mellitus，DM）之后，病程迁延愈久则脾虚愈甚，脾司后天，主运化，主升清，脾虚则运化水谷精微无力，不能濡养周身而见消瘦或水湿内停，发为水肿；脾不散精则水谷精微不能正常输布反下流膀胱，随小便排出而见尿浊[6]。脾气亏虚，气血生化无源，故DN患者还常伴纳差、精神不振等症状。肝主疏泄、主藏血。DM日久，患者情志不畅，肝气不舒，郁久化火伤阴，肝肾同源，以致肝肾阴虚；且DN日久，肾阴亏虚，水不涵木，则肝肾共虚，出现口眼干燥，肢体麻木之表现。肝失疏泄亦可致血行不畅而瘀阻肾络。

311

3.2　毒损肾络的病机核心

"毒损肾络"是新的医学术语,戴教授率先将"毒损肾络"的病机理论扩展到慢性肾脏病,尤以在 DN 中表现得更完整。戴教授[7]认为,DN 之毒主要指内生之毒,包括水湿、湿热、痰湿、血瘀等。本病的发生是由于久病缠绵不愈,毒邪内生,或因机体衰老、功能衰退,毒自内生。DN 患者素体肾虚,再加之 DM 日久,肝脾肾皆虚,脏腑失司,气血运行障碍,在此过程中产生水湿、湿热、痰湿、血瘀等病理产物,蕴积日久不能及时化解而化为毒邪,耗灼脏腑气血经络,损伤肾脏功能[8]。瘀血不祛,肾气难复,戴教授认为血瘀是导致 DN 最主要的因素。现代研究表明,DN 病情进展过程中肾小球基底膜增厚、肾小球毛细血管微血管瘤形成、肾小动脉硬化、肾段动脉及叶间动脉血流速度减慢、血液高凝状态等典型表现已成为 DN 血瘀证理论的重要科学依据。导师强调瘀血贯穿于 DN 始终,临床尤其重视活血化瘀药物,并强调临床上 DN 符合血瘀证的舌、苔、脉等表现者,即可应用活血化瘀药,"但见一症便是,不必悉具"。血瘀虽贯穿 DN 发病过程的始终,但戴恩来教授认为[9],血瘀证其临床表现并不单一,往往有湿热血瘀、水阻血瘀、湿浊血瘀、阳虚寒瘀、气虚血瘀、阴虚热瘀、气阴两虚瘀阻,在临床治疗的过程中,应根据临床症状的不同适时随症加减。

4　病案举例

患者男,64 岁,2016 年 3 月 12 日初诊。既往糖尿病病史 10 年余,现服用药物二甲双胍、拜糖平,病情控制不佳,血糖不稳定。症见:口干,无明显多饮、多食、多尿,疲乏明显,手心发热,午后加重,眼睛干涩,双下肢麻木,大便偏干,舌质暗,少苔,脉细数。辅助检查:糖化血红蛋白(HbAlc)8.7%,空腹血糖 9.0mmol/L,尿常规:尿蛋白(+),尿糖(+)。肾功能:血肌酐 253 μ mol/L。西医诊断:糖尿病肾病。中医诊断:消渴,证属气阴两虚瘀阻,治则:益气养阴化瘀。参芪地黄汤加减:生黄芪 50g,太子参 20g,熟地黄 15g,山药 15g,酒萸肉 15g,泽兰 15g,丹参 15g,红花 15g,川芎 15g,地骨皮 30g,益母草 15g,水蛭 15g,地龙 15g,莪术 15g,野菊花 15g,枸杞子 15g,苦丁茶 30g,甘草 6g。共 7 剂,水煎服,每次服 200ml,每日 2 次,嘱患者注意饮食,继续服用降糖药物。

二诊(2016 年 3 月 21 日):不适症状减轻,血糖:空腹血糖 7.9mmol/l,餐后血糖:10.9mmol/L;尿常规:尿蛋白(±),尿糖(±),肾功能:血肌酐 205μmol/L;原方 7 剂,继服,嘱患者注意饮食,继续服用降糖药物。

三诊(2016 年 3 月 28 日):精神好,无疲乏、口干,手心发热消失,眼睛干涩,双下肢麻木缓解,餐后血糖 9.4mmol/L;尿常规:尿蛋白(-),尿糖(-),肾功能:血肌酐 179μmol/L;原方去黄芪 30g、太子参 15g,加石韦 30g,共 7 剂,水煎服,嘱患者注意饮食,继续服用降糖药物。

按语:本病属于中医学"肾消""虚劳"范畴,证属气阴两虚瘀阻。西医当属 DN,是肾病科常见疾病之一,以蛋白尿、肾功能损害、水肿为主要表现。一诊:此患者除了表现为实验室检查异常外,还有疲乏、口干、手足心热、眼睛干涩等气阴两虚、肝血不足的表现,同时还表现出双下肢麻木、舌质暗等血瘀的表现。糖尿病日久阴津亏损,燥热耗气伤阴而致气阴两虚。脾气亏虚,则气血生化无源,故见倦怠乏力;阴亏津少故而口干喜饮,阴虚生热则见手足心热;气为血之帅,气虚推动无力,再加之阴血不足,津血亏损,则出现瘀血之象。精血同源,肝开窍于目,DN 日久致使精血亏虚,不能濡养肝目,则见眼睛干涩。舌质暗,少苔,脉细数均属气阴两虚瘀滞之象。戴教授以参芪地黄汤加减以益气养阴,健脾养肝的同时,不忘使用水蛭、地龙、牛膝、泽兰、益母草活血化瘀。有研究发现[10],水蛭可通过抗凝作用缓解肾脏炎症反应对肾小球的损伤,分解纤维蛋白与纤维蛋白原,降低血液黏度。地龙的有效成分蚯激酶具有抗凝血、溶栓的双重作用,可抑制肾小球血管系膜细胞增殖,减少系膜基质聚集,从而延缓肾小球硬化,改善肾功能。二诊患者临床症状好转,故守方治疗,三诊患者疲乏、口干,手心发热消失,眼睛干涩、双下肢麻木缓解,故原方去黄芪30g、太子参15g,加石韦30g。并在整个治疗过程中使用大量活血化瘀药物,以达到解毒通络、肾气来复的目的。

参考文献

[1]闫寒,马博清,付彩雯.糖尿病肾病发病机制研究进展[J].中国老年学杂志,2015,35(20):5973-5975.

[2]Mogensen C E,Christensen C K,Vittinghus E.The Stages in Diabetic Renal Disease.With Emphasis On the Stage of Incipient Diabetic Nephropathy [J].Diabetes,1983,32(Supol 02):64-78.

[3]宋立群,李灼,负捷,等.从《伤寒论》"少阴负趺阳"论治糖尿病肾病Ⅳ期[J].中国中西医结合肾病杂志,2017,18(03):189-191.

[4]程娜娜,王祥生.糖尿病肾病中医治疗进展[J].中医临床研究,2016,8(16):146-148.

[5]范乐,张燕,魏子孝.魏子孝治疗糖尿病肾脏病经验总结[J].中医药导报,2018,24(04):56-57.

[6]申少珍,王耀光.王耀光教授辨治糖尿病肾病的经验总结[J].中国中西医结合肾病杂志,2017,18(05):381-382.

[7]戴恩来.慢性肾脏病"毒损肾络"病机概论[J].中国中西医结合肾病杂志,2014,15(02):97-100.

[8]陈妍.中医药治疗糖尿病肾病的研究进展[J].中医临床研究,2016,8(32):141,144.

[9]戴恩来.血瘀证与活血化瘀[J].甘肃中医学院学报,2013,30(05):73-74.

[10]姜梦真,任惠娟,徐蕾,等.黄芪、水蛭有效成分对大鼠肾小球系膜细胞凋亡的影响[J].中成药,2017,39(05):902-906.

(石艳霞整理。本文原载于《中医临床研究》,2019,11(07):64-66.)

戴恩来教授治疗前列腺增生症验案

戴恩来教授是全国中西医结合优秀中青年科技工作者，医学博士，主任医师，硕士研究生导师，甘肃省"333"人才。从事中西医临床、教学及研究工作三十余载。笔者有幸跟随戴教授门诊，受益良多。现将戴恩来教授治疗前列腺增生症验案一例介绍如下。

1 前列腺增生症的概说

前列腺增生症又被称为良性前列腺增生症，是目前老年男性的常见病之一。男性随着年龄的增长前列腺上皮细胞增生，使正常高尔夫球大小的腺体增大，从而出现一系列尿道梗阻的症状。前列腺增生症最常见的临床症状有尿频、排尿困难及血尿等，这些临床症状对于男性的生活质量将会产生极大的影响[1]。正常男性从35岁以后都可能会出现不同程度的前列腺增生症状，而大多数男性自50岁以后就可能会出现相关临床症状。关于前列腺增生症的发病，目前尚未完全明确。但目前大多数学者认为前列腺增生与体内雄激素及雌激素的平衡失调有密切关系。除此之外目前有相关研究也表明前列腺增生症的发生还与感染、炎症、生活习惯等有关系，并且其与先天遗传也存在相关性。前列腺增生症的发病基础，目前公认的发病基础有两个。第一是为老年男性，第二是有功能的睾丸，这二者对于前列腺增生症的发生来说缺一不可。前列腺增生的西医治疗主要包括对症治疗和激素、药物治疗。常用的药物主要包括 5α- 还原酶抑制剂，如非那雄胺、度他雄胺，以及 2α- 肾上腺素能受体阻滞剂，如非选择 α_1 受体阻滞剂酚苄明及选择性 α_1

受体阻滞剂如哌唑嗪、特拉唑嗪等[2]。

2 戴恩来教授对本病中医病名的认识

前列腺增生症属于现代医学名词范畴，在传统中医中并无此病名。虽然在中医古代文献中无相关病名的记载，但依据其相关临床表现我们可以发现其与中医的"癃""闭""淋"等疾病症状是相吻合。如在《素问·刺疟篇》曰："足厥阴之疟，令人腰痛少腹满，小便不利，如癃状"；《素问·宣明五气篇》中有载："膀胱不利为癃，不约为遗溺"；《素问·气厥论》："胞移热于膀胱则癃溺血"；《灵枢·本输篇》云："三焦者……实则闭癃，虚则遗溺"；《灵枢·经脉篇》载有："足少阴之别，名曰大钟……实则闭癃，虚则腰痛"。《素问·六元正纪大论篇》将"淋"称其为"淋闷"，并有"甚则淋""其病淋"等记载。《诸病源候论·淋病诸候》指出："气淋者……其状：膀胱小腹皆满，尿涩，常有余沥是也。亦曰气癃。"以上均指出"癃""闭""淋"等症状主要表现为尿频、尿急、尿血、尿涩痛及尿淋漓不尽等症状，有时还可伴有腰痛、小腹胀满等症状，这些都与前列腺增生症的临床表现相一致。

3 戴恩来教授对本病中医病因病机的认识

在《素问·至真要大论篇》中记载"诸淋反戾，水液浑浊，皆属于热"；《丹溪心法·淋》提及"淋有五，皆属乎热"；《诸病源候论·淋病诸候》："诸淋者，由肾虚而膀胱热故也"；在《类证治裁·淋浊》中提及"浊在精者，由相火妄动，精离其位，不能闭藏，与溺并出或者移热膀胱，溺孔涩痛，皆白浊因与虚也。"戴恩来教授通过对前人经验的大量研究，总结出了自己的观点。戴恩来教授认为引起前列腺增生的中医病因无外乎"外感"及"内伤"两个方面。"外感"，如"感受寒邪""感受湿邪"及"感受热邪"等相关因素。而"内伤"与"久病""饮食失节""五劳"等因素有关。因此戴恩来教授认为前列腺增生症的病因病机可归纳为"肾虚为本，五邪为标，本虚标实"。而"湿热、寒凝、痰结、血瘀、气滞"则是前列腺增生症整个发生过程中存在的五大标证,均为实邪。其中"肾虚"为本[3]。是因为肾的主要功能是"主藏精,主水,主纳气"。肾藏精的功能是指肾封藏人的先天精气,为人体之元阴元阳,因此为"先天之本"。在《景岳全书·癃闭》云"凡癃闭之证……最当辨其虚实……今凡病气虚而闭者,必以真阳下竭,元海无根,水火不交,阴阳痞隔,所以气自气,而气不化水,水自水,而水蓄不行"。因此可以看出当肾气衰弱时,肾的蒸腾气化之力就会受损,从而使膀胱开阖失司,继则出现小便排泄障碍。并且当在"肾气亏虚"的状态下,会一并出现湿聚痰凝、精败血瘀等病理产物。当邪久居下焦不散时,则易瘀滞于经络,耗伤机体气血,从而导致前列腺体长期缓慢增生[3]。

4 案例

患者李某,男,55 岁,工人,2017 年 5 月 21 号初诊。主诉"尿频、尿无力 1 年余,加重 1 周"。自述 1 年前因劳累后受凉出现尿频、尿无力、尿变细、尿等待,并伴阴囊潮湿、尿中有胶状物及小便时双侧腰部牵扯不适感。就诊于当地社区后给予"前列康(4 片,口服,一日 3 次)"后患者上述症状未见明显改善。1 周前,患者不慎受凉后上述症状加重。刻诊:患者神清、精神可,怕冷,饮食可,睡眠可,大便溏薄,舌淡暗,苔白,舌体胖大,脉沉细。查泌尿系彩超示:轻度前列腺增生。依据各项化验检查、病史及治疗经过,诊断为"前列腺增生症"。辨证为寒凝经脉,湿瘀互结。首诊治疗方案:给予中药内服,中药以温经散寒、化瘀散结为治则,具体处方如下:

乌药 20g	枸杞子 15g	肉桂 10g	当归 15g
小茴香 6g	沉香 6g	茯苓 15g	干姜 15g
乳香 6g	没药 6g	王不留行 15g	橘核 15g
荔枝核 15g	鸡血藤 15g	桃仁 10g	赤芍 10g

7 剂。水煎分服,一日 1 剂,一日 2 次。嘱患者戒烟、忌酒,清淡饮食,畅情志。

静水流深——中西医学汇通之思维与实践

二诊:患者诉上述症状较前缓解明显,尿中仍有少量胶状物,双侧腰部不适感缓解,仍有怕冷症状,饮食可,睡眠可,大便稀溏。

治疗方案:继续给予中药口服,给予上原方加减,具体处方如下:

乌药 20g	枸杞子 15g	肉桂 10g	当归 15g
小茴香 6g	沉香 6g	茯苓 15g	干姜 15g
党参 15g	黄芪 30g	熟地 10g	山药 15g
山萸肉 15g	没药 6g	王不留行 15g	橘核 15g
荔枝核 15g	鸡血藤 15g	桃仁 10g	赤芍 10g

7剂。水煎分服,一日1剂,一日2次。嘱患者戒烟、忌酒,清淡饮食,畅情志。

三诊:患者上述症状明显改善,尿中仍有少量胶状物,怕冷、腰痛等相关症状消失,神情、精神可,睡眠可,二便可。

治疗方案:继续给予中药口服,给予上原方加减,具体处方如下:

乌药 15g	枸杞子 15g	肉桂 6g	当归 15g
小茴香 6g	沉香 6g	茯苓 15g	干姜 15g
没药 6g	王不留行 15g	橘核 15g	荔枝核 15g
鸡血藤 15g	赤芍 10g	黄芪 30g	党参 15g
山药 15g	山萸肉 15g		

7剂。水煎分服,一日1剂,一日2次。嘱患者戒烟、忌酒,清淡饮食,畅情志。药毕又诊,诸症均不明显,守方调理获愈。

讨论:本案患者为老年男性,出现尿频、尿无力、尿变细、尿等待及阴囊潮湿、尿中有胶状物及小便时双侧腰部牵扯不适感等症状。患者畏寒、怕冷则为寒邪侵犯机体,机体失于温煦而见。因此选方暖肝煎化裁,主要用药有当归、枸杞、肉桂、干姜、小茴香、乌药、沉香、茯苓等。暖肝煎其主要功效为温补肝肾,兼行气止痛,主要用于治疗睾丸冷痛,或小腹疼痛,疝气痛。寒为阴邪,其性收引、凝滞,故方中肉桂辛甘大热,温肾暖肝,驱寒止痛;小茴香、干姜起到温经散寒的功效,枸杞子、当归则温补肝肾,乌药与沉香则温经散寒兼理气作用,既可振奋肾阳又可暖肾纳气,茯苓利湿健脾。因患者为老年男性,劳累及久病,导致肾气亏虚。戴恩来教授认为肾气虚衰可表现为肾阳不足,即可出现寒凝经脉,这也与前列腺增生症以"肾虚为本"相一致。因而临床上可见患者有畏寒、肢冷、舌淡、苔白、舌体胖大,脉沉细等症状。所以在上方中加入党参配以黄芪以达到益气健脾,补肾助阳功效;山药、山萸肉以补脾益肾。戴恩来教授指出,临证首先要做到"中西合参,探明病理",同时整体配方中要体现出"瘀结为基,须辨寒热;温清分治,莫忘散结"[4]。同时认为"气滞、血瘀、痰结"等因素将贯穿于整个疾病过程中,并且在中医理论中就有"久病必有瘀"及"寒主收引、凝滞"的相关理论。在《血证论》中也有相关记载:"血与水本不相离""病血者未尝不病水,病水者未尝不病血",因此可以看出长期水液的运行障碍,也会导致机体的血运受阻,继而出现血瘀的症状,这也与戴恩来教授的用药意图。因此本方在温补肝肾、补气升阳的基础上加入鸡血藤、当归、赤芍、桃仁以活血化瘀、理气化湿;王不留行、橘核、荔枝核以行气散结;乳香、没药以行气活血、止痛。戴恩来教授在长期的临床实践中,形成了首先要做到"中西合参,探明病理",同时要注意"瘀结为基,须辨寒热;温清分治,莫忘散结"的前列腺增生症的治疗法则,具有较高的临床启发作用。

参考文献

[1]王梦芝.良性前列腺增生症的药物治疗进展[J].当代医学,2010,16(14):24-25.

[2]欧敏锐.5α-还原酶抑制剂的研究进展[J].海峡医药,2003,15(6):12-16.

319

[3]李赟.戴恩来教授辨治前列腺增生症的临床经验总结[D].兰州:甘肃中医药大学,2016.

[4]戴恩来.前列腺增生症的辨治捷法[J].甘肃中医学院学报,2015,32(1):76-77.

（赵莉整理。本文原载于《中医临床研究》，
2018,10(22):67-68.）

戴恩来教授运用通络法治疗
慢性肾小球肾炎经验举隅

慢性肾小球肾炎简称慢性肾炎，是指以蛋白尿、血尿、高血压、水肿作为基本临床表现，起病方式各有不同，病情迁延，缓慢进展，可有不同程度的肾功能减退，最终发展为慢性肾衰竭的一组肾小球病[1]。戴恩来教授根据多年的临床经验认为慢性肾脏病的发病过程便是毒邪损伤肾络的过程，在治疗慢性肾脏病的过程中常采取通络法以解毒通络，在临床上取得了一定的成效。笔者有幸跟随戴恩来教授门诊学习1年余，现将戴师运用通络法治疗慢性肾小球肾炎经验介绍如下：

1 慢性肾小球肾炎病因病机

西医学认为慢性肾小球肾炎大多由免疫反应介导引发，中医学认为本病虚实夹杂，内外之邪交替致病，病情迁延难愈。戴恩来教授认为该病以本虚标实为主，在脏腑亏虚的基础上产生的血瘀、湿热、水湿、湿浊等病理产物和风邪等诱发因素皆为毒邪，毒邪久踞于肾，会对肾脏功能以及结构造成进一步的病理损伤。肾络即肾之络脉，络脉支横别出、逐层细分、随络脉不断分支、络体细窄迂曲，具有满溢灌注、渗布血气于全身的生理功能[2]，而肾小球与肾小管的结构与功能与肾络类似，肾脏进行性损伤的过程便是毒损肾络的过程。

1.1 湿与热结，胶着脉道

湿邪包括内湿和外湿。外湿是指自然界外感六淫之气之一，常因气候、环境等诱因侵袭人体；内湿指人体内生五邪之一，多因脾脏亏虚，水液运化失司，水湿内停而为病。无论是内湿还是外湿，在人体内日久都可化热形成湿热。戴恩来教授认为湿热阻络是导致蛋白尿的主要病机，湿热之邪长时间胶着脉道，黏滞难化，伤及肾阴，以致火热更炽，导致肾失封藏，精微下泄，蛋白尿长期存在，迁延难愈。而湿热的实质是感染所导致的免疫反应状态，采用清利湿热的方法就是消除免疫反应[3]。

1.2 水湿泛溢，聚水而肿

《素问·水热穴论》："胕肿者，聚水而生病也。"说明浮肿就是由水液的积聚而导致的病症。在慢性肾小球肾炎的病程中，浮肿或多或少的存在。或由于肺失通调、脾失转输、肾失开阖，导致水湿潴留，泛溢肌肤。水湿内停，停积日久，阻滞气机，血行不畅，形成瘀血；水湿困脾，脾失健运，湿浊内生，久聚成毒，临床中可见于血肌酐、尿素氮升高者；瘀血与湿浊阻碍脏腑化生转输，反复致病。

1.3 瘀血阻络，血运不济

瘀血既是慢性肾脏病的主要病理产物，也是重要的致病因素，并贯穿其发病过程始终。这一病理过程包括血液的浓、黏、凝、聚到血栓形成和微循环障碍等病理变化[4]。瘀血阻滞于肾络，络脉失于荣养，气血运行不畅，不仅会导致血行停滞，而且会使肾的正常生理功能受到损伤，严重影响着肾脏病的预后。

1.4 风邪侵袭，更伤肾络

风邪易袭阳位，其性轻扬开泄，善行而数变，易侵袭人体头面上部、肌表、腰背等部位，发病急、传变快，人体感受风邪可在短时间内出现浮肿、小便少等症状。风邪可以诱发肾脏病并使其病情加重，肾脏病人多因感冒而发病或病情控制后因感冒而病情复发。在肾脏病治疗过程中应严防感冒以降低病情被诱发或加重的概率。

2　通络法的临床应用

2.1　清热利湿通络法

症见咽喉肿痛,皮肤疖肿、疮疡,面目、肢体浮肿,口苦黏腻,胸闷纳呆,口干喜热饮,小便黄赤、灼热、涩痛不利,舌红苔黄腻,脉濡数或滑数,辨证属湿热阻络者,治宜清利湿热,解毒通络。金银花、连翘、野菊花、紫花地丁、板蓝根以清热解毒,赤芍、红花、当归、桃仁、益母草、丹参、泽兰以活血化瘀通络。咽喉肿痛者加玄参、蝉蜕、山豆根;皮肤疖肿、疮疡加白花蛇舌草、半枝莲;小便黄赤、涩痛加土茯苓、萹蓄、瞿麦等。

病案1:史某,男,30岁,2016年1月23日初诊。主诉:咽痛3d,尿蛋白(++)。症见:咽喉肿痛,面目、双下肢轻度浮肿,口苦黏腻,口干喜饮,纳差,夜寐差,小便黄,舌红苔厚腻,脉滑数。中医辨证属湿热阻络,治宜清利湿热,解毒通络,予生地15g、当归15g、川芎15g、赤芍15g、青风藤15g、忍冬藤15g、玄参15g、桔梗15g、益母草15g、紫花地丁15g、地肤子15g、穿山龙15g、徐长卿15g、土茯苓30g,14剂。2月16日复诊,咽痛症状缓解,自述仍有泡沫尿,舌红苔少,脉滑。继以上方去紫花地丁、地龙、土茯苓,加丹参、桃仁、龙葵以加强活血化瘀通络之功。3月8日复诊,查尿蛋白(+),舌红少苔,脉细数,遂去玄参、桔梗,加山药、益智仁以益肾固精,后患者述怕冷、易感冒,又予黄芪、防风、白术、红景天以益气固表,现患者尿蛋白阴性,病情稳定,无其他不适。

2.2　利水化浊通络法

症见颜面或肢体浮肿、胸痞腹胀,小便不利,纳呆,恶心或呕吐,口中黏腻,身重困倦,精神萎靡,舌苔腻,脉缓或沉,中医辨证属水湿停滞、湿浊内蕴者。治宜醒脾化浊、利水消肿通络。药用藿香、佩兰、苍术、石菖蒲以醒脾化浊,车前子、益母草、当归、泽兰、赤芍、水蛭以利水消肿,化瘀通络。恶心呕吐者加生姜、竹茹;血肌酐、尿素氮升高者可加大黄、煅牡蛎以通腑化浊;胸痞腹胀、纳呆者加黄连、黄芩、薏苡仁等。

病案2:陈某,男,27岁,2016年2月2日初诊。主诉:颜面及双下肢浮肿,身体困重、疲乏,尿蛋白(+++),潜血(+),尿蛋白定量2.86g/24h,舌红苔白厚腻,脉沉。患者自述于2013年发现尿蛋白(+++),遂前来戴师门诊就诊。结合患者病史辨证为水湿内蕴、血瘀阻络,治宜利水祛湿、化瘀通络,予以车前子15g、泽兰15g、益母草15g、桃仁15g、生地15g、赤芍15g、当归15g、苍术15g、石菖蒲15g、青风藤15g、穿山龙15g、徐长卿15g、龙葵15g、土茯苓30g、炒白术20g、黄芪30g,14剂。2月19日复诊,自述浮肿症状减轻,仍疲乏,嘱继服原方14剂。4月12日复诊,查尿蛋白(++),双下肢稍浮肿,舌红苔薄黄,脉沉,遂去车前子、泽兰,加忍冬藤、红花、川芎以化瘀通络,此后该患者尿蛋白降至(+),现于门诊继续治疗。

2.3 活血祛瘀通络法

症见面色黧黑或晦暗,腰部疼痛固定或刺痛,肌肤甲错,肢体麻木,舌色紫暗或有瘀点、瘀斑,脉细涩,辨证属瘀血阻络者。常用药物有桃仁、红花、当归、丹参、赤芍、川芎、水蛭、地龙、僵蚕等。兼气虚者加黄芪、党参、茯苓;兼阴虚者加生地、山药、山萸肉;兼阳虚者加锁阳、巴戟天、仙茅、淫羊藿等。

病案3:王某,女,50岁。慢性肾小球肾炎3年余,查尿蛋白定量1.73g/24h,血压130/100mmHg,小剂量口服泼尼松20mg/d,观其面色晦暗,怕冷,舌色淡暗,苔厚腻,脉沉细。中医辨证为瘀血阻络兼阳虚型,治宜温阳活血、化瘀通络,予以淫羊藿15g、巴戟天15g、仙茅15g、红景天15g、桃仁15g、红花10g、当归15g、赤芍15g、川芎15g、青风藤15g、地肤子15g、徐长卿15g、龙葵15g,14剂。二诊,自述因血压控制不佳,现测血压160/100mmHg,颜面部及上肢肿胀不适,夜尿频,舌淡暗苔白腻,继以原方加穿山龙15g、萆薢15g、苍术15g、石菖蒲15g、鸡血藤15g、泽兰15g、土茯苓15g,予以吲达帕胺片以控制血压。三诊,诉血压控制可,颜面及四肢肿胀明显减轻,尿蛋白减轻,仍有怕冷,予补阳健肾方:红景天 15g、淫羊藿 15g、肉苁蓉 15g、当归 15g、红景天 15g、黄芪 30g,以巩固疗效。

2.4 搜风活血通络法

症见每因感冒病情加重,病情反复发作,蛋白尿、血尿控制不佳者。常用药物有桂枝、秦艽、羌活、青风藤、鸡血藤、徐长卿、龙葵、蜈蚣、全蝎等。表虚不固者加黄芪、白术、防风等。

病案 4:杨某,男,22 岁,慢性肾小球肾炎 8 年余,自述 8 年前因感冒出现眼睑水肿,晨起为著,伴乏力,查:尿蛋白(++),血清 C_3 下降,尿微量白蛋白 80mg/L,甘油三酯 8.25mmol/L。多次住院治疗,期间尿蛋白控制差,遂前来门诊就诊,当天查尿蛋白(++),症见眼睑轻微浮肿,双下肢无水肿,易疲乏,精神差,无其他不适,舌淡暗,苔白厚,脉沉细。诊断为慢性肾小球肾炎,中医辨证属水湿内停,瘀血阻络,表虚不固。治宜活血祛瘀,化湿通络,祛风固表。予青风藤 15g、忍冬藤 15g、生地 15g、炒白芍 15g、川芎 15g、当归 15g、蒲公英 15g、天葵子 15g、紫花地丁 15g、苍术 30g、石菖蒲 30g、龙葵 15g、薏苡仁 15g、炒白术 15g、防风 15g,14 剂。嘱患者注意休息,勿劳累。二诊:述尿频,无其他不适。去白芍,加赤芍 15g,去天葵子、紫花地丁,加山药 20g,继服,14 剂。三诊:述服药后尿量增加,测血压 125/70mmHg,查尿蛋白(+),舌红,苔白,脉沉。加穿山龙 15g、徐长卿 15g、黄芪 30g、党参 15g,继服,30 剂。四诊:自述无其他不适,尿常规蛋白阴性,舌红,苔白,脉沉缓。予上方加地肤子 15g、覆盆子 15g,以巩固疗效,继服。嘱定期复查尿蛋白定量,不适随诊。

3 体会

慢性肾小球肾炎的特点就是病情迁延难愈,容易反复发作。免疫反应是慢性肾小球肾炎发病的病因,免疫反应所产生的病理产物便是其病情进展的重要因素。慢性肾小球肾炎的患者病程较长,尿蛋白反复异常,单纯口服西药效果不甚理想,戴恩来教授根据患者病情在治疗前期采用通络药配伍活血化瘀药以及清热解毒药以活血化瘀、清热利湿通络,根据患者服药后情况临证加减,兼脾肾亏虚者加山药、茯苓、芡实等以健脾固精,兼阳虚血瘀者加锁阳、巴戟天、淫羊藿以温阳活血,兼表虚不固者加黄芪、白术、防风以补气固表,使尿蛋白顺利减轻乃至转阴,说明通络法具备临床可行性,可以为治疗慢性肾小球肾炎提供新的治疗思路,值得进一步分析研究与完善。

参考文献

[1]葛均波,徐永健.内科学[M].北京:人民卫生出版社.2013.

[2]戴恩来.慢性肾脏病"毒损肾络"病机概论[J].中国中西医结合肾病杂志,2014,15(02):97-100.

[3]戴恩来.肾病湿热证之探讨[J].中国中西医结合肾病杂志,2009,10(11):1030-1031.

[4]戴恩来.血瘀证与活血化瘀(一)[J].甘肃中医学院学报,2013,30(05):73-74.

(张禹整理。本文原载于《亚太传统医药》,
2017,13(1):94-95.)

戴恩来教授运用二仙汤治疗女性更年期综合征经验

戴恩来教授是甘肃中医药大学教授,硕士、博士生导师,有二十多年的临床经验, 师从全国名老中医、著名肾病专家刘宝厚教授。戴教授着力研究和传播刘宝厚教授"中西医双重诊断,中西医有机会结合"的中西医结合临床诊疗模式,对原发性、继发性肾小球疾病,尿路感染,前列腺疾病及肾虚等病症有很好的临床诊疗。更年期综合征是女性绝经期前后的常见病,患者往往自觉症状明显,但是各项实验检查结果未见异常或者仅仅轻微异常。临床显示西医治疗效果并不是很明显,戴恩来教授根据二十多年的临床经验对女性更年期综合征的治疗积累了丰富的临床经验,以二仙汤为基础方进行加减治疗女性更年期综合征取得了很好的临床疗效。

1 中西医对女性更年期综合征的认识

《素问·上古天真论》记载:"女子七七任脉虚,太冲脉衰少,天癸竭,地道不通,故形坏而无子也。"此期为女性的绝经期,更年期综合征属于中医的"脏躁"范畴,亦称"围绝经综合征"。一般多发生于45~55岁,女性出现月经紊乱、烘热汗出、失眠多梦、头晕耳鸣、腰膝酸软、纳差疲乏、记忆力衰退以及其他一些临床症状,主要病机为肾气渐衰、冲任失调、天癸渐竭[1]。由此可见,肾精的盛衰是月经来潮与经断不来的内在原因, 肾精引起诸脏乃至全身功能障碍是更年期综合征发生的根本原因[2]。现代医学认为更年期综合征指在妇女绝经期前后因下丘脑－垂体－卵巢轴失衡,卵巢分泌的雌激素减少,进而影响植物神经中枢及支配的脏器功能,出现的一系列的植物神经功能失调症状。西医目前无特效治疗方法,主要依靠激素替代疗法,补充雌激素,但雌激素治疗有潜在的不良反应,不能长期应用[3]。

2 二仙汤方药分析及加减变化

二仙汤出自《妇产科学》,是由仙茅 3 钱(15g),仙灵脾 3 钱(15g),当归 3 钱(15g),巴戟天 3 钱(15g),黄柏 1 钱半(7.5g),知母(1 钱半)7.5g 组成,具有温肾阳、补肾精、泻肾火、调理冲任。仙茅、仙灵脾、巴戟天性温和,具有补肾精、温肾阳的作用;黄柏、知母性虽寒但入肾经,泻肾火、滋肾阴;当归温润补血和血,调理冲任。二仙汤温肾阳、补肾精、泻肾火、滋肾阴、调理冲任、平衡阴阳,使阴得阳助而泉源不竭,阳得阴助而生化无穷,终达阴阳调和之效,则诸证自除[4]。

戴恩来教授具体应用二仙汤:仙茅 15g、仙灵脾 15g、巴戟天 15g、知母 10g、黄柏 10g、当归 15g。

随症加减:伴有不寐者加茯神 30g、夜交藤 15g、合欢皮 15g、首乌藤 10g;伴有自汗盗汗者加浮小麦 30g、生牡蛎 20g、龙骨 20g;伴有脱发者加何首乌 15g;伴有湿热者加石菖蒲 15g、苍术 15g、藿香 15g、佩兰 15g;伴有身体疼痛者加醋乳香 6g、醋没药 6g、羌活 15g、桑枝 15g;伴有视力模糊者加枸杞子 15g、菊花 15g、密蒙花 15g;伴有脾气虚者加黄芪 30g、党参 15g。

3 病案举例

陈某某,女,52 岁,2016 年 2 月 26 日初诊。患者自述潮热自汗、疲乏嗜睡、夜间梦多、腰膝酸软、不欲饮食,经家人介绍前来就诊。患者舌红少苔,脉沉细。戴教授分析此乃肾亏冲任受累,经血不足,阴阳失调,实验检查未见异常,戴教授结合临床经验考虑为更年期综合征。治疗给予益肾固本,调补冲任之法。戴恩来教授予二仙汤为基础方进行加减,处方:仙茅 15g、仙灵脾 15g、巴戟天 15g、知母 10g、黄柏 10g、当归 15g、桂枝 10g、龙骨 20g(先煎)、牡蛎 20g(先煎)、白芍 30g、大枣 15g、炙甘草 6g。因患者自述出汗较多,结合脉象和舌象通过辨证论治,戴教授在此基础上合桂枝龙骨牡蛎汤,以调阴阳,和营卫,兼固涩精液。嘱患者先服 4 剂,每日 1 剂,水煎,早晚分服。因患者偶尔腿部抽筋麻木,戴教授考虑骨质疏松,给予骨化三醇服之,一次 1 粒,一日 1 次。2016 年 3 月 1 日二诊,患者诉食欲好转,自汗睡眠缓解,腿部抽筋麻木症状也缓解,但患者仍感觉气短乏力,舌红苔薄白,脉象同前。戴恩来教授在原方基础上加黄芪 30g、党参 15g,7 剂,每日 1 剂,水煎,早晚分服,骨化三醇继续按上述方法服用。2016 年 3 月 8 日三诊,患者诉上叙述症状基本好转,戴恩来教授原方不变,7 剂,每日 1 剂,水煎,早晚分服。随访未再复发。

4　讨论

更年期综合征是指女性在自然绝经期前后,由于肾精亏损,经血不足,冲任不调,阴阳失调而引起的一组证候群。更年期综合征是一个复杂的证候群,涉及多个脏腑,戴恩来教授主张辨证与辨病相结合,围绕病因来调整五脏的气血、肾阴与肾阳,使阴平阳秘、精神乃治,恢复脏腑的平衡。在补肾、调整阴阳、气血的前提下,戴恩来教授结合多年临床经验,运用二仙汤加减治疗更年期综合征。戴恩来教授认为,肾为先天之本,十二经脉之根,肾主纳气,肾为气之根,若肾气充足则组织、经络得以濡养和温煦、气血调和,阴阳平衡,机体健康。

本病虽因肾气衰减,体内阴阳平衡失调而起,但有些患者或有精神因素,或有某些特殊性格,故在辨证施治中,心理治疗也是一个重要内容。首先应解除患者思想顾虑,指明本症为生理性进程,绝经后只是生殖能力的断绝,而并非生命活力的终止,身体对更年期的变化都能逐渐地适应。争取社会及家庭的配合,是提高疗效的关键环节,不可忽视[5]。现在的医学模式是生物-心理-社会医学模式,因此必须考虑到病人生活在其中的社会环境所带来的生理和心理影响,医生不仅要关心病人的身体,还要关心病人的心理;不仅关心病人个体,而且要关心病人的家属、病人的后代以及社会。

参考文献

[1]杨丹红,施菌,贾仰民.针刺结合药物治疗改善更年期患者症状及对血抗氧化系统的影响[J].中国临床康复,2006,10(19):14-16.

[2]张晓艳.更年期综合征的中医病因病机探析[J].长治医学院学报,2008,22(2):139-140.

[3]刘健锋.更年期综合征中西医研究动态与发展[J].中国现代药物应用,2010,4(14):244.

[4]董冰峰,方肇勤.中国中医基础医学杂志[J].上海中医药大学中医基础医学实验室,2003,9(10):798.

[5]薛堂语.加味二仙汤治疗更年期综合征 74 例[J].成都市新都区人民医院,2002,20(10):53.

(苑浩彬整理。本文原载于《亚太传统医药》,2017,13(02):111-112.)

戴恩来教授运用济生肾气汤加减治疗甲减水肿临证经验

戴恩来教授系甘肃省名中医,从事中西医临床、科研、教学工作近三十余年,学识渊博,临床经验丰富。对于甲状腺功能减退的治疗,有独到的经验和见解,临证每多获效。笔者有幸跟师侍诊,聆听教诲,受益良多。现将老师运用济生肾气汤治疗甲减水肿的经验介绍如下。

甲状腺功能减退症(hypothyroidism,简称甲减)是由于甲状腺激素合成和分泌减少或组织利用不足导致的全身性低代谢综合征[1]。其病理特征是黏多糖等在组织和皮肤堆积,严重者可表现为黏液性水肿,女性较多见,且患病率随年龄增长而逐年上升。临床常见畏寒肢冷、疲乏、汗少、精神萎靡、嗜睡、记忆力减退、便秘、性功能减退、黏液性水肿等症状。而其中甲减水肿更是令人困扰的顽症,其长久发展可能影响各种物质的代谢,引起多器官的功能改变。现代医学目前主要是采用甲状腺激素替代治疗,但疗程长,且长时间服药会带来多种副作用。

中医虽并无对应甲减水肿之病名,但据其临床表现,多归属于"虚劳"和"水肿"范畴。《素问·平人气象论》指出,面肿曰风,足胫肿曰水。《医宗金鉴·肿胀总括》:"上肿曰风,下肿曰水。故风水之证,面与胫足同肿也。"中医药治疗甲减水肿具有肯定疗效,通过调整机体各脏腑的整体功能,可明显改善患者临床症状及甲状腺激素水平,前景可瞻。

1 阳虚是发病之本,病变部位责之于脾肾

戴教授认为,甲减所致水肿之本多在阳虚。阳虚不运,气化不利,致水湿、痰饮、瘀血等阴邪滞留。病因多由先天禀赋不足,肾气虚衰,后天失养,脾失健运,或积劳内伤而致。病机以肾阳不足为主,影响及脾,本病与脾肾两脏关系密切。隋代医家巢元方《诸病源候论》中《虚劳病诸候·虚劳浮肿候》提到:"肾主水,脾主土。若脾虚则不能克制于水,肾虚则水气流溢,散于皮肤,故令身体浮肿。"肾是真阴真阳蛰藏的地方,为脏腑阴阳之根,生命之本,人身五脏诸阳皆赖肾中元阳以生发。肾阳亏虚,命门火衰,火不生土,不能温养脾阳,或肾虚水泛,土不治水反为所侮,脾阳受损,而致脾肾阳虚。《张聿青医案》曰:"脾胃只腐化,有赖肾中之一点真阳蒸变。"肾阳衰故脾阳亦衰。肾为主水之官,肾阳不足,不能化气行水,脾虚不能运化水湿,水液代谢障碍,泛溢肌肤则发生水肿。

2 治法温阳利水兼祛痰瘀

《素问·至真要大论》病机十九条中曰:"诸寒收引,皆属于肾;诸湿肿满,皆属于脾。"《景岳全书·肿胀》有云:"水肿证以精血皆化为水,多属虚败,治宜温脾补肾,此正法也……故凡遇此辈,必须千方百计,务求根本,庶可保全。"《内经》云"损其有余,补其不足。"戴教授根据其肾阳虚的病机,多从肾论治,着重温运肾阳,肾阳复,脾得温煦,以使枢机升降运动自如,排除水液代谢障碍,达到阴平阳秘、精神乃治的目的[2]。在选方用药方面,戴教授采用济生肾气汤加减,以温补肾阳、化气行水,其药物基本组成为:熟地 15g,山药 15g,山萸肉 15g,桂枝 10g,附子 10g,茯苓 30g,泽泻 10g,丹皮 10g,车前子 15g,牛膝 15g,猪苓 15g,锁阳 15g,巴戟天 15g。临床根据病情需要酌情加减。方中熟地滋补肾阴,少加附子助命门之火以温阳化气,乃"阴中求阳"之意;附子温肾助阳以化气行水,兼暖脾土,以温

运水湿,联合桂枝通阳化气,补下焦之阳,以鼓舞肾气;山萸肉、山药补肝益脾,化生精血,辅以滋补肾中之阴;牛膝滋阴益肾;茯苓利水渗湿,健脾补中,药理学研究显示其有缓慢持久的利尿作用,能够促进氯、钠等电解质的排出,联合泽泻、猪苓加强利水之功,并可防熟地之滋腻;牡丹皮凉血活血,清热散瘀;车前子清热利湿;锁阳、巴戟天温补肾阳。诸药共奏温肾化气,利水消肿之功。现代药理研究表明:济生肾气汤可改善水液代谢[3],还可提高巨噬细胞的吞噬能力,能够有效改善物质代谢功能[4]。

除了顾及本虚,戴教授还考虑到久病入络,本虚标实。《金匮要略》中提到:"血不行则为水",水湿与瘀血常常相兼为病。津血本为同源,"津可载血,血可化津",水液停聚则血液运行不畅,血道闭阻成瘀,津液亦不得敷布。部分患者因素体虚弱,运化失常,久而聚湿成痰成瘀,可见舌暗或有瘀点,舌苔白腻,脉细涩。戴教授常改泽泻为泽兰,取其活血利水消肿之效,并加陈皮、乳香、没药、丹参等药物祛痰除瘀。戴教授还强调,久用淡渗利水之剂,易伤阴液,水邪未尽而精气亏损,故在水肿消退之缓解期时,应益气固本,用黄芪、党参等温阳益气,防水肿反复不愈。

3 病案举例

患者邵某,女,33岁,2015年12月11日初诊。主诉:颜面部、双眼睑水肿1月余。症见:颜面部、双眼睑浮肿,畏寒肢冷,神疲乏力,便秘,纳差。舌淡暗,苔白,脉细。体查非凹陷性水肿,推测其可能与甲功异常有关,建议查甲状腺功能,暂未开方。

二诊(2015年12月15日),12月13日实验室检查:甲功示:血清T_3:1.03nmol/L↓,T_4:63.050nmol/L↓,TSH:7.150μIU/ml↑。初步诊断:原发性甲状腺功能减退。四诊合参,中医辨证为脾肾阳虚证,用济生肾气汤加减,以温补脾肾、化气行水:熟地15g,山药15g,山萸肉15g,桂枝10g,附子10g,茯苓30g,泽兰10g,丹皮10g,车前子15g,牛膝15g,猪苓15g,

锁阳15g,巴戟天15g。7剂,水煎服,每日1剂,分3次服。

三诊(2015年12月22日):经治患者颜面部、双眼睑水肿较前稍减轻,仍有乏力,怕冷,大便干,食纳一般。舌淡暗,苔白,脉细。继续以温补脾肾、化气行水为治则,上方改茯苓15g,加浮萍10g、郁李仁15g、肉苁蓉15g、黄芪20g。7剂,煎服法同上。

四诊(2015年12月29日):自诉颜面部、双眼睑水肿明显减轻,疲乏、怕冷症状缓解,二便调,纳可。舌淡,苔白,脉细。上方去郁李仁、肉苁蓉、浮萍继服。

五诊(2016年1月5日):颜面部、双眼睑浮肿消失,无疲乏、畏寒肢冷,二便调,纳可。舌淡红,苔白,脉细。上方去车前子、泽兰、猪苓继服,一日1剂巩固疗效。1月后复查甲状腺指标T_3、T_4、TSH均已转为正常,无特殊不适。

按语:患者主诉颜面浮肿,按诊视其非凹陷性水肿,经实验室检查确诊水肿系由甲减引起。患者素体阳虚,肾阳为一身阳气之根本,阳气不足时,气血津液的运行、输布和代谢会受到影响,则出现畏寒肢冷、神疲乏力、便秘等症状;影响及脾,脾失健运,气血生化无源,则纳差;肾阳不足,不能化气行水,脾虚不能运化水湿,水液代谢障碍,泛溢肌肤则发生水肿。舌淡暗,苔白,脉细亦为一派阳虚之象。治以温补脾肾、化气行水,以济生肾气汤加减。三诊时加浮萍,可发汗祛风,加强利水消肿之效。患者便秘亦因阳虚所致,加肉苁蓉可补肾阳、益精血、润肠通便,郁李仁润肠通便、下气利水,共奏温阳利水之功。在水肿渐退之时,加黄芪益气固表、温阳利水,助阳气布达全身,意在作水肿的善后调理。治疗思路始终围绕阳虚水停的基本病机,利水同时注意温阳、顾护阳气,标本兼顾,不但消除水肿,还使甲状腺功能各指标恢复正常,收效不凡。

4 结语

西医对甲减水肿的治疗主要以甲状腺激素替代为主,但疗程长,且副作用较大。戴恩来教授根据甲减水肿肾阳虚的病机,采取温补肾阳、化气行水的治疗方法,以济生肾气汤加减,不仅消除了水肿,还通过间接缓慢的调节阴阳,从根本上改善患者体质,调节体内免疫功能,从而修复甲状腺功能损伤,临床疗效满意,弥补了单纯应用甲状腺激素替代治疗的不足,值得临床推荐。

参考文献

[1]中华医学会内分泌学分会《中国甲状腺疾病诊治指南编写组》.甲状腺疾病诊治指南·甲状腺功能减退症[J].中华内科杂志,2007(11):20.

[2]闫遂山.加味济生肾气汤治疗功能性水肿的体会[J].河南中医药学刊,1999,14(2):52-53.

[3]周颂东.济生肾气丸的现代药理与临床应用[J].中国中医药现代远程教育,2008,6(9):1138-1139.

[4]赵涛,王鹏飞,温旭,等.济生肾气丸治疗脾肾阳虚型慢性肾小球肾炎[J].吉林中医药,2015,35(1):30-33.

(张琬婷整理。本文原载于《亚太传统医药》,2016,12(24):111-112.)

静水流深——中西医学汇通之思维与实践

戴恩来教授运用麻杏石甘汤加减治疗痤疮经验体会

　　戴恩来老师系甘肃省名中医,从事中西医临床、教学及科研工作三十余年,有较丰富的临床经验。对于痤疮的治疗,也有独到的经验和体会,临床疗效显著。笔者跟随戴恩来教授临床实践,受益良多。现将老师运用麻杏石甘汤治疗痤疮的经验介绍如下。

　　痤疮,俗称"青春痘"或"青春疙瘩",中医称之为"面疮""肺风粉刺""粉刺",多发于青春期男女的面部或背部,是毛囊、皮脂腺的一种慢性炎症,为临床最常见的皮肤病之一[1,2]。西药常给予抗雄性激素、抗炎、维 A 酸类药物、糖皮质激素等,上述治疗方法虽有一定疗效,但易产生耐药性,且存在禁忌证和毒副作用等问题[3,4]。研究发现[5],痤疮患者或多或少存在不同程度的内分泌功能紊乱,而内分泌功能失调又可进一步加重痤疮的症状,因此形成恶性循环。中医药学发挥辨证论治的特色,标本兼顾,在消除外部症状的同时,又能调理内分泌功能,达到标本兼治的目的。

1　脏腑功能失调是痤疮发病之本

　　《素问·本脏》中阐述:"视其外应,以知其内脏,则知所病矣。"痤疮虽表现于外,但与五脏六腑关系十分密切;脏腑功能失调是痤疮发病之本。本病的发生多因素体阳热偏盛,复受风热之邪侵袭,熏蒸肌表;或饮食不节,过食辛辣肥甘厚味,损伤脾胃,湿热内生,上蒸颜面;或肝郁气滞,气血阻遏,血热内蕴,怫郁肌表;或肾水不足、虚火上炎等[6];然《医宗金鉴·外科心法要诀·肺风粉刺》记载:"此证由肺经血热而成,每发于面鼻,起碎疙瘩,形如黍屑,色赤肿痛,破出白粉汁。"故本病病位主要责之于肺胃。近年来,许多医家对痤疮的中医辨证类型进行更为深入的细分,在肺胃湿热型基础上提出肾虚(脏腑辨证)、湿热、血瘀、痰结等证型[7],为本病的治疗开拓广阔的思路。中医学认为肺主皮毛,《素问·五脏生成论》言:"肺之合皮也,其荣毛也。"《灵枢·经脉篇第十》云:"手太阴气绝,则皮毛焦,太阴者,行气温于皮毛者也。故气不荣则皮焦,皮毛焦则津液去皮节,津液去皮节者,则爪枯毛折。"生理上肺通过宣发作用,输布卫气与津液以温养皮肤,即《素问·阴阳应象大论》"肺生皮毛"。在病理上外邪常由皮毛侵入犯肺,肺脏有病亦常影响皮毛,即肺不能濡养皮毛而引起皮毛发病,痤疮就是临床上很常见的皮肤病之一。故戴老师根据"肺主皮毛"理论,从肺论治痤疮,效果显著。

2 痤疮病位在肺胃,病性多郁热,治疗宜透散

《素问·生气通天论》云:"劳汗当风,寒薄为皶,郁乃痤。"指出"郁"是痤疮的致病原因。李东垣提出的"六郁",即气郁、血郁、食郁、痰郁、湿郁、火郁均可致"郁乃痤"[8]。戴老师也认为"郁"在本病发病中起着重要的作用。有学者将郁的类型分为肺经郁热型、肝木郁结型、脾胃湿热型、气血郁结型、冲任失调型、阳郁寒凝型[9],故其痤疮的表现形式也是多种多样的。然其主要病理变化是阳气怫郁,头为诸阳之会,手足阳经交会于头面,足太阳经行走于背,故头面和背为是阳气怫郁的主要部位,也是痤疮的好发部位。

戴老师强调,本病病位主要责之于肺胃。临床上患者中医辨证多为肺胃热壅型。肺主皮毛,当外邪侵袭皮毛,内传于肺,肺气不清,肺中郁热,熏蒸肌肤,血热郁滞,搏结不散,故生痤疮。针对肺胃热壅型痤疮,如何解郁便是治疗的关键?从肺的生理功能特点来

看,肺主气、司呼吸,主宣发肃降。肺在体合皮,其华在毛。肺气的宣发和肃降作用,使皮肤腠理气机通畅,气血津液得以正常地输布、代谢和排泄,故可见皮肤润泽、光亮。老师根据"肺主皮毛"的理论依据,在辨证论治的基础上,治疗本病时多选具有辛温性质的中药,正如《素问·阴阳应象大论》所言:"其高者,因而越之;其下者,引而竭之……其在皮者,汗而发之。"通过药物的辛温之性,宣发肺气,调畅气机,使邪气从皮而走达到透散邪气的目的。

在选方用药方面,戴老师采用麻杏石甘汤加减,以辛散透邪,通腑泄热,其药物基本组成为:麻黄 10g,石膏 30g,杏仁 10g,桑白皮 15g,知母 10g,桔梗 15g,当归 15g,赤芍 10g,生大黄 6g(后下),火麻仁 30g,芦荟 20g,甘草 6g。方中麻黄辛温,开宣肺气,开腠理透散邪气;配伍辛甘大寒之生石膏,其用量倍于麻黄。二药一辛温,一辛寒,合用相反之中寓有相辅之意,麻黄得石膏,宣肺而不助热,石膏得麻黄,清肺胃热而不凉遏。杏仁味苦,降肺气,与麻黄相配则宣降相因。现代药理研究表明[10],苦杏仁中所含的脂肪油可使皮肤角质层软化,润燥护肤,并可抑杀细菌。此外,还能消除色素沉着、雀斑、黑斑等作用,从而达到美容的效果。桑白皮入肺、脾经,知母入肺、胃、肾经,两药配伍可清肺胃之热,使得气血津液正常输布滋养皮肤。桔梗味苦、辛,入肺经,宣肺。《本草求真》曰:"桔梗系开提肺气之药,可为诸药舟楫,载之上浮。"能引诸药上达病所,透邪外出。

戴老师在治疗本病时常加活血化瘀的药物,《素问·生气通天论》中言:"营气不从,逆于肉理,乃生痈肿。"提示瘀血为痤疮形成的病理机制之一,在本病初期多为血热煎熬而成瘀血,治以凉血活血之品,如赤芍、丹参、丹皮等;久病入络或因久用寒凉药物而凉遏气血,需注意辅以温通经络之品,常用当归、川芎、红花等;女性患者需问其月经及白带情况,部分患者可有月经不调,气血郁滞日久,蕴结于面部肌肤而发病,又因月经前气血下聚于胞宫,虚火浮越于上而致经前面部痤疮急剧增多加重或素有带下病,湿热或痰湿蕴结亦会加重面部皮损;因此调理经带尤为重要,使气血和顺,月经调、带下愈则面部痤疮往往可以消除。老师指出痤疮的发生多因外邪侵袭,致"气门"闭塞。肺主皮毛,与大肠相表里,肺气壅滞,肃降无权,大肠传导失司,故临床常见患者伴有便秘症状;肠道糟粕积于体内(代谢废物难以排出),蓄积成毒致病情加重。治宜"釜底抽薪"。常选用大黄、火麻仁、芦荟、郁李仁等以通腑气、促排便,同时也减少皮肤腠理之郁滞。

3 病案举例

张某,女,18岁(兰州人,学生),病案号:673171。2014年6月12日初诊。面部痤疮3年,反复迁延不愈,常在经前及学习压力大时面部痤疮明显加重。症见:额头、两颊以及下颌部可见针尖至米粒大小红色丘疹样皮损,右侧面颊可见数个因搔抓或挤压出现的小凹坑状瘢痕,颜面皮肤油腻,口微渴,大便干,三日一行。纳可,寐安,小便尚可。舌质红,苔薄黄,脉弦滑。诊断为粉刺,证属肺胃热壅型,治宜辛散透邪,通腑泄热。方用麻杏石甘汤加减:麻黄10g,杏仁10g,生石膏30g,当归15g,桑白皮15g,桔梗15g,生大黄6g(后下),火麻仁30g,芦荟20g,生地15g,知母10g,甘草6g。7剂,水煎分两次口服,一日1剂。服药7剂后,患者病情显著好转,额头、下颌处丘疹变平,且未起新疹,皮肤变干,大便正常,每日一行,舌暗红、苔薄白,脉弦滑,舌质淡红,脉沉。守上方巩固治疗1月,皮损基本消退,残留散在色素沉着。

参考文献

[1]赵辨.临床皮肤病学[M].2版.南京:江苏科学技术出版社,1993:833.

[2]瞿幸.中医皮肤性病学[M].北京:中国中医药出版社,2009:225-226.

[3]吕凌,张小卿,吴景东.试论痤疮从脾论治[J].中国中医基础医学杂志,2014,20(11):1476-1477.

[4]张英辉,张诚胜,孟杰.中西医治疗痤疮的临床疗效及对患者负性情绪和生活质量的影响[J].中国实验方剂学杂志,2013,19(23):310-312.

[5]俞若熙,王琦,倪诚.从湿热体质论治痤疮的临床疗效观察[J].中华中医药杂志(原中国医药学报),2012,27(12):3240-3242.

[6]李贤俏,杨金生.痤疮的病因病机和外治法研究进展[J].中国中医基础医学杂志,2013,19(23):310-312.

[7]王俊华.痤疮的辨治法[J].辽宁中医杂志,2001,28(4):251.

[8]王建青."郁乃痤"发微[J].中国中医基础医学杂志,2014,20(7):993-994.

[9]赵俊茹,胡冬裴.探讨郁乃痤理论对痤疮辨证治疗的意义[J].四川中医,2015,33(3):35-37.

[10]王道芳.浅述桃仁与苦杏仁的药理及临床应用[J].基础中药杂志,2002,16(6):61-62.

(陶青玲,薛国忠整理。本文原载于《甘肃中医药大学学报》,2016,33(02):17-19.)

戴恩来教授治疗偏头痛验案举隅

偏头痛(migraine)在临床上呈反复发作的特点,属于慢性疾病,临床表现为发作性的单侧或双侧搏动性头痛,常伴有恶心、呕吐、畏声、畏光、不愿活动等症状。近年来西药对偏头痛疗效不甚显著,多数患者复发率较高,长期服药还会产生不良反应,甚至导致药物过度使用性头痛。偏头痛属于中医学"头痛"的范畴,中药汤剂具有不良反应小、疗效可靠等特点,在治疗偏头痛中广泛应用。导师戴恩来教授主张病证结合、优势互补的临床诊治模式,提倡辨病准确、辨证明确,对治疗偏头痛颇有心得,认为气滞血瘀、阳明热盛、痰湿瘀滞是其临床主要证型。笔者有幸师从于侧,聆听教诲。现将老师对偏头痛的认识和治疗经验介绍如下,以飨同道。

1 活血祛瘀法

张某,女,40岁,未婚。2015年2月27日就诊。主诉:反复头痛10年余,加重伴恶心1d。患者自述近10年来无明显诱因出现偏头痛,情绪波动后加重,部位固定不移,痛如锥刺,且伴有恶心、呕吐。10年来头痛反复发作,多处治疗无效,严重影响患者的工作及生活。遂来戴老师门诊处就诊。首症见:间断性头痛,情绪波动后加重,痛点固定不移,痛如锥刺,伴有恶心、呕吐,腰部困痛,下腹部胀痛,经期不规律,月经量少,经色紫黯,有血块,食纳差,夜眠欠佳,二便正常。舌黯红、苔薄白,脉弦。四诊合参,诊断为:偏头痛(血管神经性头痛)。证属气滞血瘀。戴老师认为:患者病位在脑络,主因气滞血瘀,阻滞经络,壅遏经气,不通则痛。治宜活血祛瘀、行气止痛。予以血府逐瘀汤加减:桃仁10g、红花15g、川芎18g、白芍10g、当归30g、地黄30g、何首乌30g、牛膝20g、杜仲10g、麸炒枳壳18g、桔梗10g、乌药30g、玫瑰花12g。7剂,每日1剂,水煎服,分2次温服。并配合蒲郁胶囊服用。嘱:注意休息,勿劳累,保持情绪稳定。3月6日二诊:患者诉头痛明显改善,纳食增,下腹部胀痛除,腰困好转,月经量较前有所增加,血块减少,经色改善,情绪可,舌脉同前。效不更方,继服前方7剂。3月13日三诊:患者自诉服药后无头痛,精神佳,面部有光泽,余症亦除,舌淡红、苔薄白。前方加阿胶10g,嘱续服7剂,以巩固疗效。

按语:戴老师认为[1],血瘀证病理类型分为内结、离经之血、久病入络、污秽之血4种,治疗应活其血脉、化其瘀滞。且结合"一切不治之症,总由不善祛瘀之故"的理论,老师认为血瘀是顽固性头痛的主要病因,不通则痛,血府逐瘀汤气血并行,行血分瘀滞、解气分郁结,升降同施,行气活血,活血不耗血,祛瘀而又能生新,临床上治疗偏头痛有显著的疗效。方中桃仁、红花、川芎、赤芍重于活血祛瘀;血瘀则阴血受损,故配合生地、当归以加强滋阴养血凉血之力;药用柴胡、枳壳、桔梗、乌药、玫瑰花行气散结;牛膝破血行瘀,引头窍、下腹部瘀血下行;再加杜仲、何首乌补肝肾、强筋骨。血药与气药的恰当配伍,升药与降药的有机结合,虽名为"逐瘀",而血药中无一峻品,祛邪中又考虑到了正气[2]。现代药理学研究表明,血府逐瘀汤中诸药可影响血液动力学各个方面,能使全血比黏度、纤维蛋白原含量降低,改善微循环,增加组织灌流量,降低血液的浓、黏、聚、凝状态,抑制血小板聚集及血栓形成[3],有改善毛细血管通透性、提高网状内皮细胞功能、改善神经营养代谢、促进损伤组织修复等功能[4]。

2 清泄阳明法

汪某,男,30岁,2015年3月13日初诊。自述头痛3年余,头痛如裂,以前额部疼痛为主,有时痛及整个头部,遇冷减轻,伴有恶心、呕吐、烦躁、失眠,多在失眠后加重。曾做脑血流图等检查,诊断为"血管神经性头痛"。平素服用头痛片等药物,只能暂时缓解症状。近日来头痛加重,不能参加劳动。查:面红目赤,烦躁不安,前额汗出,口渴、喜冷饮,小便黄,大便干结,舌红、苔黄,脉洪数。戴老师诊断为偏头痛,病机为风热滞于阳明,热邪郁久,阻滞经络而发为此病。用芎芷石膏汤加减治疗。处方:川芎 15g、石膏 10g、白芷 15g、菊花 20g、夏枯草 20g、钩藤 20g、天麻 20g、葛根 20g、牛膝 15g、乳香 6g、没药 6g、茺蔚子 10g、首乌 15g、合欢皮 15g、当归 15g。一周后复诊,患者自诉服上方 7 剂后头痛明显减轻,睡眠好转。效不更方,续服 7 剂,头痛消失,诸症悉除,现无特殊不适。

按语:戴老师认为:邪气上扰清窍,阻滞血行,不通则痛;郁久化热,热气蕴蒸,遇热痛甚。前额属阳明经范畴,故阳明热盛表现为前额头痛。芎芷石膏汤清泄阳明、疏散风热、活血化瘀、通络止痛。方中川芎、白芷活血化瘀、祛风散血,引药上行,为治阳明头痛之要药;当归、乳香、没药养血活血,缓解血管痉挛而止痛;生石膏、夏枯草泻火除烦、清泄阳明郁火;菊花清热祛头风;天麻、钩藤平肝熄风止痛,根据"高巅之上,惟风可上"和"治风先治血,血行风自灭"的原理,配伍茺蔚子祛风通络、气血双调;葛根升阳解肌,专治头痛项强;牛膝、首乌、合欢皮补肝肾、益精血、和血宁心。诸药合用,使邪去而正自安,髓海宁,头痛止。现代中药药理研究结果认为,川芎、白芷中的主要成分是阿魏酸,作为非肽类受体拮抗剂,能有效缓解头痛患者的血管痉挛症状,达到镇痛解痉的效果[5]。

3 健脾祛痰法

吕某,男,35 岁,2015 年 2 月 18 日初诊。反复发作性头痛如裹 10 余年。多因过度劳累、饮酒、情绪激动时出现,且伴有全身困重、胸闷、脘胀、恶心、呕吐、呕吐痰涎,几经求治于当地西医医院,头痛无明显改善,反觉精神每况愈下,此次慕名前来。查舌质淡、体胖大、苔白腻,脉弦滑。戴老师诊断为头痛(痰湿型),治以健脾祛痰、通络止痛,方用半夏白术天麻汤加减:法半夏 10g、白术 15g、天麻10g、茯苓 15g、陈皮 10g、甘草 6g、大枣 10g。连服 14 剂,诸症皆除。并嘱患者忌生冷刺激性饮食,戒烟限酒。

按语:戴老师结合本病现代研究进展及中医"久病入络""久病必虚""久病多痰""久病多瘀"的观点,认为气血虚衰、肝风挟痰浊瘀血上扰清窍是其病机关键,故方用半夏白术天麻汤。李东垣《兰室秘藏·头痛》指出"白术半夏天麻汤,治痰厥头痛药也"(白术半夏天麻汤与半夏白术天麻汤同方异名)。《脾胃论》曰"足太阴痰厥头痛,非半夏不能疗,眼黑头眩,虚风内作,非天麻不能除",方中半夏燥湿化痰、降逆和胃;天麻平肝熄风;"诸湿肿满,皆属于脾",佐以茯苓健脾渗湿,与白术相伍,以治生痰之源;橘红理气化痰;甘草健脾和胃。诸药合用,标本兼顾,扶正不留邪,祛邪不伤正,使脾健运、痰湿除、头痛减,共奏健脾祛湿化痰之效。现代医家研究发现,半夏白术天麻汤具有保护脑神经功能及舒张血管作用,可明显增加椎-基底动脉系统的血流速度,改善血液高凝状态,增加红细胞携氧能力,从而达到改善脑供血的目的[6];也可降低高血压模型大鼠血清中血管紧张素Ⅱ和内皮素的含量,提高高血压模型大鼠血清中一氧化氮的含量[7~10]。

4 讨论

中医药在治疗偏头痛方面有明显优势,在改善头痛症状、提高患者生活质量、减少复发等方面都有较好作用。戴老师在中医辨证论治的基础上,主张辨病与辨证相结合,根据患者临床症状的不同,采用不同的方法治疗同一种疾病,充分体现了异病同治的治疗思路。虽同是治疗偏头痛,但根据证型的不同,既守法守方,又灵活变通,随症加减,体现了中医学因人而异、辨证施治和同病异治的优势。戴老师根据患者病情，头痛兼有气虚者多用太子参、黄芪；血虚者加大枣、何首乌、阿胶；肾虚者加仙茅、杜仲、淫羊藿；恶心呕吐者加竹茹、陈皮。并根据患者病情加引经药物，使药直达病所，如前头痛加白芷、天麻、细辛，后头痛加羌活、独活，两侧头痛加蔓荆子、菊花、龙胆草，头顶痛多用藁本，每获奇效。

参考文献

[1]戴恩来.血瘀证与活血化瘀（一）[J].甘肃中医学院学报,2013,30（5）:73-74.

[2]叶任高,陆再英.内科学[M].5版.北京:人民卫生出版社,2000:280-289.

[3]张民庆.现代临床方剂学[M].北京:人民卫生出版社,2004:515.

[4]陈光辉.血府逐瘀汤治疗偏头痛40例[J].河南中医学院报,2007,22（6）:57.

[5]赵永烈,王玉来,高颖,等.芎芷地龙汤对偏头痛模型大鼠脑组织痛觉传导通路c-fos和5-HT蛋白表达的影响[J].中医杂志.2011,52（10）:868-870.

[6]陈少玫,韦启志,林安基,等.三虫半夏白术天麻汤对痰瘀互阻型头痛患者症状及血清同型半胱氨酸的影响[J].中国中医急症.2011,20（11）:1731-1733.

[7]巩尊科.半夏天麻白术汤对脑梗死患者超氧化物歧化酶和丙二醛水平的影响[J].中国中西医结合急救杂志.1997,4（6）:275.

[8]朴香兰,李相伍,金范学.半夏白术天麻汤水提取物对大鼠离体胸主动脉环的舒张作用及机制[J].四川中医.2009,27（6）:23-25.

[9]谭文澜,陆晖.加味半夏白术天麻汤治疗椎-基底动脉供血不足性眩晕的临床研究[J].四川中医.2003,21（9）:36-37.

[10]韩丽,李明珠.半夏白术天麻汤对高血压模型大鼠血管紧张素Ⅱ、内皮素、一氧化氮含量的影响[J].黑龙江中医药.2008,37（3）:39-40.

（李桢整理。本文原载于《甘肃中医学院学报》,2015,32（06）:15-17.）

戴恩来教授参芪地黄汤治验举隅

戴恩来博士系甘肃省名中医,从事中西医临床、教学及研究工作三十余载,中医理论知识深厚,临床经验丰富,以中医药治疗肾脏病以及各种疑难杂病有独特见解。笔者有幸成为戴恩来教授的弟子,跟随老师临床实践,耳濡目染,兹结合笔者临床摘抄的验案,对老师运用参芪地黄汤的经验浅述如下。

参芪地黄汤出自清代名医沈金鳌《沈氏尊生书》。该书在肠痈十三方篇云:"或溃后疼痛为甚,淋漓不已则为气血大亏,须用峻补,宜参芪地黄汤。"参芪地黄汤由六味地黄汤去泽泻加补益药而成,其中有黄芪益气补脾;人参甘温益气补虚,以增黄芪之力;熟地黄滋阴补肾,填精益髓;山药健脾滋肾,亦能固精;山萸肉补养肝肾,并能涩精;牡丹皮清泄相火,并制山萸肉之温涩;茯苓淡渗脾湿,并助山药之健运;生姜、大枣相配,补脾和胃,调和气血;人参合大枣补益心脾以资气血生化之源,故本方在补肾阴的基础上加强了益气补脾的功能,构成了益气补脾滋肾,脾肾同补先后天兼顾之剂,并且补中兼泻,使邪气不致于流连,从而拓展了六味地黄汤的使用范围。

1 尿路感染

案 1:王某,男,50 岁。2012 年 9 月 10 日初诊。腰痛 1 年,近 1 周腰痛加重,疲乏,双下肢乏力,尿黄,时有尿道灼热,夜尿频数 4~6 次,多梦,尿常规:白细胞 10~30 个 /HP,红细胞 9~12 个 /HP,潜血(++),舌质红、苔黄腻,脉沉。中医诊断:淋病,辨证属气阴两虚、膀胱湿热。西医诊断：尿路感染。治以益气养阴，清利湿热。处方：党参15g、黄芪30g、熟地黄20g、山药15g、山萸肉20g、茯苓20g、牡丹皮15g、泽泻20g、金银花20g、土茯苓20g、白茅根15g、紫珠叶15g、小蓟15g、杜仲15g、牛膝15g、桑寄生15g。7剂，水煎服，每日1剂，早晚分服。7日后复诊，主诉腰痛、疲乏及双下肢乏力症状减轻，尿道灼热也较前好转，夜尿2~3次。舌质红、苔黄，脉沉。尿常规：潜血（＋），白细胞4~6个/HP，红细胞2~5个/HP，原方去金银花，改牛膝20g、白茅根20g、小蓟20g。继服月余，腰痛消失，小便亦无明显不适，尿检正常。

按：尿路感染属于中医学"淋病"范畴，淋证以小便频数短涩，滴沥刺痛，欲出未尽，小腹拘急，或痛引腰腹为主证。《诸病源候论·诸淋候》曰："诸淋者，由肾虚而膀胱热也。"正如《丹溪心法·淋》篇中说"淋有五，皆属于热"。其诱因多是下阴不洁，秽浊之邪侵入下焦，蕴成湿热，而为热淋。诸淋日久或因劳累复发、病程缓慢，多表现出虚实相兼、缠绵难愈的病理特点，不可一味用清利之品以防正气更虚，病情越治越重。戴老师认为反复发作的慢性尿路感染，其病位在下焦肾与膀胱，以肾虚为本，膀胱湿热为标，为虚中夹实证。患者患病之初为感受湿热之邪，湿热蕴久，耗气伤阴，气虚推动无力，阴虚濡养失职，故双下肢乏力、腰痛、疲乏。劳则伤气，故劳累后症状加重，气虚膀胱开阖无度则夜尿频，阴虚扰动心神则多梦，湿热下注则尿黄、尿道灼热。治疗应益气养阴以扶其正，清热利湿以祛其邪，但补益应选平补之剂，以防滋腻恋邪，助湿生热，祛邪应选甘寒清热、淡渗利湿之品，以使湿热分消，而不应过分苦寒，更伤正气。方用参芪地黄汤。其重用黄芪、党参补脾益气，六味地黄汤滋补肾阴，《景岳全书》中曰："善补阴者，必于阴中求阳，则阴得阳升而泉源不竭。"故用杜仲、桑寄生、牛膝补肾阳、强腰壮骨，金银花、土茯苓清热解毒、利湿通淋，白茅根、小蓟、紫珠叶凉血止血。纵观全方，补、清、调并用，切合病机，方药得当，故诸症自除，收效甚佳。

2 肾病综合征

案2:张某,女,22岁,教师,2012年4月2日初诊,患者有"肾病综合征"病史1年,眼睑及双下肢轻度浮肿,伴乏力、腰酸痛,平素怕冷易感冒,查体:血压140/90mmHg;舌质暗淡、苔白,脉沉细。眼睑及双下肢轻度浮肿,肾区叩击痛(+)。尿常规示蛋白(+++),潜血(++),尿蛋白定量3.72g/24h。中医诊断:水肿,辨证属肺肾气虚兼有血瘀。西医诊断:肾病综合征。治当补益肺肾,祛风活血。处方:党参15g,黄芪30g,熟地黄15g,山萸肉15g,山药20g,茯苓15g,牡丹皮10g,泽兰15g,菟丝子15g,防风10g,蝉蜕15g,白茅根15g,丹参15g,桃仁10g,红花10g。7剂,水煎服,早晚分服。同时激素规范治疗,并予硝苯地平控释片降压,胸腺肽以提高免疫力预防感冒。7d后复诊,患者双下肢浮肿、腰痛缓解,精神好转,乏力减轻;尿常规:蛋白(++),潜血(++)。运用此方加减治疗7月余,症状消失,尿检正常,随访至今未复发。

按:肾病综合征可归于中医学"水肿""肾虚"等范畴。《景岳全书》认为水肿"其本在肾,其标在肺,其制在脾"。可见肺脾肾三脏功能失司、水精输布固摄失调、精微外泄、水湿停聚是形成水肿的病因病机。戴老师认为肾病综合征因为脏腑虚损,尤以肾元亏损为主。参芪地黄汤是治疗肾脏疾病的常用方剂,其中党参、黄芪益气补虚,熟地黄、山萸肉、山药滋补肝脾肾三脏之阴,茯苓淡渗脾湿,牡丹皮凉血活血、清泻湿热,诸药合用共奏滋补肝肾、活血清热之功。参芪地黄汤加减可以辅助激素治疗肾病综合征的各个阶段。起始治疗阶段由于激素的蓄积,出现类肾上腺皮质功能亢进症状,中医表现为阴虚内热,在参芪地黄汤治疗基础上应加大牡丹皮用量,并加用滋阴泻火之品如知母、黄柏等药,可以明显改善阴虚内热证的表现;激素维持治疗阶段则以参芪地黄汤基本方为主;激素减量阶段由于外源性激素对下丘脑 – 垂体 – 肾上腺(HPA)轴负反馈的抑制作用，表现为肾上腺皮质功能不全出现明显的气阴两虚或阳气虚衰症状，相应加用补肾温阳之品，如补骨脂、菟丝子、淫羊藿、锁阳、巴戟天等可明显缓解气阴两虚或阳气虚衰症状；激素停用后，则应调理阴阳，肝脾肾同补。其间也可随症加减：浮肿者可加车前子、浮萍、大腹皮、泽兰利水渗湿；尿潜血阳性者加白茅根、紫草、地榆炭、小蓟、三七粉活血止血；大量蛋白尿者加防风、蝉蜕、穿山龙、龙葵、水蛭粉等祛风活血药。

3 慢性肾小球肾炎

案3：男，55岁，2011年10月26日初诊。反复腰酸困伴面肢浮肿1年余。患者1年前无明显诱因出现腰酸困，近1年来经常面肢浮肿，疲乏无力，偶有头昏，口干，畏寒肢冷，易感冒，腰酸腿沉，劳累后上症尤甚，小便泡沫多。舌淡苔薄白，脉弦细两尺沉。血压130/90mmHg，尿蛋白(+++)，潜血(++)。中医诊断为：虚劳，证属肺肾气虚。西医诊断：慢性肾小球肾炎。治宜益气固表，利水活血。处方：太子参15g，黄芪30g，熟地黄15g，生地黄15g，山萸肉12g，山药15g，牡丹皮10g，茯苓15g，泽兰15g，石韦15g，白茅根30g，紫珠叶15g，杜仲15g，牛膝15g。7剂，水煎服，早晚分服。复诊，服药平妥，诸证减轻。尿蛋白(++)，潜血(+)。此病例用药2年之久，以益气固表、利水活血为基本治法，其中根据患者症状加减药味，终使症状基本消失，尿常规转为正常。

按：慢性肾小球肾炎属中医学"肾风""水肿""尿血""腰痛"范畴，是由多种原因引起，以蛋白尿、血尿、水肿和高血压为临床特征。起病方式各有不同，均与肺脾肾功能失调，三焦气化失司密切相关，尤其脾肾虚损贯穿其始终，脾虚不能制水，水湿运化失职；肾虚气化乏力，开合失司，精微下泄，临床以腰酸乏力、轻度水肿以及尿改变或血压升高为主症。本案病程2年之久，患者易感冒而至诸证复发，病情加重以致迁延不愈。《素问·评热病论》曰："邪之所凑，其气必虚。"戴老师认为外感是慢性肾小球肾炎最常见之诱因及导致病情加重的标实之证。故施以益气固表,利水活血之法。方药为参芪地黄汤加减,太子参、黄芪益气固摄,治气虚不摄之蛋白尿。加入生地黄、熟地黄、山萸肉、山药滋补脾肾,牡丹皮、茯苓、泽兰利水活血,石韦、白茅根、紫珠叶凉血止血,杜仲、牛膝补肾阳,强腰壮骨。随证加减如活动后尿蛋白增加以芡实、金樱子固肾涩精;如兼有血瘀加益母草活血利水;如咽干、口干加麦冬、沙参滋肾养阴;如尿潜血阳性者加小蓟、侧柏叶等凉血止血等。

4 体会

戴老师通过辨病因、辨病位、辨病态、辨病机以及辨病等环节,运用参芪地黄汤加减治疗三种疾病,认为只要病机相似,就可异病同治。异病同治是指"不同的疾病,若其发病的病机相同,可用同一种方法治疗"[1]。辨证与辨病相结合,不同疾病有其自身的发生发展规律,因而戴老师临证在遵循异病同治理论的同时,也非常注重辨证与辨病相结合,虽同用参芪地黄汤益气养阴,但根据不同疾病的特点,加减灵活,各有特色,体现出中医的治疗优势。如戴老师认为阳虚、阴虚、气阴两虚、阴阳两虚都可在此方基础上灵活化裁,阳虚水泛者,可加猪苓、泽泻等利水药;阴虚者可加知母、黄柏等滋阴降火之药;气阴两虚者可加太子参、西洋参等益气养阴药;阴阳两虚则可加生地黄、熟地黄、菟丝子、补骨脂等补益肾精之药。纵观戴老师运用此方,平补气血阴阳,用药平和周全,补中有泻,补中有通,补而不滞,以平补调和为法,平衡患者自身的气血阴阳,改善体质状态,调动机体自身的抗病能力,以促使疾病向愈,比较适合虚损性疾病或急性病恢复期的调养。戴老师不仅指导了我们临证用药水平,增加用药的经验,更重要的是他阐发经典,熟谙诸家,师古而不泥古的学术品质是我们应该学习的,他的经方用药更多的是启示我们作为新一代的中医人,论证遣方注重的不只是与时俱进的用药习惯,更应该心平气和的学习经典,遵循古训,阐发经典,勤思变通,为方博大。

参考文献

[1]《中医辞典》编辑委员会.简明中医辞典[M].北京:人民卫生出版社,1979:399.

(王蕾整理。本文原载于《光明中医》,2014,29(05):935-937.)

戴恩来教授运用小柴胡汤经验介绍

戴恩来教授、主任医师，医学博士，博士研究生导师，是甘肃省名中医、甘肃省"领军人才"。系著名中医、中西医结合肾病专家刘宝厚教授的学术传人。从事肾脏病的中西医结合临床工作三十余年，老师临证善用经方，兹介绍老师运用小柴胡汤的经验，以飨同道。

小柴胡汤是少阳病之主方，《伤寒论》第96条："伤寒五六日，中风，往来寒热，胸胁苦满，默默不欲饮食，心烦喜呕，或胸中烦而不呕，或渴，或腹中痛，或胁下痞硬，或心下悸，小便不利，或不渴，身有微热，或咳者，与小柴胡汤主之。"

1 病证结合，研究方证

老师认为辨病、辨证结合，就是对疾病发展变化过程中的普遍性和特殊性的把握。"病证结合"的优点就在于点面结合，总体把握，兼顾个体。从而能在整体而系统的层面认识疾病，这是单纯的西医、中医均无法做到的[1]。临床在辨证的基础上，结合辨病，既辨西医之病，又辨中医之证，病证结合。老师认为条文中提到的七个或然症，结合现代医学，代表七个系统疾病的症状。说明该方适用于呼吸、胃肠、肝胆、泌尿、心血管、免疫、神经等方面的疾病。少阳病提纲是"少阳之为病，口苦、咽干、目眩也"。口苦对诊断有特殊意义，根据主症及或然症，小柴胡汤主治湿热证，有上焦湿热、中焦湿热、下焦湿热之别。临床所见寒热错杂证者多，老师比作中间证，治疗当寒热并用。临证对于慢性萎缩性胃炎，辨证属于肝胃不和，常以小柴胡汤加减,半夏泻心汤是小柴胡汤的变方,常两方合用。腹中痛,加白芍,合甘草有芍药甘草汤之义,加九香虫 10g 以理气止痛、温肾助阳,乳香、没药各 6g 活血止痛。若患者便秘较重,原方加火麻仁 15g。慢性乙型肝炎、肝硬化,常在本方的基础上合桂枝茯苓丸,气、血、水同治。慢性胆囊炎,胁痛,背痛,去大枣,加牡蛎、郁金、片姜黄。慢性阻塞性肺疾病急性发作期,常在本方基础上加石膏、杏仁,并合泻白散以泻肺清热、化痰止咳。半夜咳嗽重,子、丑时是肝胆经病变,以及肝咳、胆咳,以本方为主加减。外感发热,身痛,常用柴胡桂枝汤;高热,以本方加生石膏 30g。冠心病出现的胸闷、心悸,常在本方的基础上合冠心 II 号方。肾病综合征患者,常易合并感染,出现呼吸道、泌尿道感染,全身浮肿,在常规抗炎、抑制免疫治疗基础上,予小柴胡汤加生石膏、浮萍草、茯苓、赤小豆、白茅根、防风。慢性肾小球肾炎、IgA 肾病、狼疮肾炎、紫癜性肾炎,常因上呼吸道感染而使病情加重,尿检蛋白尿、血尿增多,根据"诸转反戾,水液浑浊,皆属于热",蛋白尿、血尿属于湿热所致,中医辨证属于湿热证,治疗宜祛邪为主,老师常用本方加连翘、蝉衣、僵蚕、龙葵、穿山龙、白茅根、苡仁。尿路感染性疾病如急性肾盂肾炎、慢性肾盂肾炎,患者常出现发热、寒战、腰痛、排尿不适,常用本方合猪苓汤。临证还以本方加减用于耳聋、偏头痛、内耳眩晕症等疾病,疗效显著。

2 和解少阳,柴胡八两

小柴胡汤方中,柴胡八两,用的是大剂量;柴胡桂枝汤、柴胡加龙骨牡蛎汤方中,柴胡四两,用的是中等剂量;柴胡加芒硝汤方,取小柴胡汤原剂的 1/3。东汉 1 两折合今为 15.625g,一剂相当于今 3d 的量。老师十分重视主药柴胡的剂量,和解少阳,用 20~30g;疏肝解郁,用 10~15g;升举清阳,用 3~6g。张仲景使用柴胡类方不但分别剂量的大小,而且随着剂量的不同,煎药法也不同。柴胡剂的煎药法,共分两种,大剂量的煎法是去滓再煎,中小剂量的煎法是普通法。去滓再煎,即去掉药渣滓之后,再煎煮汤液。其目的一是为使药性和合,不偏不烈,二是重煎浓缩加强药力,此为和解剂的一个特殊的煎药方法。

3 验案举例

3.1 慢性肾小球肾炎、神经性耳聋

患者尉某,女,38 岁,因"反复颜面浮肿 3 年,突发耳聋 1d"。于 2010 年 1 月 5 日来门诊就诊,症见:颜面浮肿,烦躁,耳聋,反应迟钝,言语交流尚可,口苦,头痛,心悸,腰痛,夜寐差,大便正常,小便泡沫多。舌红,苔黄腻,脉弦细。辅助检查:尿常规:尿蛋白(PRO)(+)。中医辨证:少阳不利,湿热互阻;中医诊断:水肿、耳聋。西医诊断:①慢性肾小球肾炎;②神经性耳聋。治法是和解少阳,化浊开窍。方药以小柴胡汤加减,方药如下:柴胡 20g、黄芩 10g、姜半夏 10g、党参 15g、炙甘草 6g、石菖蒲 15g、郁金 10g、蝉衣 10g、川芎 15g、大枣 10g、防风 10g、地龙 10g、细辛 10g(先煎)。3 剂,水煎,去滓再煎,口服,3 次/d。二诊,患者诉头晕,眼睑浮肿。处方:柴胡 20g、黄芩 10g、姜半夏 10g、炙甘草 6g、石菖蒲 15g、郁金 10g、川芎 15g、地龙 10g、王不留行 10g、浮萍草 15g。4 剂,水煎服。三诊,患者听力恢复正常,眼睑浮肿减轻,仍有头晕、头痛。予前方 3 剂。四诊,患者听力正常,头晕减轻,头痛甚,伴恶心,无呕吐。处方:柴胡 20g、黄芩 10g、竹茹 10g、怀牛膝 10g、茺蔚子 10g、姜半夏 10g、炙甘草 6g、石菖蒲 15g、郁金 10g、川芎 15g、蝉衣 15g、仙鹤草 15g、珍珠母 20g(先煎)、茯苓 30g、蔓荆子 10g。7 剂,水煎服,3 次/d。患者听力正常,头痛、头晕明显减轻,无恶心,复查尿常规正常。

按语:《灵枢·经脉》篇曰:"胆足少阳之脉,起于目锐眦,上抵头角,下耳后……从耳后入耳中,出走耳前。""膀胱足太阳之脉,起于目内眦,上额交巅,其支者,从巅至耳上角。"《伤寒论》曰:"少阳中风,两耳无所闻,目赤,胸中满而烦者,不可吐下,吐下则悸而惊。"

老师认为手太阳小肠经、手少阳三焦经、足太阳膀胱经、足少阳胆经的经脉与耳相连。辨证属于太阳少阳合病，以和解少阳为主，处方以小柴胡汤为主方，加细辛散寒通窍、助肾阳蒸化肾阴上行以开窍。老师治疗蛋白尿，从祛邪入手，遵刘宝厚教授"湿热不除，蛋白难消""瘀血不去，肾气难复"的学术观点，治宜清热利湿、活血化瘀，加蝉衣、地龙、浮萍草等，蛋白尿消失。

3.2 内耳眩晕症

患者于某,女,62 岁,因"头晕伴恶心、呕吐 3d"于 2009 年 12 月 22 日就诊,症见:头晕、自感天旋地转,闭目眩晕加重,耳鸣,时有恶心、呕吐,呕吐物为胃内容物。舌红、苔黄腻,脉弦。中医诊断:眩晕;中医辨证:水湿内停证。西医诊断:内耳眩晕症。治法:和解少阳,化气利水。方药以小柴胡汤合五苓散加减,方药如下:柴胡 20g、黄芩 10g、水半夏 10g、党参 15g、炙甘草 6g、茯苓 15g、桂枝 10g、泽泻 10g、炒白术 15g、仙鹤草 15g、珍珠母 30g(先煎)、车前子 15g(包煎)、猪苓 15g。去滓再煎,口服,3 次 /d。二诊,患者诉恶心、呕吐,前方加竹茹 10g,3 剂。三诊,患者头晕减轻,但仍耳鸣,头重如裹。处方:柴胡 20g、黄芩 10g、水半夏 10g、党参 15g、炙甘草 6g、茯苓 15g、桂枝 10g、泽泻 10g、炒白术 15g、仙鹤草 15g、珍珠母 30g(先煎)、猪苓 15g、枳壳 10g、石菖蒲 10g、藿香 10g、佩兰 10g。7 剂,服后病情好转,头晕明显减轻,无耳鸣、恶心、呕吐等症。

按语:《伤寒论》少阳篇曰:"少阳之为病,口苦,咽干,目眩也。"《金匮要略·呕吐哕下利病脉证治》曰:"呕而发热者,小柴胡汤主之。"痰饮篇曰:"假令瘦人,脐下有悸,吐涎沫而癫眩,此水也,五苓散主之。"内耳性眩晕因内耳迷路水肿所致,辨为少阳证,方药以小柴胡汤与五苓散合方为柴苓汤,通利三焦,和解少阳,三焦气化,气机通畅,痰饮消除,无痰致眩,疾病痊愈。小柴胡汤疏利三焦,使"上焦得通,津液得下,胃气因和";五苓散温阳化气,利水渗湿。二方合用可减轻迷路水肿。

同学传习之心得

以上仅采撷老师临证运用小柴胡汤验案 2 则，老师对西医诊断的疾病，重视病证结合，常结合《伤寒论》条文，灵活用之。辨少阳证，抓主症及或然症，以小柴胡汤加减，运用于外感发热、咳嗽、腹痛、心悸、水肿、头痛等疾病中。通过病证结合，研究方证，中、西医优势互补，可提高临床疗效。

参考文献

[1]戴恩来.病证结合,优势互补——构建中西医结合的临床基本模式[J].甘肃中医学院学报,2013,30(3):91-92.

（贾宝岗整理。本文原载于《新中医》，
2014,46(03):16-18.）

戴恩来教授用温肾汤治疗激素不敏感性慢性肾炎23例

笔者自 2010 年跟戴恩来教授临床实习,观察戴恩来教授采用温肾汤治疗激素不敏感性肾病综合征 23 例, 取得满意的效果,先报到如下。

1　一般资料

所有病例均为我院肾病科门诊及病房的慢性肾炎患者, 共 23 例。23 例中,男 10 例,女 13 例;平均年龄 29.5 岁。病程最短的 3 个月,最长 2 年,所有病例是经住院治疗对激素不敏感患者,表现为尿检查异常,长期持续性蛋白尿,有不同程度的血尿、水肿及高血压等表现。

2　治疗方法

给予温肾汤。方药组成:附片 50g,制川乌 15g,制草乌 15g,细辛 30g,当归 15g,黄芪 30g。每日 1 剂,水煎分 2 次温服,10 岁以下药量减半。血压高者加丹参 20g,水肿严重加玉米须 30g,血瘀者加红花 10g。1 个月为 1 个疗程。

3　治疗结果

服药 1 个疗程后,18 例患者查 24h 尿蛋白定量下降,镜下血尿减少,5 例 24h 尿蛋白定量变化不明显, 镜下血尿减少。3 个疗程后,15例24h尿蛋白定量消失,镜下血尿消失,尿蛋白持续阴性;8例镜下血尿消失,24h尿蛋白定量缓慢下降。

4 典型病例

患者,女,12岁,2010年12月5日初诊。患者尿检异常3月余,起病前曾感冒咽痛,2d后尿如洗肉水样。西医院住院治疗后来我科门诊就诊。诊时患者已服用激素28d,按1.5mg/kg服用,查尿常规:蛋白(++)、隐血(+++)、红细胞293／μl;尿蛋白定量3.14g／24h。有腰酸、神疲乏力、咽喉不适、四肢厥冷、畏寒、面色㿠白、尿色淡黄有泡沫等症状。舌淡苔白滑,脉微细涩。已有满月脸、水牛背等激素副反应。证属脾肾阳虚,气虚血瘀。治以温阳固肾,益气活血。处方:附片30g,制川乌15g,制草乌15g,细辛20g,红花10g,当归15g,黄芪30g。每日1剂,先煎附片、细辛、制草乌、制川乌1h后放其他药再煎20min,分2次温服。一个疗程后尿检蛋白(+)。隐血(++),红细胞计数47／μl,腰酸乏力减轻。午后下肢轻肿,血压130/89mmHg,舌淡红、苔白厚,脉细。原方加丹参10g、生白术15g。强的松逐渐减量1月后停服。半年后尿常规正常,血压稳定,24h尿蛋白定量正常。2011年10月复诊,24h尿蛋白定量持续正常,患者无症状。

5 体会

慢性肾小球肾炎的病因、发病机制和病理类型不尽相同,但起始因素为免疫介导炎症,导致病程慢性化的机制除免疫因素炎症介质外,非免疫非炎症因素亦占有重要作用。临床以蛋白尿、血尿、水肿和高血压为临床特征,随病情进展常伴随肾功能缓慢减退的一组原发于肾小球的疾病。目前肾上腺皮质激素是治疗慢性肾炎主要的药物,其主要用于抗炎、免疫抑制的作用。但在临床实践中认识到,许多患者对激素不敏感造成慢性肾炎迁延不愈,病情进展迅速。此类患者多以脾肾阳虚、气虚血瘀为基本病机环节。中医认为，阳虚无力化气生津，寒饮停聚，肾虚不能藏精，精微下注乃形成蛋白尿，水饮上泛则发为水肿，阳虚则引起气虚多瘀，气虚血瘀则血不循经，发为血尿。血瘀则肾血流量减少，肾小球滤过功能损害，造成肾功能减退，使病情进一步恶化。故本方采用附片、制川乌、制草乌等大辛、大热的药物，有回阳救逆、温补脾肾、散寒通脉的作用，并加入细辛温通百脉，当归温脉养血，黄芪益气固摄。现代药理研究证实，黄芪、当归具有消除蛋白尿的作用；红花活血化瘀改善微循环；后加白术补气健脾利水；丹参活血祛瘀安神，现代研究丹参能促进肝脏白蛋白 mRNA 的合成，并可直接扩张血管，降低血压。针对激素不敏感患者阳虚体质，诸药合用，阳气复，脾则补，肾则温，血则行，津则化，水饮去，炎症消，正则复，病自愈。取得满意效果。

（张海香整理。本文原载于《中国民间疗法》，2013，21（05）：5.）

戴恩来教授从湿热论治慢性肾炎蛋白尿经验

戴恩来教授从事中西医结合防治肾脏疾病的临床研究多年，经验丰富。现将其从湿热论治慢性肾炎蛋白尿经验介绍如下：

1 湿热阻滞是导致蛋白尿的主要病机

蛋白质是构成人体和维持生命活动的基本物质，可归属祖国医学"精气""清气""精微"。《素问·六节藏象论篇》载："肾者，主蛰，封藏之本，精之处也。"王冰注云："地户封闭，蛰主封藏，肾又主水，受五脏六腑之精而藏之，故曰肾者主蛰，封藏之本，精之处也。"可见，肾失封藏是导致慢性肾炎蛋白尿的主要原因。肾失封藏，精微下泄，其主要病机有虚实两个方面。戴恩来教授认为实邪主要为湿热血瘀，其中湿热是一个主要方面，因湿热内蕴，稽留日久，伤及肾阴，以致火热更炽，火热化风，湿动生风，湿热胶着、黏滞难化，故导致肾失封藏，蛋白不断漏出，长期存在，迁延难愈。慢性肾炎蛋白尿的治疗中，湿热为其重要病机，并主张从湿热出发，辨证论治。

2 湿热证的实质内涵在于感染导致的免疫反应状态

中医理论认为湿热证有内湿和外湿之分，外来湿邪是一个郁而化热的过程，内湿的形成多由肺、脾、肾功能虚损，导致水液代谢障碍而发生，所以水湿是湿热产生的基础。在肾脏病的发生发展过程中湿热毒邪侵犯人体则是肾脏病湿热证形成的重要原因。薛生白曰："太阴内伤，湿饮停聚，客邪再至，内外相引，故病湿热，此皆先有内伤，再感客邪。"

湿热表现为头昏脑涨，口干而痛，脘腹胀满，小便淋漓不尽或尿频、尿急、尿痛，大便黏滞不爽，皮肤疮疖，舌红、苔黄腻，脉濡数等，从这些临床症状、体征来看，湿热证确与现代医学之所谓的感染有密切联系。在很多情况下，中医辨证虽属湿热之证，却并未能发现有明显感染病灶的存在，如口苦咽燥、咽部暗红，舌苔黄腻，脘闷纳呆，小便短赤，或余沥不尽等，中医则常常称其为湿热未尽，而西医可能就属隐性感染或亚感染状态。可见湿热之证的实质不单指显现的感染，也包括隐性感染或亚感染，或感染迁延期，甚至于感染后的病理损伤状态，等等。

戴老师认为湿热所表现的还不仅仅是在肾脏病过程中继发的各种感染征象，更重要的是，湿热证的显现与退却，标志着由感染所诱发的免疫反应的进行与缓解，由于免疫反应是肾脏病的根源，而一切显现的和隐匿的感染，都将成为免疫反应的导火索，或称为启动因子。由于变态反应的不断进行(湿邪形成)使得机体的免疫功能愈加低下，因而使机体反复感染(热邪产生)，而感染(热邪)又诱发了变态反应(湿邪形成)，湿为阴性，其性重浊黏滞，热为阳邪，其性炎上，湿热相合，难于分离，使本病迁延反复，缠绵难解，最终形成恶性循环，正好说明了这一病理特征。湿热证是肾脏病的基本病理改变，没有湿热就没有肾脏病，其根源就在于此。由感染所导致的免疫反应的表象就是湿热之证，由此可见，感染之象显著的湿热之证则属感染对免疫反应的启动阶段和效应时期，而在病理损伤形成之后，临床多表现为湿热未尽的隐性感染状态。湿热是一种感染导致的免疫复合物型变态反应状态，其发生、发展与感染和免疫平衡失调有关。湿热存在时免疫反应持续进行，湿热未尽，免疫反应未尽。湿热所致免疫异常，炎症介质及氧化应激反应均可导致肾损伤,增强了血清蛋白的渗透性,造成蛋白尿。

3　清利湿热即是消除免疫反应

肾为先天之本,主藏精及命门火,宜藏不宜泄,所以肾多虚证。肾之热,系阴虚生内热;肾之寒,系阳虚生外寒。慢性肾病多属于正虚邪实,正虚主要是肾、脾、肝虚,导致气血阴阳失调,并可以导致湿化热、气滞血瘀诸变,外邪也易乘虚而入。引起肾脏病的原因比较复杂,湿热侵袭、脏腑功能失调以及脏气亏虚是肾脏病的主要原因,由于这些原因影响了脏腑的气化功能,致使肺气不能通调水道,脾气不能转输津液,肾气不能蒸腾水液,三焦决渎不行,膀胱气化不利,使人体水液的敷布与排泄发生障碍,导致水湿停聚而发生各种病证。而水湿的表现是以脏腑本虚为基础的,水湿作为肾脏病过程中最重要的病证表现,如果治疗不及时,或调治失当,势必酿成新的病理变化,出现新的病证。

肾脏病外症表现主要是浮肿和尿的异常,所以历代医家有关类似的论述主要集中在"水肿""溺血"范畴。《素问·厥气论篇》谓:"胞移热于膀胱则癃,溺血。"《金匮要略》也有"热在下焦则尿血"的记载,《诸病源候论》则说:"身体虚肿,喘而上气,小便黄涩",即是因虚致水,水湿壅而化热的湿热之证。朱丹溪则明确地将水肿分为阴水、阳水,而《医学入门》指出,阴水"夹湿热,中满分消丸……肾虚腰重脚肿湿热者,加味八味丸、滋肾丸"。同时"阳水多兼食积,或饮毒水,或疮痏所致也"。足以说明湿热之证在水肿中的普遍存在。再从尿液的改变来看,古代虽然没有尿检,但从尿液的外观改变也可以辨证其寒热属性,如《素问·至真要大论篇》中说:"诸转反戾,水液浑浊,皆属于热。""诸病水液,澄沏清冷,皆属于寒。"临床上,通过辨水液的清浊以判断证之寒热,是既简单又可靠的方法,因此,应将"转反戾"与"水液浑浊"紧密联系起来理解。朱丹溪则进一步认识到"浊主湿热",从微观的角度来看,所有肾脏病患者包括尿路感染,其尿的改变皆是"浑浊"的,这一观点为我们采用清利湿热法治疗慢性肾炎蛋白尿提供了理论依据。

在临床上经常能够见到,某些肾病患者没有湿热的临床表现,用调补脏腑等治法无效,加上或者改用清利湿热之药就能明显缓解。其次,临床上还有一种普遍现象,就是一般的肾病患者如果体内有感染存在,不控制感染肾病就难以缓解;或者由于感染使肾病复发或加重。而西医诊断的感染多表现为中医的湿热或热毒,在肾病过程中出现的感染以湿热证更常见。另外,小便混浊发黄是中医湿热证的特征;尿液的改变是诊断肾病的主要根据。

4 治疗湿热当按部位分消

戴教授对反复感染或疑有隐性感染灶而蛋白尿迁延不消者,根据不同部位的湿热之症选择用药,从上、中、下三焦消除湿热之邪。如上焦湿热者,常见急、慢性咽炎、咽峡炎以及皮肤疮疡疖肿,选用白花蛇舌草、金银花、连翘、射干、山豆根、蒲公英、蚤休、紫花地丁等;中焦湿热者,多有急、慢性胃肠炎表现,如脘闷纳呆,舌苔黄厚腻等,选用生薏苡仁、藿香、佩兰、炒黄连、蒲公英等;下焦湿热者常合并有急、慢性盆腔炎、前列腺炎,但最为常见者莫过于尿路感染,表现为小便涩痛不利,选用土茯苓、忍冬藤、石韦、车前草、白茅根等。在清热祛湿治疗的同时,配合使用活血祛风、益气养阴等治法,并将荆芥和防风,紫荆皮和金蝉花同用,治疗慢性肾炎蛋白尿,确为匠心独运。戴教授根据湿热易伤阴液的特点,在临床中常将清热利湿与滋肾养阴合用于一方,常用北沙参、麦门冬、天花粉、女贞子、旱莲草等。并重视宣肺开郁法,以轻灵宣散之品透畅肺络,给邪以出路,统领全身气机。针对其病理改变,选用了一些具有肾上腺皮质激素样及免疫抑制样药理作用的中成药,如:雷公藤多甙片等,以抗炎、抑制细胞免疫及体液免疫,从而达到另一种意义上的对症治疗。只要湿与热分开,热势必孤,必能围而歼之。

5　验案举例

刘某,男,43 岁,2006 年 7 月 21 日初诊。患者于 2005 年 5 月无明显诱因出现颜面及双下肢浮肿,查尿蛋白(+++),红细胞 2~4 个/HP,诊断为慢性肾炎。经治疗(具体药物及剂量不详),浮肿消退,尿中蛋白减少至(++)。后每当劳累及感冒后,浮肿又现,腰部酸胀不适,尿中多泡沫,困倦乏力,口干口苦,喜饮不多,纳呆食少,舌质红苔黄厚腻,脉滑数遂来就诊。尿检示:蛋白(+++),潜血(+),红细胞 0~2 个/HP,肾功能正常。证属湿热蕴结,气阴两虚,瘀血阻络。治以清热祛湿,益气养阴,化瘀通络。方选参芪地黄汤加减。药用:生黄芪 30g,太子参 15g,生地黄 15g,山药 20g,山萸肉 15g,茯苓 30g,丹皮 10g,泽兰 30g,黄柏 10g,知母 10g,薏苡仁 30g,芡实 20g,车前子(包)15g,防风 15g,荆芥 15g,紫荆皮 30g,金蝉花 30g,丹参 15g,陈皮 10g。14 剂。二诊:患者精神状况改善,口苦症状减轻,仍感觉腰部酸胀不适,尿检示:蛋白(+),舌红苔黄腻。上方去薏苡仁,加桑寄生 10g,杜仲 10g,菟丝子 10g,怀牛膝 15g,补骨脂 10g。再服 14 剂后复诊:患者口干、腰胀等症状减轻,偶有腰胀,困倦乏力,睡眠欠佳,舌质红,苔微黄腻,脉细数,尿检示:蛋白(-),上方去防风、荆芥、桑寄生、杜仲,加当归 15g。再服 10 剂,并以此方加减调理,病情明显好转。

（窦志强整理。本文原载于《甘肃中医》,2008(02):9-10.）

戴恩来教授运用温阳法治疗慢性肾衰竭经验

戴恩来教授从事肾脏病工作三十余载,诊治经验丰富,笔者有幸跟随戴教授门诊,颇多受益。现将戴恩来教授运用温阳法治疗慢性肾衰竭经验介绍如下。

1 慢性肾衰竭以肾阳虚衰为主要病机

肾主藏精,肾所藏之精包括肾阴和肾阳,又称元阴和元阳,为一身阴阳的根本。精可化为气,即为肾气,由肾阳蒸化肾阴而成,"无阳则阴无以生",可见肾阳主导着肾中精气的气化,肾阳充盛,肾气才能旺盛。又肾阳为一身阳气之根本,阳气旺盛,才能保证各脏腑组织的生理活动以及精、气、血、津液的化生、运行。如《素问·生气通天论》所说:"阳气者,若天与日,失其所则折寿而不彰。"张景岳《类经附翼》中说:"天之大宝,只此一丸红日,人之大宝,只此一息阳气。"李中梓《内经知要》中也提到:"天之运行,惟日为本……在于人者,亦为此阳气为要,苟无阳气,孰分清浊?孰布三焦?孰为呼吸?孰为运行?血由何生?食由何化?与天无日等矣。"反之,"凡阳气不充则生意不广,而况无阳乎?故阳唯畏其衰。"故《中藏经》说:"凡万物之生由乎阳,万物之死亦由乎阳。非阳能死物也,阳来则生,阳去则死矣。"可见,阳气的盛衰决定着机体生理活动的正常与否。

慢性肾衰竭多由慢性肾病日久不愈发展而来，其病位在肾。治疗过程中，长期运用抗生素、细胞毒类药物、中药清热解毒药物是损伤阳气的重要因素。戴教授认为，从中药性味分析抗生素，多属苦寒之品，而细胞毒类药物则是大苦大寒，苦寒之品最易损伤阳气，长期滥用此类药物，必然损伤元阳。可见，当慢性肾病发展至慢性肾衰竭时，已成肾阳虚衰之本。加之使用激素，激素属辛燥大热之品，长期使用，先耗伤肾阴，继而阴损及阳，导致阳虚。慢性肾衰竭多因外邪侵袭、饮食内伤等加重阳气的虚损。另外，过量使用大黄制剂等，大黄大苦大寒，《本草纲目》认为："其性苦寒，能伤元气"，长期使用，大寒伤阳，使本已虚损之阳气更加虚衰。由此可见，慢性肾衰竭在发病及发展过程中，肾阳虚衰是其主要病机。

患者临床多见水肿、腰膝酸软、畏寒怕冷，甚者四肢厥冷、脘闷纳呆、食少呕恶、神疲乏力、贫血等。肾阳虚衰致水饮不化，水湿内停，发为水肿；腰为肾之府，阳虚则寒，故可见腰膝酸软、畏寒怕冷；肾阳虚日久，命门火衰，阴寒独盛，故见四肢厥冷；火不生土，脾阳虚衰，运化无力，可见脘闷纳呆、食少呕恶；化源不足，气血虚少，可见神疲乏力、贫血；有些患者见口干、发热、五心烦热等，一方面是由于阳气虚衰，阳虚则阴盛，阴盛格阳，致"阴在内，阳之守也，阳在外，阴之使也"的平衡破坏，阴阳不能交通，虚阳浮越，根本在于肾阳虚衰。另外，临床患者表现此类症状的，辨证确属阴虚有热或实热者，当对证施治。

2 慢性肾衰竭治以温阳益肾为主

戴教授认为慢性肾衰竭患者肾功能为进行性恶化，临床表现错综复杂，中医治疗应始终抓住阳气虚衰、肾气不足这一根本，治疗以温补肾气为主，以减缓肾功能恶化、提高患者生活质量为目的。依据《素问·至真要大论》所说："诸寒之而热者取之阴，热之而寒者取之阳。"认为本病乃阳虚阴盛为患，故治当"益火之源，以消阴翳。"选用金匮肾气丸为主方化裁,"肾气丸"方首载于《金匮要略方论·卷下·妇人杂病脉证并治第二十二》。明·赵献可认为:"是方也……能于水中补火,所以能益火之原,水火得其养,则肾气复矣。"本病患者病程较长,阳虚表现较重,多见阳气虚衰,阴寒独盛。《中药学》认为"附子能挽救散失之元阳",《本草汇言》认为:"附子回阳气……乃命门主药……能入其窟穴而招之……服之有起死之殊功。"故加重方中制附片用量,用制附片 30~90g,先煎 1h,以 30g 为基础,随阳虚表现的加重和病情的发展以 30g 递增,温补阳气,通阳散寒;肉桂 3~10g,小量用以引火归原,量大则与附片共奏益火之源之功;熟地 20g、山药 20g、山萸肉 20g,改泽泻为泽兰 20g、茯苓 20~30g,丹皮 10g,全方共奏温阳益肾之功。其中,大剂量使用附子是戴教授治疗慢性肾衰竭用药的特色。

加减化裁:兼有表证者加防风、蝉衣各 20g;湿甚加生苡仁 30g,藿香、佩兰各 10g,或苍术 15g;痰湿内盛者,加姜半夏 15g、竹茹 15g、细辛 10~30g,甚者加南星 15g;下焦湿热者,减制附片、肉桂用量,改熟地为生地 15g,加土茯苓、赤小豆各 20g,车前子 15g(包);血瘀则合桃红四物汤加柴胡 10g、郁金 15g,甚者加三棱、莪术各 10g;痛者加炒元胡 15g、制乳没各 6g;全身水肿明显者合四皮饮加浮萍 20g"提壶揭盖",车前子 20g(包)。

3 病案举例

花某,女,71 岁,退休。2006 年 10 月 17 日初诊,患者慢性肾衰竭病史一月余。2006 年 10 月 14 日查 Cr:402μmol/L,症见:神疲乏力,头晕目眩,恶寒身冷,全身浮肿,腰部冷困,双下肢重度凹陷性水肿,麻木,冰冷,小便量少,心烦发热,纳差,舌暗苔白,脉沉弱。四诊合参,辨证属肾阳虚衰、气虚血瘀。治以温阳益气化瘀。处方:制附片 30g(先煎)、干姜 30g、熟地 20g、山药 20g、山萸肉 20g、茯苓 30g、生黄芪 30g、党参 15g、泽兰 15g、丹皮 10g、怀牛膝 15g、车前子

15g（包）、仙灵脾 30g、丹参 15g、当归 10g、补骨脂 10g。随症加减治疗，附子用量渐加至 80g，一个月后复查肾功 Cr:370μmol/L，无明显不适症状。

本患者年高体弱，肾精不足，临床表现呈虚寒之象，心烦发热，则是寒盛格阳、虚阳上越的表现，故在治疗本患者的过程中，附子逐渐加量，至病人自身汗出，阴寒消融，阳气来复。服药后，肾功检查 Cr 降低。继续治疗至今，多次复查肾功示 Cr 在 290~300μmol/L 之间，至此患者症状缓解，病情稳定。

（张杰整理。本文原载于《亚太传统医药》，2008（03）:54-55.）

戴恩来教授治疗慢性肾盂肾炎经验

慢性肾盂肾炎是临床常见疾病,其病程长,易反复,若治疗不当,缠绵难愈,最终将导致慢性肾衰竭。戴恩来教授是医学博士、甘肃中医学院硕士研究生导师、主任医师,甘肃省"333"科技人才,其对慢性肾盂肾炎有丰富的治疗经验,现将其经验介绍如下。

1 辨病因病机属本虚标实

戴教授认为慢性肾盂肾炎属中医之"劳淋"范畴,其病因是内外致病因素的综合作用,在内为饮食不节,喜怒不时,房事过度导致肾虚及湿热下注膀胱;在外为下焦感受湿热之邪。内外因相互作用,久之正不胜邪,终致劳淋。肾虚膀胱湿热是本病的主要病机,本虚标实是本病的病机特点。本虚主要是肾虚,标实是膀胱之湿热,并可夹杂毒邪、瘀血等。慢性肾盂肾炎有急性发作期、缓解期和迁延期之分。急性发作期以标实为主,病机多为下焦湿热、夹杂毒邪,导致膀胱气化不利;缓解期以本虚为主,表现为肾阴虚、肾阳虚、肾之阴阳两虚;迁延期则虚实夹杂,肾虚与膀胱湿热并重。现代医学研究表明:人体免疫功能即体液免疫功能和细胞免疫功能正常时,人自身的尿路黏膜有抗病能力, 如分泌 IgG、IgA 和吞噬细胞来杀菌,而慢性肾盂肾炎的患者自身免疫功能多为低下,血清免疫球蛋白、补体、尿路分泌型 IgA 数量均明显不足,所以易反复感染。这也从另一个方面佐证了中医所认为的慢性肾盂肾炎患者的"本虚"和"标实",即本虚为免疫功能低下,标实为感染状态。此外,戴教授指出慢性肾盂肾炎因久病入络,常伴有血瘀。血瘀的形成与湿热久聚下焦阻滞脉络以及气虚无力行血密切相关。瘀血一旦形成,又易与湿热互结,使湿热之邪更难祛除,这是慢性肾盂肾炎迁延不愈的一大原因。现代医学认为慢性肾盂肾炎病理变化主要是肾脏出现的弥漫性间质浸润现象,肾实质有大小不等的脓肿以及日久形成瘢痕萎缩和纤维增生,这些病理变化为瘀滞的实质,使血流阻滞,加重病情,疾病迁延不愈。

2 辨证与治则

基于上述认识,戴教授对淋证的辨证首先分发作期、缓解期和迁延期。发作期以标实为主,湿热之患者多见,治疗以清利湿热为重;缓解期以本虚为要,治宜补虚培本,同时分阴阳气血之偏盛;迁延期要标本兼顾,扶正祛邪。由于血瘀证的普遍存在,活血化瘀法应贯穿始终。戴教授把慢性肾盂肾炎分为五大型,即下焦湿热型、湿热内伏型、阴虚湿热型、阳虚湿热型、阴阳两虚型。下焦湿热型见于急性发作期,阴阳两虚型见于缓解期,其余三型见于迁延期。

戴教授还认为阳虚湿热型和阴阳两虚型往往见于长期应用清热利湿解毒中药及抗生素的患者,因为清热利湿解毒中药及抗生素皆属于寒凉之品,久用伤阳,阳伤既久又可及阴,出现阴阳两虚。因此,这两型不能因为存在尿路刺激症状而再大量应用清热利湿解毒中药及抗生素,否则只能更伤阳气,必须遵循"治病必求于本"的原则,"益火之源,以消阴翳"。

3 选方用药

戴教授常用参芪地黄汤加减来治疗"本虚",尿感汤加减来治疗"标实",二汤合用,权衡于化裁以治疗各种证型。

3.1 下焦湿热型

症多呈现突然腰痛、尿频、尿急、尿痛、小腹疼痛、形寒发热、苔黄腻、舌质红、脉濡数等湿热蕴结肾和膀胱之征象,治以清热解毒、利湿通淋,方用自拟尿感汤。用药为土茯苓、忍冬藤、皂刺、连翘、王不留行、生薏苡仁、乌药等;若兼见寒热往来、胸胁胀痛、恶心口苦等湿热蕴结肝胆之征象,则治以清热解毒,利湿通淋,合以清泄肝胆,方用尿感汤合小柴胡汤加减,用药为土茯苓、忍冬藤、皂刺、连翘、王不留行、生薏苡仁、柴胡、黄芩等;若有舌质紫暗,脉涩等血瘀表现,又当在对证方中加用莪术、桃仁等药,以活血化瘀;若患者体虚,又当加用少量益气养血补虚之药。

3.2 湿热内伏型

此型患者无明显的腰痛及尿频、尿急、尿痛,无发热症状,只有尿浊及尿细菌培养大肠杆菌阳性。戴教授根据《内经》病机十九条"诸转反戾,水液混浊,皆属于热",认为上述症状本质当为湿热内伏,治疗当清热利湿、扶助正气,治以尿感汤合参芪地黄汤加减。口干、口渴、喜凉饮者,"参"用太子参或西洋参;无口干与口渴、喜热饮、疲乏无力者,"参"用党参或红参。

3.3 阴虚湿热型

症见腰痛、头昏耳鸣、五心烦热、潮热盗汗、舌红少苔、脉细数、尿路刺激症状较明显。治疗当滋补肾阴、清热利湿,常用参芪地黄汤去人参、黄芪,加知母、黄柏合尿感汤化裁,使滋阴补肾与清热利湿并行不悖,相得益彰。若兼见胸胁胀痛、恶心口苦、心烦等湿热蕴结肝胆之征象,则加柴胡、半枝莲、黄芩等以清泄肝胆之湿热。

3.4 阳虚湿热型

症见腰膝酸软、头昏耳鸣、畏寒肢冷、舌淡苔滑、脉沉细弱、尿路刺激症状较轻,有的患者表现为舌红苔略黄,尺脉浮略数,重按无力。戴教授指出舌红苔略黄、尺脉浮略数为肾中虚阳上浮之候,其本质仍为肾阳虚。治疗当温补肾阳,用济生肾气汤,重用附子、干姜等温阳药至30g以上,常能收到满意疗效。戴教授认为附子能沉入肾中以峻补肾阳,而浮游之火也能随附子沉入肾中。对于湿热之邪,仍合以利湿通淋之药,如土茯苓、王不留行、生薏苡仁、滑石、生甘草等。

3.5　阴阳两虚型

症见腰膝酸软、头昏耳鸣、畏寒肢冷,同时手足心发热、舌淡苔少,无尿路刺激症状,治疗当阴阳双补。戴教授常治以参芪地黄汤("参"用太子参,地黄用生地黄)加上温阳药如炮附子、淫羊藿等,起到阳生阴长之效。腰膝酸软甚者,加入杜仲、牛膝、补骨脂、菟丝子、枸杞子等药。

对血瘀的治疗,戴教授常于对证方中加益母草、泽兰、蒲黄等药,以活血化瘀,利湿通淋;又常加用黄芪、乳香、没药以补气行气,活血破瘀。

4　病案举例

付某,女,37 岁,2006 年 10 月 13 日初诊。尿频、尿急、尿痛反复发作 3 个月,一年前确诊为慢性肾盂肾炎,X 线造影示肾盂肾盏变形,自诉静滴青霉素并口服清热利湿解毒中成药一周后症状消失。近 3 个月来反复出现尿频、尿急、尿痛症状,尿常规检验结果偶见白细胞,潜血少量,经静滴青霉素并口服清热利湿解毒中成药后症状可暂时消失,尿检也可恢复正常,但停药后不久症状便又出现,如此反复至今。现患者自诉尿频、尿急、尿痛,无法憋尿,畏寒,乏力,腰痛,饮食尚可,舌红苔略少,脉沉无力,当日尿检正常。

戴教授四诊合参后指出:此患者证属阳虚湿热证,且以阳虚为主。因久用抗生素和清热利湿解毒中成药,致阳气衰减,阴液亦伤,肾气不固,故尿频、尿急,虚阳浮游于膀胱,故尿痛,且舌质红,阴液亦伤,故苔略少。治疗当大剂扶阳且滋阴以求阳,佐以利湿通淋。方用参芪地黄加味,处方如下:生黄芪 30g、党参 20g、熟地黄 20g、山药 20g、山茱萸 15g、牡丹皮 10g、茯苓 10g、泽兰 10g、怀牛膝 15g、车前子 10g(包)、桂枝 10g、制附子 30g(先煎 1h)、干姜 30g、淫羊藿 30g、补骨脂 15g、菟丝子 15g、杜仲 15g。4 剂,水煎服,一日 1 剂,分

3 次服。

10 月 17 日二诊，患者自诉腰痛明显减轻，畏寒感也减轻，尿频、尿急减轻，尿痛感同前，咽略干，饮水后减轻。戴教授指出原方药证相符故见疗效，效不更方。原方继服 7 剂。

10 月 24 日三诊，患者自诉服药后尿频、尿急明显减轻，腰痛几乎消失，仅在上午 8 点至 10 点时有些尿痛，饭后胃中泛酸。戴教授将原方去车前子，加滑石 15g、生甘草 6g、乌贼骨 10g、浙贝母 10g、台乌药 10g，服 7 剂。

10 月 31 日四诊，患者自觉症状仅早晨有一些尿痛，戴教授将上方减去滑石、乌贼骨、浙贝母、台乌药，加白茅根 15g，继服 7 剂。

11 月 7 日五诊，患者自诉诸症皆无。戴教授嘱其注意饮食起居，避风寒，未给药。随访 9 个月无复发，X 线造影示肾盂肾盏形态恢复正常。

（黄旭整理。本文原载于《甘肃中医学院学报》，
2008(02):2-4.)

戴恩来教授治疗难治性肾病综合征经验

戴恩来教授从事中西医结合临床、教学及研究工作三十余载。笔者有幸跟随戴恩来教授门诊已有年余,颇多受益。现将其治疗难治性肾病综合征之经验总结于此。

1 审视标本 提纲挈领

肾病综合征是以大量蛋白尿(24h 尿蛋白定量 >3.5g/L)、低蛋白血症(清蛋白 <30g/L)、高脂血症、浮肿为主要特征的一组临床综合征。低蛋白血症、大量蛋白尿为必备的诊断条件。而难治性肾病综合征(RNS)是指:①肾病综合征经常复发者即经过标准激素(成人每天 1~1.5mg/kg,儿童每天 1.5~2.0mg/kg,连续治疗 8 周)治疗后,完全缓解,一年以内复发 3 次以上或半年内复发 2 次以上;②激素依赖性即在减激素过程中复发;③对激素无效性即标准疗程 8 周后,尿蛋白不减,24h 尿蛋白定量减少不足一半。具备上述三者之一即可称之为难治性肾病综合征。戴教授认为难治性肾病综合征的中医病机为本虚标实。本虚是指肺脾肾虚损为主,标实则以风寒、风热、湿热、血瘀为患。

1.1 六淫外袭 风为先导

戴教授认为外邪侵袭是本病诱发、加重和复发的重要因素。六淫之中又以风邪为先导。因风为百病之长,百病由风而生,顺风而变。故外感六淫以感受风邪为多,又因本病病机以正虚为主,肺脾肾功能失调,患者抵御外邪之力下降,风邪更易兼挟自然界之寒、热、湿邪,临床许多本病患者常因感冒迁延不愈而使病情反复发作难以根治。临床最明显的标志就是蛋白尿长期存在。大量蛋白尿患者尿中多泡沫,中医辨证当属风。因风性开泄,精微外泄时兼风邪为患,尿中泡沫就多。故泡沫尿应视为风邪开泄鼓动尿液的一个指征。故戴教授强调治疗中应重视患者新感之风、寒、湿、热等外邪的清除,尤其注重祛除风邪,此对减少本病复发,防止病情加重有重要意义。

1.2 湿热为患　血瘀为终

戴教授指出,本病患者除当注重祛风之外,清除湿热和瘀血亦必不可少。湿热形成原因之一是脾肾亏虚,水湿内生,郁久化热,而成湿热;其二是饮食不节或外感湿邪,湿热久恋,伤津耗气,使脾肾更虚,病变迁延不愈。湿浊内蕴,泛溢肌表,则见头面、四肢、躯体一身悉肿;或湿浊化热,炼津成痰成瘀,则脂浊内生,并发高脂血症,或肾小球补体 C_3 沉积、肾脏纤维化等病理变化;湿热灼伤肾络,则可出现尿血、蛋白精微外漏。

血瘀既是病因,又是病理产物,引起血瘀的原因主要有:一是湿热内蕴,血受湿热煎熬,久必凝滞为瘀;二是久病气虚不运,血行不畅而气虚血滞;三是久病入络,气血瘀阻。而现代医学研究表明:患者多有血液黏稠度升高、微循环障碍、尿 FDP 增高等病理改变,病理类型多为局灶硬化型、弥漫硬化型等,从微观方面提示本病血瘀证的客观存在。临床上,瘀血内阻肾络,肾络受损,可见血尿、蛋白精微外漏;瘀血阻滞经络,气血水液代谢为之失调,水液潴留,水溢脉外;瘀与水湿痰浊互结,则脂浊内生,更伤肾脏,加重病情,变证迭出。因此湿热(浊)和血瘀系难治性肾病综合征最重要的两个标实证,故应及时清热利湿化浊、活血化瘀以澄源,使邪去正安。

1.3 正虚为本　脾肾为根

戴教授认为本病正虚以肺、脾、肾三脏的亏虚为主。脾为后天之本,主运化、统血。脾虚可致气血化源不足,湿浊潴留而出现水

静水流深——中西医学汇通之思维与实践

肿、营养不良、尿血诸证。肾主水,司开合而藏精气,肾虚则气不化水发为水肿;肾气不固,肾失封藏精气外泄,蛋白精微泄漏于尿则见蛋白尿长期不消。肺主气,通调水道而卫外,肺气亏虚,失于宣降,水道不利水液潴留,溢于脉外则见水肿;肺气不足,卫表不固,在病变过程中则易受风邪湿毒外侵,而出现感冒、咽炎、扁桃腺炎、肺或尿路感染、皮肤疮疡等多种并发症,使病情复发加重,病程迁延。因此,肺脾肾亏虚是难治性肾病综合征产生水肿、大量蛋白尿、低蛋白血症、高脂血症之根;肺虚卫外不固、外邪入侵是其病情反复加重,时作时休的重要因素。补益脾肾,具体可据脏腑辨证、虚损不同而选方用药。

2　中西药有机结合

戴教授学兼中西,在临床上主张中西医并重,相互补充,相须相用,尤其擅长配合中药防治激素的毒副作用。糖皮质激素是目前治疗肾病综合征的首选药物,为了增强患者对激素的敏感性,最大限度地减少激素的不良反应,提高疗效,减少复发,戴教授采用中西药有机结合的治疗方法,以痊此病。

2.1　减毒增效

戴教授指出,在开始大剂量使用激素的阶段,即成人每天1~1.5mg/kg,儿童每天1.5~2.0mg/kg,连服8周,由于激素为阳刚之品,服用时间又长,可出现医源性肾上腺皮质功能亢进。中医辨证多为阴虚火旺,治宜滋阴降火。选用墨旱莲、生地黄、女贞子、枸杞子、龟板、知母、黄柏、益母草等。在激素减量阶段,即大剂量激素连续治疗8周后,开始每周递减原剂量的10%,成人每周减量一般为5mg。如果经8周大剂量治疗病情不见好转,甚至恶化,即应按此递减法继续减量,直至停药。如部分缓解(蛋白尿<3g/d或较疗前减少一半以上,水肿等症状有所减轻),在减量至小剂量后(成人每天0.5~0.75mg/kg,儿童每天0.75~1mg/kg)可将2d的药量隔日凌晨1

次顿服,持续服用 6 个月,同时加用细胞毒类药物,临床常在小剂量激素治疗阶段采用 CTX 0.2g 加入生理盐水 20ml 中, 静脉注射,隔日 1 次;或每天 2~3mg/kg 口服,累积量应小于 150mg/kg。当激素撤减至一定量时,可出现不同程度的激素撤减综合征,患者常由阴虚向气虚转换,而表现为气阴两虚兼血瘀。此时应在继续使用益气养阴药黄芪、太子参、生地、女贞子、旱莲草等的同时,适当加入活血化瘀药物如桃仁、红花、川芎、当归、三七、莪术、水蛭等。在本病激素治疗的维持阶段,即每 2 周递减小剂量激素的 10%,至维持量(成人隔日晨顿服 0.4mg/kg;小儿隔日晨顿服 0.8~1.0mg/kg),持续服药 12 个月。此时激素量已接近人体生理剂量,副作用较少,患者常表现气虚、阳虚症候,证型上由气阴两虚血瘀证转变为脾肾阳虚血瘀证,治疗上就应补气健脾,温肾活血。药用锁阳、肉苁蓉、女贞子、益母草、莪术等温而不燥之品。中药的加入可促进体内肾上腺皮质分泌和减轻激素撤减综合征,减少反跳现象和帮助巩固疗效。

2.2　温肾法提高激素敏感性

戴教授通过长期临床观察发现, 长期服用激素的患者易致皮肤黏膜毛细血管扩张、血压升高及水钠潴留等副作用,而表现出两颧潮红, 口干喜饮等阴虚阳亢之证, 而观其舌则表现为舌质淡苔白,舌体胖大,边有齿痕;患者自觉畏寒怕冷且常易感冒。患者所表现之"阴虚阳亢"之证为医源性假证,属标,其本质则是阳虚。应舍标治本,坚持温补肾阳。戴教授将此法命为"火上浇油"法,常喜用较大剂量的补阳药物如制附子、制川草乌等。戴教授指出"火上浇油"法看似与病状相矛盾,但细究其并不背医理,该法属于中医治则之反治范畴,即"热因热用",亦即《素问·至真要大论》所谓"从者反治"。同时戴教授还发现在临床上以阳虚为表现者,往往对激素不敏感或敏感性较低,以上述大剂量温补肾阳的药物为主,常可增强患者对激素的敏感性。即《内经》谓"诸热之而寒者取之于阳",亦即"热之不热,是无火也,益火之源,以消阴翳"(《素问·至真要大论》王冰注）。据我院临床观察,采用这种治法对于出现上述假证及表现为阳虚的患者疗效颇佳。

3 典型病例

患者王某,男,12 岁。外院诊断"原发性肾病综合征"。经标准激素(每天 2.0mg/kg)治疗 8 周,病情完全缓解,近半年多次复发,且每次均在激素撤减过程中复发, 于 2005 年 8 月来诊。尿常规示:Pro(+++)。尿蛋白定量 4.2g/24h。生化全项示 Alb:23g/L。患者畏寒怕冷,四肢欠温,腰膝酸困,精神萎靡,咽红肿,舌质淡苔白,舌体胖大,边有齿痕,脉沉弱。西医诊断为"难治性肾病综合征"。中医诊断为水肿,辨证属于脾肾阳虚。西药予以强的松 50mg/d,晨起顿服(一般在早上 8 时)。同时配合硫糖铝 1g,Tid,饭前 1h 服,以保护胃黏膜;潘生丁 50mg,Tid,以抗血小板聚集;乐力钙 1 粒,Qd,以补充钙离子。戴教授根据其临床表现,辨证施治,予以制附片 10g(先煎)、制川草乌各 10g(先煎)、熟地 10g、山药 30g、茯苓 20g、丹皮 10g、泽兰 10g、山萸 20g、防风 20g、蝉衣 20g、穿山龙 15g、徐长卿 10g、青黛 15g(包)、射干 10g、玄参 10g。患者服药 8 周,水肿较前减轻,余症状同前,尿常规示:Pro(+++)。考虑该患者对激素不敏感,故西医治疗则将激素改为每天 1mg/kg,且将 2d 的药量隔日凌晨 1 次顿服,同时加用细胞毒类药物,用 CTX 0.2g 加入生理盐水 20ml 中,静脉注射,隔日 1 次,CTX 用 25d;中药则在原方基础上将制附片加大为 30g, 制川草乌加大为 15g 以加强温阳之力。患者服用激素 6 个月,尿常规示:Pro(++)。尿蛋白定量 3.7g/24h。后激素维持在隔日晨顿服 1.0mg/kg,持续服药 12 个月。同时配合中药,均以上方为基本方根据患者病情变化随证加减。现其病情虽偶因感冒而有所反复,但戴教授均以上方为主,随证加入荆芥、防风、僵蚕、地龙、蝉衣等祛风药物,患者病情总体趋于好转。现患者继续服用小剂量激素,多次复查尿常规显示尿蛋白为阴性,24h 尿蛋白定量已在正常范围。故嘱患者定期复查,避风寒、慎起居,并嘱低盐优质低蛋白饮食。

(武俊斌,顾秀琰整理。本文原载于《亚太传统医药》,2007(01):52-54.)

戴恩来教授治疗小儿紫癜性肾炎经验

紫癜性肾炎(HSPN)是指过敏性紫癜引起的肾脏损害,它以坏死性小血管炎为基本病变,伴 IgA 免疫球蛋白复合物沉着于皮肤小血管及肾小球系膜区、内皮下。本病好发于学龄儿童,其发病与感染、药物、食物等过敏引起的变态反应有关,并且与患儿机体本身的高敏状态存在相关性。小儿紫癜性肾炎除特征性紫癜外,临床常见镜下血尿或间断肉眼血尿,或同时伴有蛋白尿,仅少数患儿表现为肾病综合征。西医对本病尚无特异治疗方法,强调避免接触过敏源,但相当多的患儿过敏源难以确定,而且即使确定过敏源后日常生活中也很难做到绝对避免。激素对控制腹痛、皮疹、关节疼痛有一定效果,然而对肾脏损害并无确切疗效。戴恩来老师在总结历代医家对紫癜性肾炎认识的基础上,形成了自己独特的理论。笔者跟随戴老师门诊已有一年余,现将戴老师治疗小儿紫癜性肾炎的经验总结如下。

1 详审病机 权衡虚实

小儿为稚阴稚阳之体,正气相对不足,容易感受外邪而致病。戴老师根据小儿的生理特点及本病的发病特点和临床表现,认为本病的病因为感受风热湿毒之邪,或进食鱼、虾等发物动风之品,以致风热湿毒入营动血,脉络损伤,血不循经,溢出脉络,渗于皮肤,内迫胃肠,甚至于肾络。病变位于肺、脾、肝、肾等脏腑。病之初期以毒热蕴结、迫血妄行为关键,病理性质以实为主;病变中期,热盛伤阴,阴伤及气,加之小儿体禀"纯阳",阳有余而阴不足,更易耗气伤阴,病情可由实转虚,出现阴虚火旺或气阴不足之证,其病理性质以虚为主,兼有实邪;病至后期,病情日久不愈,反复尿血或长期蛋白丢失,或失治误治,往往阴损及阳,损及脾肾,形成脾肾两虚之候。又因病变早期邪热迫血妄行,致血溢脉外,或热灼津血,血浓而滞;后期则因气虚失摄,或阴虚火旺,或阳虚血凝,均可形成瘀血。综上所述:热、虚、瘀为本病的主要病机及特点,在整个病情发展过程中,热、虚、瘀三者既可单独存在,又可兼夹为病。

2 审因论治 辨证与辨病相结合

戴老师认为小儿紫癜性肾炎的治疗,应在整体观念指导下,根据不同的病因病机、疾病所处的不同阶段,选择恰当的治疗方法,随证化裁,灵活加减。并认为本病早期临床多表现为大量皮肤紫癜同时伴有肾损害,风热邪毒和瘀血是主要病因病机,以实证为主;病变后期病情迁延,常表现为皮肤紫癜消退后,仅留有肾脏损伤,临床表现为持续或反复血尿、蛋白尿,脾肾气阴两虚为主要病机,常兼瘀血、外邪,属本虚标实。且常因外感而使疾病反复发作,所以在本病的治疗上戴老师把祛除病因与辨证辨病治疗放在同等重要的位置。

2.1 注重病因治疗,增强抗过敏能力

小儿紫癜性肾炎的病因千变万化,病情错综复杂。但发病前常见上呼吸道感染、药物或食物过敏、蚊虫叮咬等,或因上述因素而致反复发作,颇吻合于"风入于少阴则溺血""风为六淫之长""风性善行而数变"的特点。在临床治疗时常加入一些祛风解毒药,如防风、蝉蜕、僵蚕、薄荷、金银花、连翘等,病情常随外感症状的解除、炎症病灶的控制而缓解。经临床验证,祛风药具有抗过敏的作用,能从疾病的本质入手,改善患者过敏体质,以增强抗过敏能力。同时强调多食蔬菜、水果、清淡营养之品,忌食鱼、虾、海鲜、羊肉等发物,慎用药物,减少与过敏源接触。

2.2 主张分期论治

戴老师根据紫癜性肾炎的临床表现和病程特点，将其分为急性发作期与慢性迁延期进行辨证治疗。急性发作期以实为主，慢性迁延期以虚为主，但往往虚实并见。因此，临证十分重视扶正与祛邪的关系，做到扶正不助邪，祛邪不伤正，标本同治，虚实兼顾。

急性期多为实热证，病位主要在肺卫。症见：皮肤紫癜、发热、咽干咽痛，或伴有腹痛、关节痛，舌红苔薄黄、脉浮或浮滑。因小儿本为稚阴稚阳之体，加之外感风热毒邪等，以致热迫血妄行，故治以清热解毒为主，佐用凉血活血止血之品。常用药：金银花、连翘、桔梗、生地黄、牡丹皮、紫草、白茅根、茜草、赤芍、僵蚕、蝉蜕、防风、薄荷、小蓟等。

病程日久，则进入迁延期。此期病位主要在脾肾。热盛伤阴，阴伤及气，故患者以气阴两虚的虚损症状为主要表现。治疗以扶正为主，兼顾祛邪。若只顾正虚，一味滋补，不仅正虚得不到纠正，而且患者因补益过度更易感受外邪，加重病情。同样，祛邪的同时一定要考虑到正虚的一面，否则因祛邪过度必使正气更虚而病情迁延。临床常用方为参芪地黄汤加减。药物组成：太子参、生黄芪、生地黄、山药、山茱萸、茯苓、泽兰、当归、丹参、小蓟、三七粉等。屡发咽喉肿痛者加野菊花、连翘、蝉蜕、防风；水肿者加车前子、冬瓜皮；腰痛者加杜仲、怀牛膝、菟丝子、补骨脂、续断等；纳差者加鸡内金、生熟山楂、炒麦芽；若大便干结者加制大黄。如患儿同时伴有感染，可配合西药抗感染治疗。对于临床蛋白尿较重或血尿反复不消失者，则配合雷公藤多甙治疗，效果不明显者可使用免疫抑制剂冲击治疗。如常用环磷酰胺 0.2g 溶入 0.9% 的生理盐水 100ml 中缓慢静脉滴注，隔周 1 次，总量达到 150mg/kg，可明显改善病情，促进血尿、蛋白尿早日消失。对于过敏性紫癜反复发作者，早期使用雷公藤多甙可减少肾脏损害的发生。

2.3 重视活血化瘀

本病初期热迫血行,后期气虚失摄,均可导致血溢脉外,离经之血为瘀血。瘀血形成,又作为致病因素作用于机体,一则妨碍新血生成,二则瘀久化热,迫血妄行,从而引起或加重紫癜、血尿,形成恶性循环,导致本病反复发作。因此,戴老师认为瘀血既是本病发病的关键因素,又是重要的病理产物,瘀血贯穿本病的全过程,强调活血化瘀法应作为本病最基本的治法。临证时常喜用紫草、茜草、紫珠草、牡丹皮、赤芍、红花、三七、莪术、益母草、丹参、当归、藕节、小蓟、白茅根等活血化瘀药,也可用西药抗凝剂,如双嘧达莫等。根据多年临床经验,戴老师观察到对于紫癜肾血尿单用止血药效果不佳,治疗时应寓止血于活血中,切忌止血留瘀。临床验证任何证型的紫癜性肾炎,在辨证论治的同时,配合活血化瘀之品,能达到止血而不留瘀、祛瘀而不伤正的目的。

3 注重诱因 防复发改善预后

戴恩来老师十分重视发病诱因对于小儿紫癜性肾炎病程发生与发展的影响,认为澄源截流、防患于未然对改善小儿紫癜性肾炎的预后及减少复发具有十分重要的意义。首先,寻找可能的过敏源,尽可能避免接触。急性期忌食鱼、虾、蟹、蛋、奶、煎炸食物,含有色素、香精、添加剂的小食品及其他一些可疑过敏的食物也应禁食。其次,生活调理对治疗本病至关重要,平素应保持房间空气新鲜,预防感冒,内衣要求纯棉织品;尽量避免接触油漆、化肥、农药等;对可疑感染诱发者,积极清除感染灶;停用可疑过敏药物。再次,对于反复出现皮肤紫癜者,中药加用防风、僵蚕、蝉蜕等祛除风邪的药物;咽痛咽红者,加用金银花、连翘、板蓝根等以清热利咽。临床实践证明,积极有效地去除诱因,能明显减少复发,减轻肾损害。

4 病案举例

火某,女,11岁,因感冒后诱发皮肤紫癜,伴腹痛、关节痛到外院就诊,尿液分析:红细胞30~60个/高倍镜,尿蛋白(++),确诊为"紫癜性肾炎",予以口服激素等对症治疗,腹痛、关节痛等症状消失,但尿中潜血、蛋白一直呈阳性,后因劳累、感冒等诱发,多次出现双下肢皮肤紫癜。此次又因感冒再次复发,遂来我院就诊。症见:四肢皮肤紫癜,以下肢为著,色红,部分融合成片,腹痛,关节痛,小便混浊,大便干结,饮食一般,口渴多饮,伴有咳嗽、咯痰、痰黏腻难以咳出、鼻塞、口干,舌质红、苔微黄厚、脉细数。复查尿常规:潜血(+++),蛋白(++),镜检:红细胞满视野。中医辨证属热毒蕴肺,血热妄行。治宜清热宣肺,凉血止血。药用金银花10g、连翘10g、防风20g、荆芥10g、玄参10g、射干10g、桔梗10g、杏仁10g、蝉蜕20g、青黛10g、甘草5g、瓜蒌10g、川贝母10g、紫珠草20g、白茅根20g、小蓟20g。服3剂后二诊,患者双下肢瘀点变淡,无新的瘀点出现,咳嗽、鼻塞症状明显减轻,遂以前方继服3剂。5月16日三诊,患者自述略有口干,手心略有发热,小便颜色较前变浅,余无明显不适。复查尿液分析:潜血(++),蛋白(+)。舌质红、苔薄白,脉细数。辨证属气阴两虚,肾络瘀阻。治以益气养阴,佐祛风、清热、利湿、化瘀之药。方用参芪地黄汤加减:生黄芪20g、太子参15g、生地黄10g、山药10g、山茱萸20g、牡丹皮10g、知母10g、茯苓10g、黄柏10g、青黛6g、防风20g、蝉蜕20g、穿山龙15g、龙葵20g、芡实10g、莲须10g、水蛭粉6g、紫珠草20g、小蓟20g。服药10剂,皮肤紫癜消失,尿蛋白转阴,尿红细胞2~6/高倍镜。继服上药15剂,尿检转阴。嘱其两天服用上方1剂,以巩固治疗半年,并告之患儿预防感冒,注意饮食,避免劳累,定期复查。现已停药2月,尿检持续阴性。

(杨应兄整理。本文原载于《中医儿科杂志》,2007(02):5-7.)

戴恩来教授辨治咳嗽性遗尿的经验

戴恩来，医学博士，教授，主任医师，博士研究生导师，甘肃省名中医，著名中医、中西医结合专家刘宝厚教授的学术传人。业医三十年以来，从事中西医结合防治肾系疾病的科研、教学以及临床诊疗工作，善于治疗慢性肾系疾病如肾小球肾炎、前列腺炎、咳嗽性遗尿等内科疑难病症。笔者有幸跟师侍诊，受益匪浅。现将其治疗咳嗽性遗尿的临床经验总结如下。

1　理论溯源

咳嗽性遗尿，又称膀胱咳，在《内经》中早有记载，其中《素问·咳论》述之曰"肾咳不已，则膀胱受之，膀胱咳状，咳而遗溺"，首先指出了膀胱咳是以咳嗽遗尿为主症。另外《素问·经脉别论》曰："饮入于胃，游溢精气，上输于脾，脾气散精，上归于肺，通调水道，下输膀胱。"指出了肺气布散津液，通调水道，并使水液下输膀胱，若肺气不宣，必然影响膀胱水液代谢。后世对膀胱咳论述较少，至明代始有所论，方隅《医林绳墨》中小便不禁条云："妇人咳嗽而溺出者，宜生脉散加归、术、柴、黄芩。"针对妇女的咳嗽遗尿，主张采用益气养阴敛肺，同时配合健脾养血、疏肝解郁之法，有培土生金之意。明代李梴《医学入门》谓"肺为五脏华盖，内通膀胱"，该见解与《内经》之"通调水道，下输膀胱"之义相同。肺气对于膀胱气化的功能有影响，若肺气亏虚或肺气郁闭不通，均会影响正常的水液代谢，出现咳而遗尿的异常表现。明代武之望所著《济阴纲目》有"妊娠嗽则便自出，此肺气不足，肾气亏损，不能司摄，用补中益气汤以培土生金,六味丸加五味以生肾水"的记述。[1]该论虽针对妇女妊娠咳嗽遗尿症,但对于膀胱咳的病机有所创新,进一步认识到肺气不足,肾气亏损,膀胱失约是本病的病机关键所在,所以治疗上应采取肺肾同治之法。《景岳全书》"气脱于上而下焦不约而遗失不觉者"的病机与前者的认识类似。清代林佩琴在《类证治裁》中指出:"大抵遗溺失禁,由肺肾膀胱气虚。肺虚,补中益气汤加五味、牡蛎。"又言:"咳而遗溺,属膀胱急,茯苓甘草汤。不应,五苓散可效。"在前人基础之上,提出了肺肾膀胱气虚的病机观点,并主张采用茯苓甘草汤或者五苓散治疗咳嗽性遗尿。随着现代临床研究的进一步深入,肺肾气虚、膀胱失约的病机观点[2]逐渐被大多人所接受。

2 病因病机

戴恩来教授认为,咳嗽性遗尿病位在肺肾与膀胱,亦可与肝脾相关。病因多为外感寒热或内伤久咳者。若外感寒热,因肺主气,外合皮毛,容易使肺气郁闭不通,不能布津行水,膀胱气化不通,但若兼有咳嗽,则不同于癃闭,因咳嗽时肺气得以暂时宣通而出现遗尿,故咳嗽时患者小便自出难以控制,此属实邪伤肺;若患者内伤久咳,肺气受损,且肺肾金水相生,久必引起肾气不足,使肺气耗散,而肾气虚乏不能约束膀胱,故出现咳而遗尿的表现。戴师在前人认识基础上,提出肺肾气虚、膀胱失约可致遗尿,但肺气郁闭、失于畅达亦可形成遗尿,其病机总属气机失常。病位虽可及肺肾肝脾,但补中益气汤等培土生金治法意在补益肺气、疏肝行气,旨在畅达气机。

3 分型论治

3.1 肺气郁闭证

外感寒热,肺气郁闭,使肺气不能正常布达津液,咳嗽一出,肺气得以暂时宣畅,膀胱气化暂得宣通,故小便自出难以自禁。此证属实邪干肺,治疗上当采取"提壶揭盖"之法,多以苦杏仁、麻黄、桑叶、桔梗等开宣肺气止咳,百部、枇杷叶、紫菀等润肺下气止咳,使上焦肺气宣通,则咳嗽停止,遗尿自除。如外感咳嗽遗尿、妊娠咳嗽遗尿等病症皆可归于此类。

3.2 肾气虚损证

久咳伤肺,久病体虚,或脾肾两虚等,均可导致肾气虚乏。此型以肾气内虚为本,若患者又出现咳嗽,肺气失于收敛,则肺气不能肃降以资肾气,肾气不能约束膀胱则尿液自出。咳嗽加重了下焦肾气之虚,因此肾虚遗尿之症在咳嗽时表现更为明显。治疗上采取补益肺肾的方法,方以生脉散、六味丸、桑螵蛸散、缩泉丸加减治之,更可配合补中益气汤、参苓白术散等培土生金,使肺肾之气得以固摄下焦。老年性膀胱咳、慢性咳嗽性遗尿患者皆属此类。

4 验案举例

张某,女,69 岁,于 2016 年 3 月 29 日初诊,诉一月前因受凉后出现间断性咳嗽,且每于咳嗽时出现遗尿,咳则背痛,咳吐黄痰,夜间失眠,口干苦,无发热恶寒等不适,近期耳鸣加重,不欲饮食。曾于某院行左氧氟沙星联合哌拉西林抗感染治疗后,咳嗽无明显好转。现症见咳嗽咽痛,咳嗽时出现遗尿难以自控,较前有所加重,伴有耳鸣,失眠加重,口中干苦,咳痰量少色黄,小便频,纳差。舌质淡红而干,苔薄黄,脉沉弦微数。胸片示双侧支气管炎症性改变。戴师诊为膀胱咳,辨证属肺气郁闭,脾肾不足。处以缩泉丸合泻白散加减:乌药 30g,益智仁、麸炒僵蚕、山药、醋五味子、炒苦杏仁、地骨皮、石菖蒲、桑白皮、补骨脂各 15g,蝉蜕、桔梗、川贝母、麸炒枳壳各10g,甘草 5g。7 剂,每日 1 剂,水煎分 2 次服。药尽二诊:诉咳嗽减轻,轻微咽痒,无咳痰,偶尔出现咳嗽时遗尿,受凉后咳嗽遗尿加重,便溏,口干不苦。舌质淡红,苔薄白,脉沉缓。遂守原方,将山药、益智仁各增至 30g,加柴胡、升麻各 6g,党参 15g,黄芪 30g,续进 7

剂。药毕又诊,诸症均不明显,守方调理获愈。

5 讨论

本案外寒迫肺,咳则遗尿,为肺气郁闭所致。然患者年迈肾虚,小便频,脉沉而缓,遇寒则便溏,脾肾不足可见。其外感为标,脾肾内虚为本,病机总属肺气郁闭,脾肾不足。戴师以杏仁、蝉蜕、桔梗开宣肺气,泻白散清泄肺中伏热,使上焦肺气得以宣通,取"提壶揭盖"之义。肾气不能内约膀胱,致小便频而耳鸣,故以缩泉丸温补肾气,合用五味子敛肺气以资下焦。诸药合用,宣肺气同时防其耗散,补肾气而不滋腻。复诊可见症状遇寒加重,表明脾肾内虚为急,故加黄芪、升麻等,补中益气,进而培土生金。药证的对,故收佳效。戴师在长期的临床实践中,形成了以肺肾两脏为中心辨治咳嗽性遗尿的诊疗思路,尤其是肺气郁闭,因咳而使肺气得以暂时"宣发"太过而引发排尿的观点,是对前人诊治膀胱咳的发挥,具有较高的临床启发作用。

参考文献

[1]赵鹏飞.膀胱咳浅析[J].新中医,2013,45(10):156.
[2]林良智.膀胱咳辨治体会[J].云南中医中药杂志,2010,31(8):20-21.

(马丽整理。本文原载于《国医论坛》,2017,32(01):26-28.)